대강장책

大强壯策

정체(整體)연구가 / 노자와 히데오
의학박사 / 고이케 고로
의학박사 / 야마다 유키히코

김영수 옮김

明文堂

차 례

PART 1. 당신의 몸은 왜 피로하기 쉬운가

PART 2. 근력이 없는 사람은 외부 자극에 약하다

PART 3. 영양을 고루 섭취했는데도 곧 녹초가 된다

PART 4. 섹스는 허리의 결함에서 불능해진다

PART 5. 내장은 자기도 모르는 사이에 약화되고 있다

PART 6. 정신은 의지만으로 집중시키지 못한다

PART 7. 비만증이나 너무 마른 것은 왜 무서운가

PART 8. 잘못된 의학상식

PART 1.

당신의 몸은 왜 피로하기 쉬운가?

1. 전신 피로를 없앤다

— 림프의 흐름이 산성 물질을 녹인다

왜 몸이 피로해지는지를 당신은 생각해 본 일이 있는가?

우리의 몸은 겉으로 보는 것만 가지고는 알 수 없지만, 내부에서는 굉장한 스피드로 변화를 하고 있다.

운동을 하고 있을 때뿐만이 아니라, 자세를 유지할 때나 정신을 긴장시킬 때도 근육은 늘 신경으로부터 지시를 받고, 포도당을 탄산가스와 물로 분해시켜 에너지를 얻고 있다.

순환이 순조롭게 진행되고 있을 때는 중간 단계에서 생기는 피루빈산(pyruvic acid, 焦性葡萄酸)이나 구연산은 탄산가스와 물이 되어 몸 밖으로 배출되지만, 근육에 대한 자극이 과도해졌을 때는 젖산 등의 산성물질로 변화하며 근육 내에 머무른다.

어느 정도의 양이라면 림프액에 녹아 들어가서 오줌이 되어 처리되지만, 림프의 능력 이상이 되면 림프(lymph)의 흐름 자체가 정체되어 체내 여기저기에 산성 물질이 축적된다. 이때, 「뻐근함」과 피로를 느끼게 된다. 허리의 근육에 축적된 산성물질이 그 원인인 것이다. 이러한 부분적인 피로를 단번에 제거하는 것이 <두 발 뻗쳐 올리기>이다.

신선한 혈액과 림프가 흘러서 목줄기에서 머리에 이르는 경직이 풀리고 동시에 휘어지기 쉬운 등뼈와 허리를 펴게 하는 효과가 있다. 이것은 몸의 긴장을 풀어 줄 뿐만 아니라 내장의 기능까지도 활발하게 만드는 효과적인 운동이다. 아울러 스태미나 증강에도 상당한 효과가 있다.

1. 두 발 뻗쳐 올리기

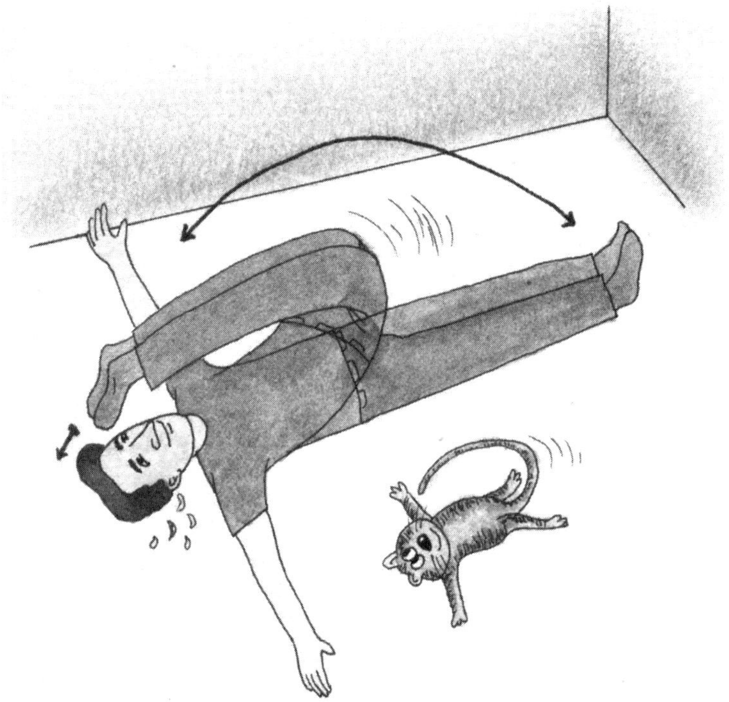

1. 반듯이 누워 몸이 +자 모양이 되게 두 팔을 수평으로 편다.

2. 다리 사이를 붙인 채 무릎을 꺾지 않고 발을 머리 위로 가져온다.

3. 발끝을 머리 위쪽의 바닥에 대고 6초 동안 정지한다.

4. 1cm마다 멈추는 듯 의식하며 다리를 천천히 내린다.

5. 이같이 다섯 번 반복한다.

(30초)

2. 몸의 나른함을 없앤다

— 쉬기만 해서는 부신 호르몬은 분비되지 않는다

"이렇다 할 원인이 없는데 어쩐지 나른하다."

이것은 현대인의 공통적인 현상이다. 이러한 때, 대부분의 사람들은,

"몸이 나른하니 아무 일도 하지 말자." 하거나,

"귀찮으니까 일을 빨리 끝내고 가자." 하고 생각한다.

그러나 이것은 몸의 피로감이 아니라 머리의 피로감이다. 이럴 때는 아무리 휴식을 취해도 피로감은 없어지지 않는다. 이런 때는 운동에 의해서 근육을 자극시켜 정신과의 균형을 맞춰 주어야 한다.

신경이 피로해 있을 때는 등이 굽어지고, 내장이 압박을 받아 수축되며, 조직과 조직 사이에는 피로물질이 쌓인다.

이럴 때는 <누워 옆에서 위로 팔 뻗치기>로 몸을 뒤로 젖히고 내장을 확장하면 기분이 좋아진다.

이 운동의 특징은, 동작이 크기 때문에 어깨, 가슴, 등, 팔의 모든 근육조직을 자극하고 상반신에 찬 피로물질을 즉석에서 제거하는 데 있다.

또 심리학적으로 보아도 이 운동은 아주 신선한 감이 있다.

피로할 때는 흔히 알고 있는 운동, 엎드려뻗치기나 토끼뜀 같은 것은 도리어 마이너스다. 이럴 때는 신선한 몸의 포즈를 취함으로써 피로감이 풀린다. 의학적으로도 이것은 허리와 등을 펴는 것이므로 부신호르몬의 분비촉진 효과가 있다.

2. 옆에서 위로 팔 뻗치기

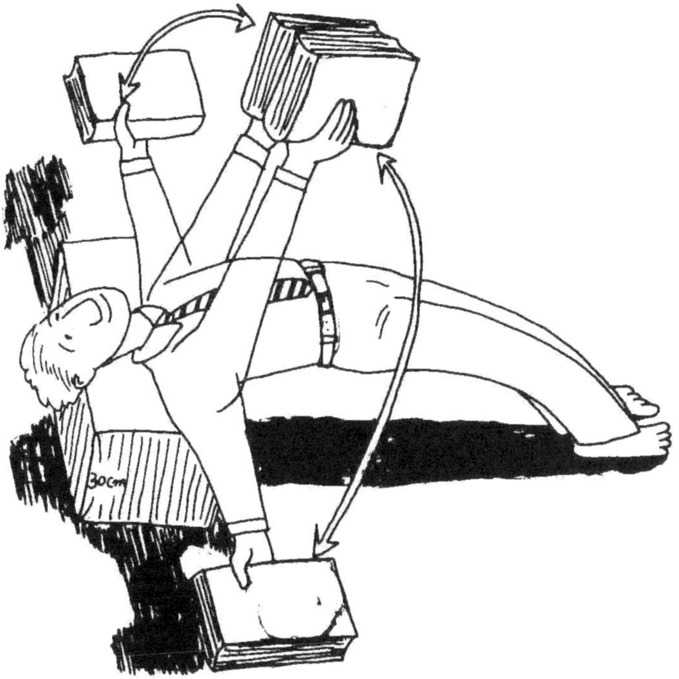

1. 어깨 밑에 받침대를 괴고 등이 닿지 않게 반듯이 눕는다.
2. 두 손에 무거운 물건(책 같은 것)을 들고 수직으로 뻗쳐 올린다.
3. 두 팔을 수평이 되게 펴 내리고 6초 동안 정지한다.

* 팔은 굽히지 말 것.

* 내릴 때의 동작은 천천히 할 것.

* 숨은 팔을 내릴 때 가득 들이마신다.

* 받침대 없이 바닥 위에서도 무방하나 이때는 바닥 1cm 위에서 손을 멈출 것. (10회×3)

3. 발의 피로를 푼다

— 혈액의 흐름은 관계하지 않는다

하루 종일 서 있으면 다리가 붓고 아픈 경우가 많다.

이것은 장시간 서 있었기 때문에 림프액이 말단부에서 흐르기 힘들었다는 데에 기인하는 것이다.

림프의 흐름은 동맥의 모세혈관에서 일어난다. 즉, 심장 펌프의 힘으로 가해진 압력이 림프액을 밀어내고 있는 것이다.

이 림프액에 세포의 노폐물이 녹아 림프의 본 줄기인 흉관(胸管)을 경유하여 정맥으로 흐르고 있다.

정맥은 마이너스 압(壓)이므로 림프액이 흡수되기 쉽게 되어 있다.

피로했을 때 발을 다리 위에 올려 놓는 사람이 있는데, 이것은 림프의 흐름을 좋게 하려는 본능적 욕구이다.

하루 종일 서 있으면 림프액의 흐름이 멈추어 한곳에 모이게 된다. 이것이 부어오르는 현상이다(흔히 혈액의 흐름이 나빠진다고 배우는데, 혈액은 심장 펌프의 작용을 직접 받으므로 사실은 그다지 영향 받지 않는다).

따라서 목욕 후 동시에 이 림프 마사지(Lymphatic massge : 몸속의 림프선을 따라 하는 마사지법)를 하면 다리의 부기가 풀리고 나른함도 없어지게 된다.

3. 다리의 림프 마사지

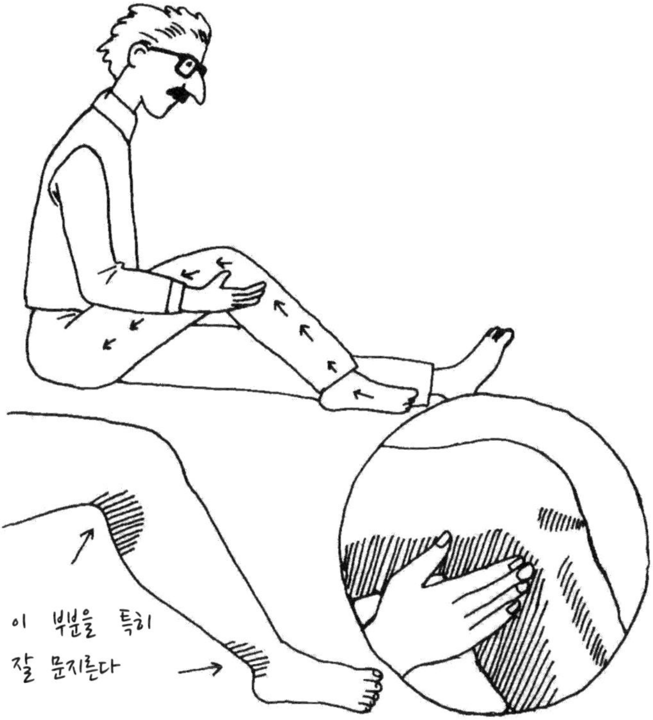

1. 앉아서 한쪽 다리를 굽힌다.
2. 다리 끝에서 중심부에 걸쳐 전체적으로 두 손바닥으로 문지른다. (4~5회)
3. 이어 림프 마사지로 발목에서 점점 위로 향해 마사지한다.
4. 특히 아킬레스건 상부, 무릎 뒤쪽을 잘 해야 한다.

* 한쪽 다리가 끝나면 서서 제자리걸음을 해본다. 마사지한 다리는 한결 가볍게 올라감을 알 수 있다. (3분)

4. 일의 피로를 푼다

— 데스크 워크는 근육 경직을 일으킨다

흔히 "운동량이 많은 작업일수록 피로하기 쉽고, 운동량이 적은 작업은 피로하지 않다"라고 알기가 쉽다.

영양학이나 운동 생리학에서는 「에너지 대사율(代謝率)」이라 하여, 노동에 쓰이는 에너지가 기초대사량의 몇 배가 되는지를 각 동작마다 산출하고 있다.

앉아 쉬고 있을 때가 1.0, 식사 1.4, 버스를 탈 때 1.0, 취사 1.5, 산책 1.5, 도보 3.0, 체조 3.5, 조깅 7.8, 중거리 달리기 31, 전력을 다해 달릴 때 104 등이다.

숫자가 클수록 노동량이 많으므로 칼로리를 많이 섭취하라고 가르쳐 준다.

그러나 예를 들어 여성의 바느질이나 편물은 0.3~0.4인데도 대단히 피곤해져서 좀 산책이라도 하고 싶고 기분전환이라도 하고 싶어진다.

산책의 에너지 대사율은 1.5이지만 도리어 피로가 풀려 기분이 좋다. 무슨 까닭일까?

실은 뜨개질과 같이 고정된 자세를 계속하는 작업에서는 일부의 근육이 긴장된 채로 있으므로 림프액이 흐르기 힘들어 피로물질이 차고 근육이 굳어지기 시작한다.

데스크 워크도 이와 똑같은 이치라고 말할 수 있다.

데스크를 이용하는 운동은 <책상 올려 밀기>, <책상 한 손으로 밀어내기>, <책상 뒤로 짚고 허리 펴기> 등이 있다.

4. 책상 올려 밀기

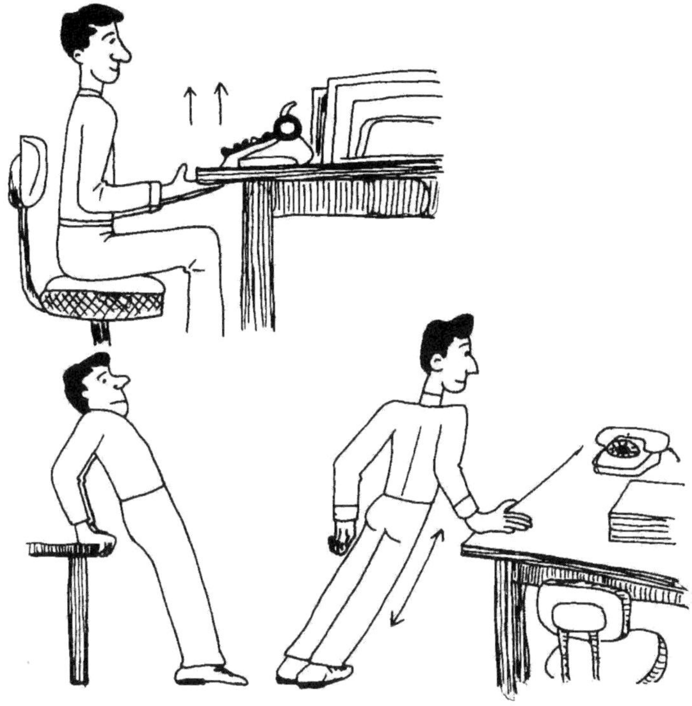

1. 앉아서 두 손을 책상 밑으로 넣고, 손바닥 전체로 들어 올리는 기분으로 힘을 넣는다. 6초 동안 정지, 5회 되풀이한다.
2. 책상 옆에 서서 한 손을 짚고, 그 쪽 팔에 몸 전체의 무게를 의지한다. 이어 가슴 펴기를 좌우로 각각 5회씩 한다.
3. 책상을 등지고 서서 팔을 뒤로 빼어 모서리를 한 손으로 짚고 엎드려뻗치기의 반대 동작을 한다. 이때 허리는 굽히지 않으며, 손을 바꿔 가며 10회씩 한다. (10회×3)

5. 심한 어깨 결림을 없앤다

— 근육 수축의 격차가 어깨 결림이 된다

어깨가 뻐근한 데에는 세 가지 원인이 있다.

무거운 것을 매었을 때나, 익숙하지 않은 운동을 했을 때에 생기는 운동성으로 인한 것, 신경이 긴장해서 근육을 굳어지게 한 결과 생기는 정신적인 것, 빈혈, 저혈압, 담낭증, 위궤양, 치질, 암, 고혈압, 당뇨병, 심장병, 신장병 등의 병이 내재할 때 생기는 것 등이다.

원래 네 발로 몸을 지탱하고 있던 동물이 두 발로만 서게 된 그 때의 육체적인 변화가 어깨와 목에 나타난다.

4 킬로그램이나 되는 머리나 마찬가지로 4.5 킬로그램이나 되는 두 팔을 지탱하는 어깨에 더 부담을 주게 된다.

더구나 팔을 올리는 운동, 회전시키는 운동에는 어깨의 삼각근, 승모근, 견갑근, 능형근, 광배근, 대흉근, 소흉근 등 많은 근육이 동원되어서 어딘가 하나에 이상이 있어도 근육끼리의 수축에 격차가 있기 때문에 팔이 올라가지 않고 어깨가 뻐근해진다.

병이 내재하는 경우에는 이상이 있음을 전하는 신경이 어깨의 신경과 같은 높이에 나란히 있기 때문에 어깨가 결리기 쉽다.

특히 순환기의 질환과 어깨 결림은 관계가 깊다.

<어깨로 체중 받쳐 눕기>는 어깨의 삼각근, 승모근, 광배근 등 일련의 근육에 대하여 동시에 압박 자극을 주는, 말하자면 방바닥 면에서 어깨 전체를 마사지하는 운동이다.

5. 어깨로 체중 받쳐 눕기

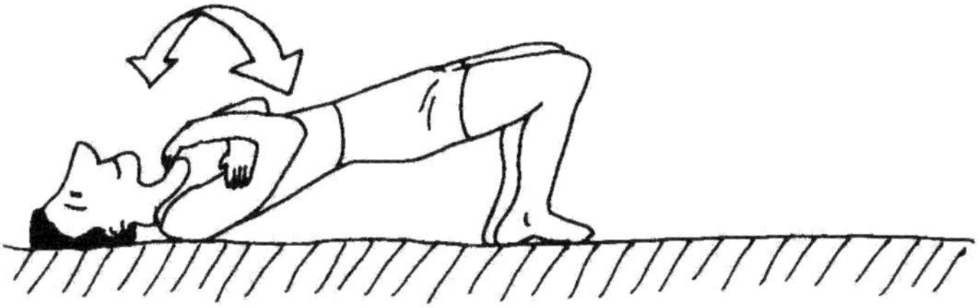

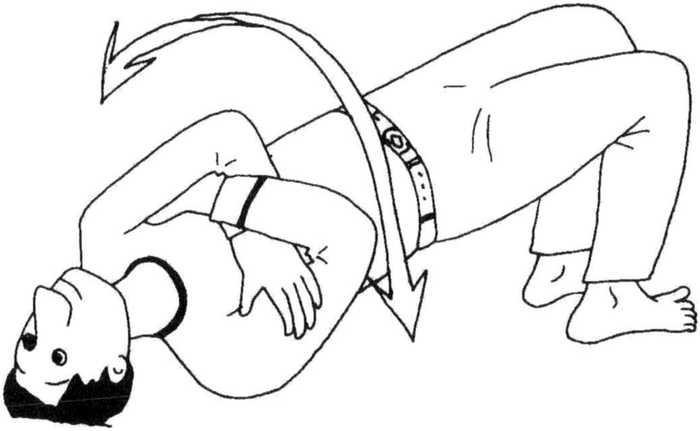

1. 발을 뻗고 반듯이 눕는다.
2. 그대로의 자세에서 무릎만 세운다.
3. 어깨와 발바닥으로 체중을 지탱한다.
4. 아픈 쪽의 어깨를 밑으로 하고 약 10초간 정지한다.

* 어깨에 체중이 전부 쏠리는 느낌으로 허리를 치켜든다.

* 머리 꼭대기로 몸을 지탱하고 앞뒤로 구르면 레슬러 브리지가 되어 목을 굵게 하는 효과가 있다. (1분)

6. 숙취를 고친다

— 원인은 약화된 간장에 있다

술을 마시는 사람이면 누구나 경험하는 일이지만, 숙취는 괴로운 것이다. 증세도 두통, 구역질, 피로감 등 그때그때마다 갖가지지만, 그 원인은 간장에서 다 분해되지 못한 알코올이 알데히드(Aldehyde)로 변화하며 뇌의 혈관을 경련시키거나 위에 염증을 일으키거나 하기 때문이다.

마구 물이 먹히는 것은, 조금이라도 물로 희석시키기 위한 때문인데, 기왕 마실 바에는 커피나 홍차 같은 카페인이 많이 함유된 음료가 혈관을 확장시켜 주므로 더 낫다.

숙취라고 생각하면 우선 간장 기능을 활발하게 해야 한다.

전에 간장염을 앓았던 K건설 사장이 배를 바닥에 대고 등에 아들을 태우고 두 팔을 뒤로 잡아당기게 하는 과감한 요법을 실시하는 것을 보았는데, 간장의 치료법으로서는 이치에 맞는 것이다.

간장 강화법으로는 풀 오버가 있지만, 간장 기능을 활발하게 하는 방법으로는 다리를 위로 올려 하는 <발목 잡고 몸 젖히기>가 즉효가 있다.

이것은 상체를 뒤로 젖힘으로써 내장, 특히 간장을 위로 끌어올리므로 약화된 간장을 자극하고 활동을 촉진시키는 효과가 있다.

그리하여 숙취를 고치고, 아울러 폐, 심장의 강화, 정력 증진에 이바지하며, 엉덩이를 올리게 함으로써 자세를 바르게 하기도 한다.

6. 발목 잡고 몸 젖히기

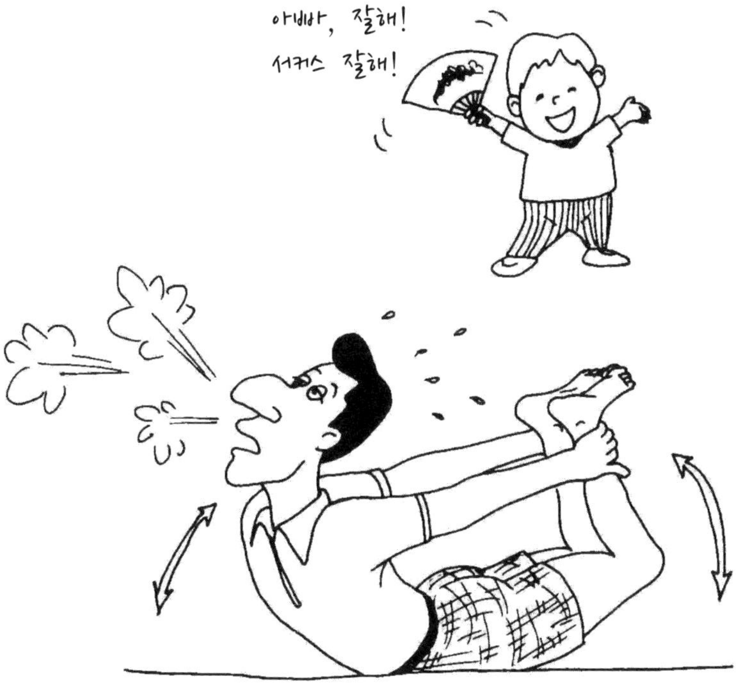

1. 엎드린 자세로 두 다리를 굽힌다.
2. 상체를 위로 젖히고 두 발목을 잡는다.
3. 그대로의 자세로 6초 동안 정지한다.
4. 본래의 자세로 되돌아온다.

* 1회마다 숨을 가득 들이마셨다가 단숨에 토해내는 심호흡을 한다.

* 다리 사이는 꼭 붙인다. (10회)

7. 수면 부족을 고친다

— 그것은 잠자는 시간이 문제가 아니다

"우리는 수면 시간이 짧아도 그것에 신경을 쓰지 않는 것뿐이다. 동양인은 흔히 몇 시간을 자면 좋다느니 하고 너무 잠자는 시간에 대해서 신경을 쓰는 것 같다."

이것은 어느 외국인의 말이다.

확실히 동양인은 숫자의 마술에 약하다. 예를 들어, 섹스는 1주에 몇 번이 좋은가, 하루 몇 칼로리를 섭취해야 하나, 어린이 공부시간은…… 등등.

문제가 되는 것은 내용보다 어느 정도의 시간을 소요했느냐 하는 것이다. 그러므로 하루의 수면이 8시간이라고 했을 때, 그것을 지키지 않으면 수면부족이라고 생각하기 쉽다.

사실상 수면의 역할은 뇌의 중추신경의 활동을 정지시키고, 그날에 축적된 피로물질을 제거하여 근육, 신경, 내장 등 몸의 여러 가지 기능을 다시 보충시키고 강화하는 데 있다.

푹 잠을 자지 못했다든가 수면시간이 충분치 않을 경우에는 클리닝이 완전히 되지 않아 목덜미, 관자놀이에 피로물질이 남기 쉽다.

또 잠이 오지 않을 때에는, 어깨나 팔, 목 등에 의외로 힘이 들어 있음을 알 수 있다. 이럴 때에 깊이 잠들지 못하는 것이다.

잠이 부족하다고 생각되면 목에 대한 림프 마사지로 클리닝하지 못한 피로물질을 없애고, 혈액과 림프액의 흐름을 좋게 하고 신선한 산소를 뇌에 보급해 주면 시원해진다.

7. 관자놀이 림프 마사지

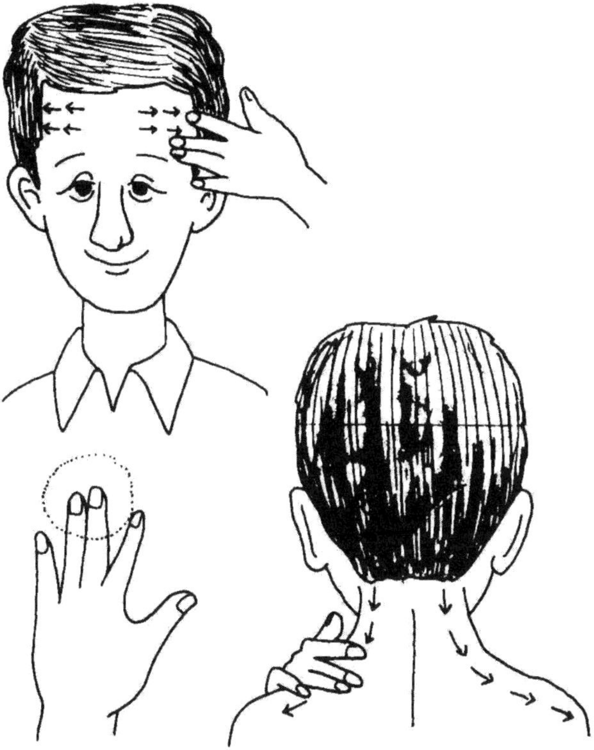

1. 가운데 손가락 끝으로 관자놀이를 그림과 같은 방향으로 문지른다 (좌우 동시에).
2. 두 손바닥으로 좌우에서 꼭 누른다.
3. 이어 목의 림프법을 행한다.

* 굳어져 있는 부분을 정성껏 풀어 준다. (30초)

8. 통근 피로를 없앤다

— 부신피질의 활발도가 그 비결

"한국인이나 일본인들은 대부분 피로한 듯한 얼굴을 하고 있더군요. 경제활동이 활발해서 좀 더 활기차게 일하고 있을 줄 알았는데……"

이것은 어느 미국인의 말이다. 사실 통근버스나 지하철에서 보는 샐러리맨의 얼굴은 모두 기력이 없어 보인다.

원인은 여러 가지를 생각할 수 있지만, 그 중에서도 대인관계에서 오는 정신피로, 일의 긴장 등을 들 수 있다.

인간의 매일의 생활이 자꾸 쌓여 일어나는 것이 스트레스이다. 이 스트레스는 처음에는 부신에서 분비되는 부신피질 호르몬의 저항에 의하여 스트레스가 올라가는 것을 막을 수 있지만, 그 한도를 넘으면 자살까지 이르게 되는 수도 있다.

이것을 방지하려면 충분히 휴양하여 스트레스를 해소시키는 부신피질 호르몬을 활발하게 하는 방법을 강구하면 좋은데, 바빠서 그럴 여가가 없으면 약화된 부신 기능을 활발하게 하는 운동을 택하면 된다.

<꼼짝 않고 책상 올려 밀기>는 허리와 등골을 자극함으로써 부신 호르몬의 분비를 활발하게 하는 기능이 있다. 손쉽게 아무 데서나 할 수 있으므로 통근의 피로를 일하기 전에 없애는 운동으로서 최적이다. 이것은 상반신, 허리의 피로를 없애고, 기력이 충실해지며 자세가 바르게 된다.

8. 서서 책상 올려밀기

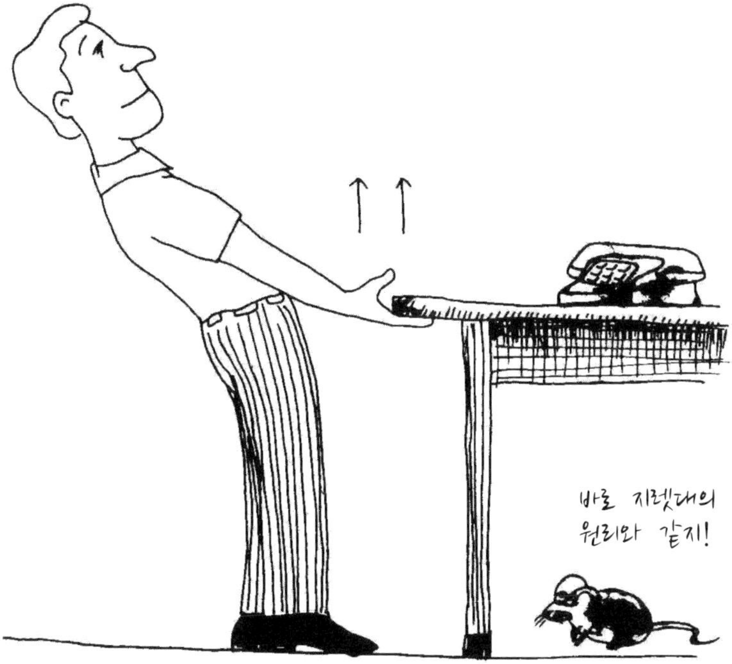

1. 책상 끝이나 서랍 밑을 손으로 받치고 몸을 뒤로 젖힌다. 이때 얼굴은 천정을 향하며 그 자세로 6초 동안 정지한다.

* 지레의 원리로 책상을 들어 올리는 느낌. 허리를 되도록 앞으로 내밀어 몸을 젖힌다.
* 뒤로 젖히면서 숨을 가득 들이마신다.
* 역기(바벨)를 이용하여, 들어 올린 자세에서 몸을 더욱 위로 젖히면 효과적이다. (10회)

9. 눈의 피로를 없앤다

— 눈은 건강의 신호 기관이다

눈은 사람의 여러 부분 중에서도 가장 혹사당하는 기관이다.

"이봐, 눈이 충혈 되었는데, 무리하지 마."

"눈 밑에 기미가 끼었군, 괜찮은가?" 하고 말하듯이, 눈으로 피로의 척도를 잴 수 있다.

실제로 피로해지면 누구나 체험하는 일이지만, 눈이 침침해지고 초조해지는 기분이 된다.

우리는 일상생활 속에서 눈으로부터 방대한 양의 정보를 얻고 있다. 그 경위는, 우선 눈의 망막에 비친 상은 시신경을 지나 제일시중추(第一視中樞), 시방사(視放射)를 거쳐 뇌 뒷부분의 시각중추, 그리고 시각성 기억중추에 보내져 비로소 보게 되고, 무엇인지를 이해할 수 있다.

눈의 기능은 의식하든 않든 관계없이 눈을 어느 한 방향으로 돌리고 있는 것만으로 약 300가지의 정보를 얻고 있다고 하는 만큼 피로도 심하다. 눈이 침침하다든가 빨개진다든가 하는 것은 눈 주위에 있는 안근군(眼筋群)과 그것을 지배하는 동안(動眼)신경, 외전(外轉)신경, 활차(滑車)신경의 피로 때문이다.

흔히 눈이 피로해지면 먼 곳을 보라든지 눈을 깜박거리라든지 하는데, 그보다 효과적인 것은 림프 마사지다. 이것은 눈 가장자리에 머물고 있는 노폐물질을 효과적으로 제거할 뿐 아니라 눈의 충혈을 막는 예방이 되기도 하므로 미용법으로서도 아주 좋다.

즉 눈이 아름다워지며, 피로가 가시고 머리가 상쾌해진다.

9. 눈 위 림프 마사지

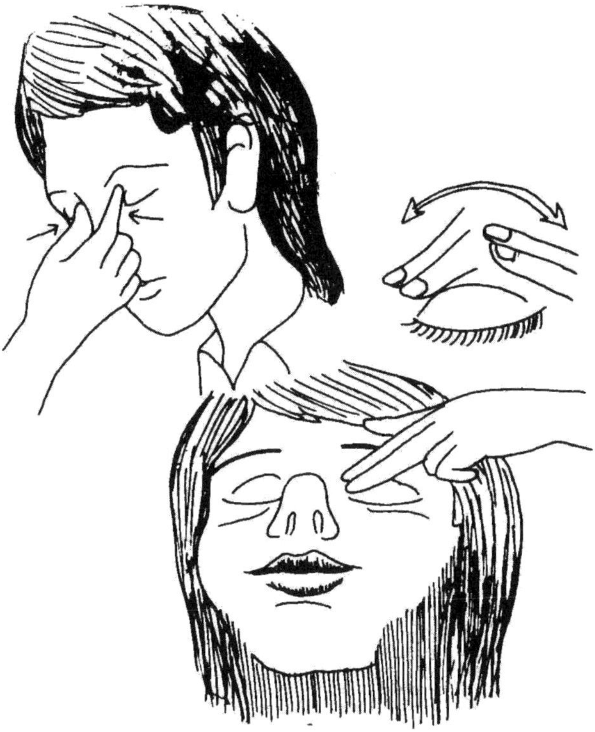

1. 눈을 감고 두 눈 사이(미간)를 엄지와 검지로 압박한다.
2. 눈꺼풀 위를 검지와 중지 끝으로 누르면서 압박부위를 이동시킨다.
3. 눈 밑을 중지로 마사지한다.
4. 관자놀이(눈 밑 기미)의 방법은 <7> 참조.

* 손가락은 잘 씻고 청결히 할 것.

(30초)

10. 신경의 피로를 푼다

— 한가하게 있는 것이 좋다고는 할 수 없다

거래처의 중요한 사람과 만난 뒤나, 중요한 회의가 끝난 뒤에는 피로해지는 법이다.

이것은 스트레스나 정신피로 같은 것으로, 정신적으로 긴장하면 중추신경과 자율신경 가운데서 교감신경만이 한쪽으로 활동하여 몸이 굳어진다. 이것이 원인이 되어 근육이 긴장하고 피로해지는 것이다. 이런 긴장이 심해지면 노이로제가 된다.

흔히 노이로제는 정신적인 것이므로 마음과 몸을 편히 하면 낫는다고 하지만, 일시적으로는 낫지만 본래의 환경으로 되돌아가면 재발하는 일이 많다. 이것은 정신의 긴장은 풀려도 육체의 긴장은 완전히 풀리지 않기 때문이다.

노이로제 환자의 공통점은 목덜미, 어깨, 가슴 등의 근육이 놀랄 정도로 딱딱하다는 사실이다.

"몸이 돌같이 굳어진다"는 표현이 있지만, 정신적인 긴장은 근육에 쉴 새 없이 수축을 요구하며, 차츰 근육에 유산성의 피로물질을 쌓이게 한다. 이것이 딱딱해지는 원인이다.

긴장된 시간이 지난 뒤에는 항상 이 <팔 뻗쳐 올리기>로 굳어진 몸을 풀면 좋다. 이 운동은 굳어지기 시작한 근육을 풀어 주고, 림프액의 순환을 높이며, 피로물질을 제거하는 효과가 현저히 나타난다.

또 두뇌에 집합해 있던 혈액을 넓혀 주므로 중요한 회의가 끝난 후와 같은 때에는 아주 적합하다.

10. 팔 뻗쳐올리기

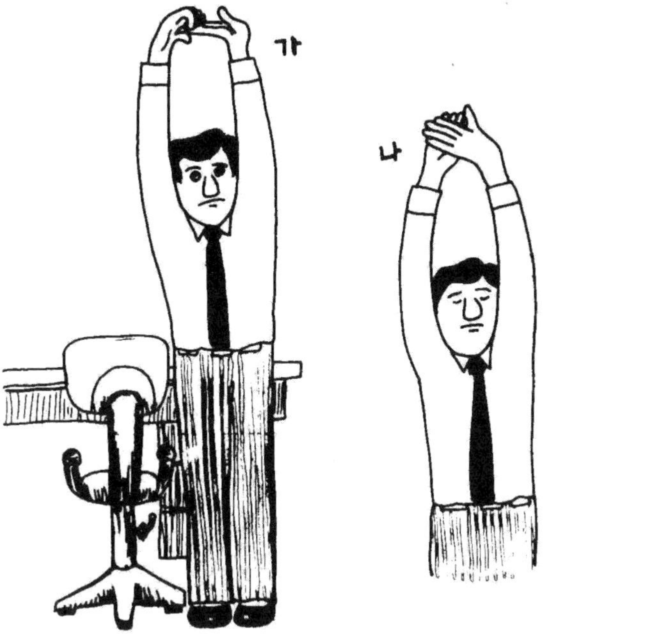

(가) 1. 머리 위로 팔을 쭉 뻗쳐 올려 양 손가락들을 고리 걸어 좌우로 서로 잡아당긴다. 6초 동안 정지한다.

2. 왼쪽으로 두 번, 오른쪽으로 두 번 옆구리를 굽힌다.

(나) 1. 같은 자세로 머리 위에서 두 손바닥을 맞붙여 서로 밀어 붙인다. 6초 동안 정지한다.

2. 손을 맞붙인 채 팔을 가슴 앞 수평으로 내려 손바닥을 밀어붙이며 6초 동안 정지한다.

* 팔을 힘껏 뻗칠 것.
* 한 차례 후 두 손의 위치를 바꾼다. (3분)

11. 팔의 피로를 푼다

— 손가락은 모든 근육을 혹사시키고 있다

기병(奇病)이 늘고 있다. 마우스 병, 볼펜 병, 키보드 병에다 최근에는 슈퍼마켓의 점원들에게 캐셔 병이라는 이름의 병까지 생겨나고 있다. 어깨나 팔이 아파서 펜을 쥘 수 없다든가, 자율신경 실조증으로 체온의 조절이 안 돼 냉방이 잘 되어 있는 실내에 들어가기만 해도 전신이 마비된다는 증세이다.

손가락을 사용하는 동작은 우리가 상상하는 것보다는 복잡하다. 손가락, 전완, 상완삼두근, 어깨의 삼각근, 승모근 등이 복잡하게 관련되어 있다.

그 한쪽에서 뇌의 지각신경은 눈에 뛰어드는 정보에 집중된다. 작은 숫자를 읽어 낸다든가, 사방의 눈금 사이의 빈 칸을 연필로 빈틈없이 모두 칠한다든가 부호로 바꾼다든가 해서 중추는 점령된다. 근육을 쓰는 작업과 정신을 쓰는 작업이 동시에 이루어지는 노동은 피로가 배가 되어 나타나기 쉽다.

팔이 피로해서 신호를 보내도 중추가 시각중추로부터의 전달에 집중되어 눈치 채지 못한 채 그냥 일을 한다든가, 반대로 피로를 느껴도 작업량이 많아 휴식할 수 없다든가 하면 증세가 급속히 악화된다.

"팔이 나른하다"고 느끼면 즉시 앞 페이지의 <팔 뻗쳐올리기>를 1~10회 하면 좋다. 또 많이 아플 때에는 근육이 굳어져 있는 것이므로 <팔의 림프 마사지>로 피로물질을 제거해 주면 회복이 빠르다.

11. 팔의 림프 마사지

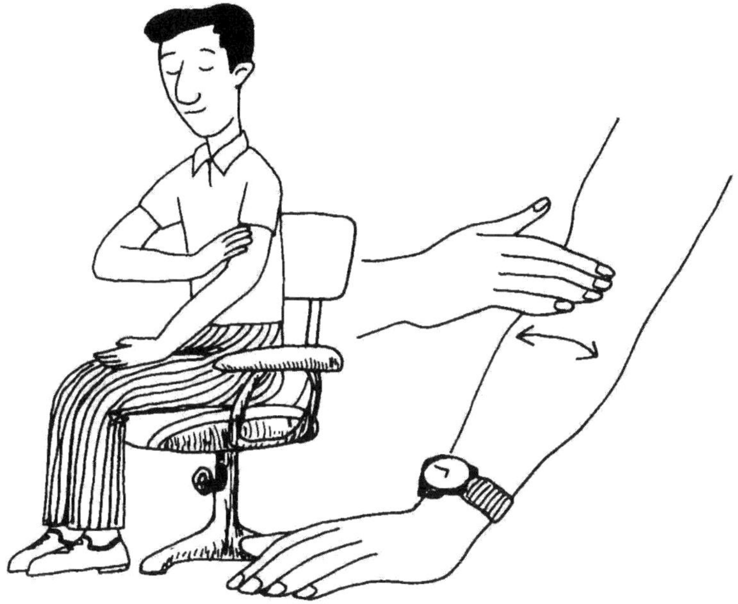

1. 피로한 쪽의 팔 전체를 손바닥으로 가볍게 문지른다.
2. 팔뚝에서 팔꿈치를 거쳐 위쪽으로 굳어진 부위를 손끝으로 찾아 가며 림프 마사지를 행한다.
3. 마비가 된 부분은 응어리가 맺혀 있으므로 특히 힘주어 마사지한다.
4. 어깨의 마사지를 행한다.
5. 운동 요법으로서 팔을 상하, 좌우로 돌린다. (3분)

12. 허리의 피로를 푼다

— 20대에 늘어 가는 요통

요통 환자가 늘어 가고 있다.

특히 요즈음의 젊은이들에게 자꾸 늘어 가고 있는 것은 무슨 까닭일까?

"요즈음 젊은이들은 체격은 좋은데 조금만 운동을 해도 뼈가 잘 부러진다. 위태롭기 그지없는 일이다." 라고 어느 체육교사는 말한다.

그 원인은 운동부족이나 기타 여러 가지가 있는데, 주요 원인은 의자에 앉았을 때의 자세가 나쁘기 때문이다. 등을 구부정하게 하고 공부를 하거나 사무를 보는 사람들이 많다.

허리의 피로와 요통을 막으려면 평소와는 반대로 배를 쑥 내밀고 허리를 뒤로 젖히는 <트라이앵글 체조>가 좋다.

이 운동은 구부러진 허리뼈를 쭉 뻗게 하는 것과 동시에 등뼈의 교정에도 효과가 있다. 또 피로와 요통과도 아주 관계가 깊다.

사람의 몸에는 자연의 안전장치가 몇 겹으로 작용하고 있는데, 갑작스런 충동에는 우선 「근육의 결렬(決裂, 근 섬유의 단절)과, 근육을 지탱하는 인대근(靭帶筋)의 결렬(관절의 삠)" 이 일어난다.

근육이나 인대가 대항하지 못할 만큼 갑작스런 충격이 있을 때에 골절이 된다.

요통이 일어나면 림프의 자연치유력을 살려 무리 없이 고칠 수 있다.

12. 트라이앵글 체조

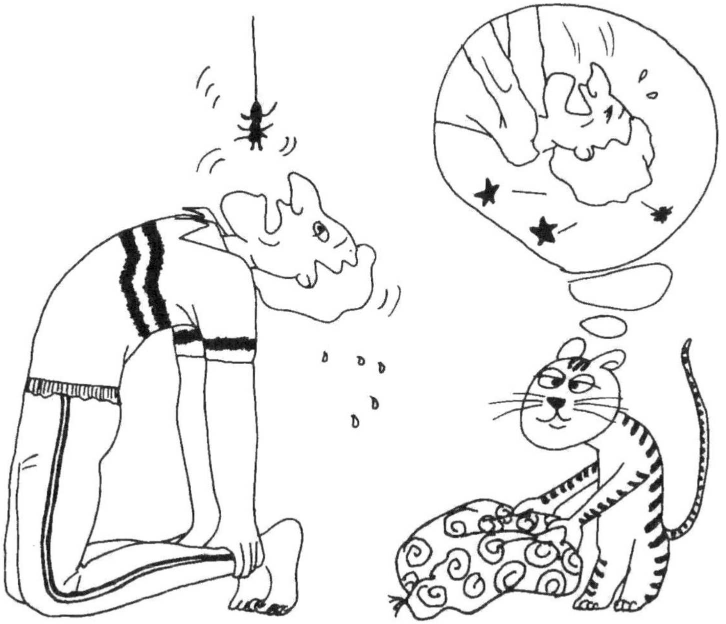

1. 무릎을 바닥에 대고 꿇어앉아 상체를 수직으로 일으켜 세운다.
2. 양팔을 뒤로 돌려 발목을 잡는다.
3. 몸을 뒤로 젖히고 가슴을 쑥 내밀면서 심호흡을 한다.
4. 이 자세로 6초 동안 정지한다.

* 두 무릎을 적당히 벌리면 자세를 취하기가 한결 쉽다.

(6초×5)

13. 여름을 이긴다

— 숙면할 수 있느냐 못하느냐에 문제가 있다

"여름에는 왜 몸이 나른해질까?"

이런 질문을 어린이들에게 곧잘 듣는다.

"여름이 되어 몸이 나른해지는 것은, 기온이 높아 몸 안의 열이 나오기 힘들어서 체온을 일정하게 유지하기 위해서 심장이나 신장이 여분을 만들도록 활동해야 하기 때문이다." 하고 대답한다.

여름을 타는데도 사람마다 달라서, 어떤 사람은 몸이 아주 녹초가 되어버리는 데 비해 어떤 사람은 태연한 얼굴을 하고 있다. 그 차이는 무엇일까?

여름 더위가 아무렇지도 않은 사람에게 공통된 특징으로는 밤에 충분히 잠들고 아침에 깬다는 점이다. 낮에는 교감신경이 활발히 작용하여 환경 조건에 적합한 체제를 만들어 낸다.

피부 표면의 혈관은 굵어지고, 혈액은 흐르기 쉽게 해놓는다. 그에 따라 땀샘은 충분히 활동하고, 땀과 몸의 열을 자꾸 내보내는 것이다. 밤에는 부교감신경이 활동하여 하루의 피로를 회복한다.

그런데 여름을 타는 사람이란 밤에 잠을 못 이루는 사람을 말한다. 낮은 교감신경의 활동이 둔해지고 심장 기능이 약화되고 혈압이 내려간다. 그 결과 두뇌를 순환하는 혈액이 적어지고 만사가 귀찮아지는 악순환을 되풀이하는 결과가 된다.

이럴 때에는 수건을 이용한 <풀링 액서사이즈>로 땀을 흘리면 좋다. 이 운동은 팔, 가슴을 강화시킨다.

13. 수건을 이용한 체조

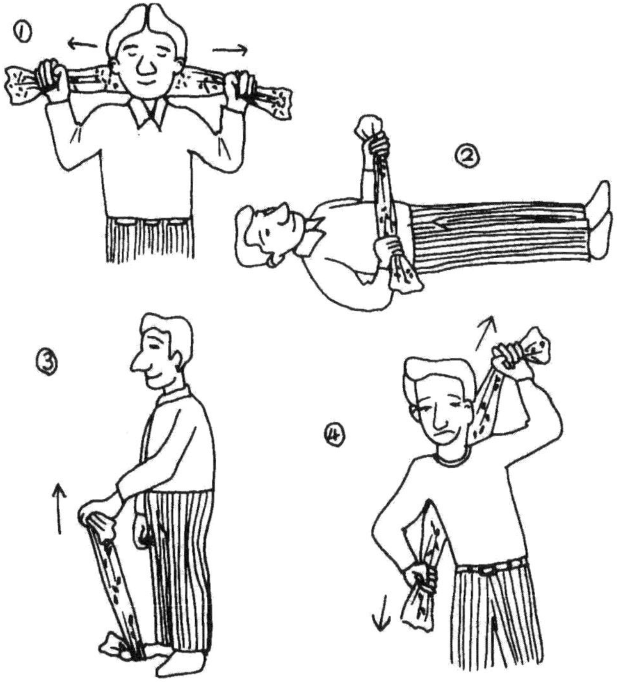

1. 수건을 목 뒤쪽으로 수평 되게 약 50cm 간격으로 잡고 좌우로 당긴다.
2. 반듯이 누워서 수건을 앞으로 쥐고 좌우로 당긴다. 잡는 길이를 길고 짧게 여러 형으로 바꿔 행하면 좋다.
3. 수건의 한 끝을 잡아 위로 당긴다.
4. 등 뒤로 수건을 수직으로 잡고 위아래로 잡아당긴다. 한 차례 후 손의 위치를 교대한다. (각 6초×5)

14. 불면증을 고친다

— 자기 전에 운동을 하는 것은 역효과

흔히, 잠을 잘 수 없다고 호소하는 사람이 있는데, 이런 사람은 머리 뒷부분에서 목 옆부분에 걸쳐 근육이 굳어 있다. 이때,

"신경이 흥분해 있으니 일어나서 체조를 하라."

"머리에 피로가 올라 있으니 줄넘기라도 하라." 하고 권하는 사람이 있는데, 자기 전에 체조는 오히려 교감신경을 자극하여 잠들기 힘들게 만든다.

흔히 두뇌 노동자나 지식인에게 불면증이 많다고들 여기고 있는데, 사실은 그렇지 않다. 대뇌로부터의 노폐물이 림프에 흡수되지 않으면 도중에 축적되어 어떤 사람이라도 불면증을 일으키게 되는 것이다.

우리 인생의 3분의 1은 잠이다. 잠은 낮에 활동한 여러 기관을 보수하기 위한 잠시 동안의 휴식이다. 눈을 뜬 상태에서는 대뇌의 중추가 항상 자극되어 흥분상태에 있다. 정신적인 고뇌나 걱정거리가 있으면 자리에 들어서도 사고중추가 정지하지 않으므로 언제까지나 잠들 수 없다.

상처를 입어 손이나 발이 아픈 사람은 통증의 자극이 지각중추에 전달되어 자려고 해도 잠들 수 없다. 이럴 때에는 머리에 신선한 혈액을 공급하여 중추신경의 흥분을 진정시켜 주면 좋다.

그러자면 이 <몸 굽히기 체조>와 림프 마사지의 병용으로 몸의 긴장을 이완시키고 머리 뒤쪽, 목, 어깨를 풀어 주면 그날부터 곤히 잠들 수 있게 된다.

14. 몸 굽히기

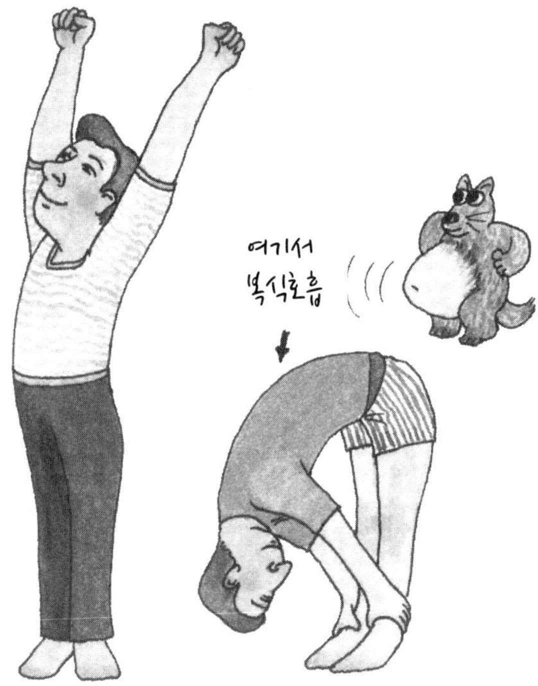

1. 두 발을 꼭 붙이고 선다.
2. 두 손을 쭉 치켜들며 숨을 가득 들이쉰다.
3. 몸을 굽혀 두 발목을 잡는다.
4. 그 자세인 채 입을 다물고 코로 하는 복식호흡을 네 번 계속한다.
5. 본래의 자세로 돌아간다.

* 무릎을 굽히지 말 것. (30초)

15. 몸의 긴장을 푼다

— 육체를 쉬게 하는 방법에도 요령이 있다

"요사이 스태미나가 부족한 것 같은데 무슨 특효약이 없을까요?"

이처럼 동양인은 스태미나는 밖에서 기르는 것이지 자연히 길러지는 것이 아니라는 미신에 사로잡혀 있다.

고민을 호소하는 사람의 대부분이 낮의 일에 대한 긴장을 집에까지 그대로 가져가서 누워 있어도 그 긴장이 풀어지지 않아 피로를 완전히 제거하지 못하는 악순환에 빠져 있다.

강한 육체를 만들려면 몸을 단련하는 것도 중요하지만, 몸의 근육을 완전히 휴식시키는 일이 필요하다.

물론 가만히 누워 있기만 해서 이 긴장과 피로를 제거할 수는 없다. 의식의 도움을 필요로 하는 것이다.

우선 처음에는 발끝 부분부터 서서히 의식을 빼고, 마지막에는 자기 심장만이 움직이고 있는 상태로 만드는 것인데, 우선 "긴장이 풀렸다"는 자기 암시만 걸리면 간단히 할 수 있다.

이 방법으로 완전히 휴식을 취하면 심장의 부담이 가벼워지고 전신의 혈액순환도 순조로워지므로 간단히 피로가 풀리고 몸 안에 활력이 가득 차서 완전한 컨디션을 회복할 수 있다.

회사에서 돌아와 10분간 완전 휴식을 몸에 주면 좋다. 또 자기 전에 이 방법을 쓰면 깊이 잠들어 하루 6시간의 수면으로 피로는 완전히 가셔진다.

15. 정신 이완체조

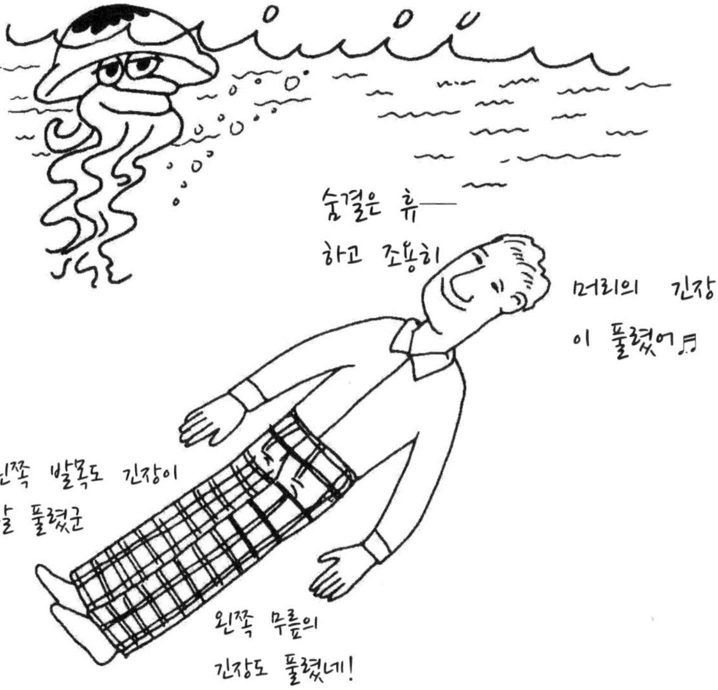

1. 다리를 길게 뻗고 눕는다.
2. 눈을 감고 숨을 크게 들이쉬었다가 짧게 토한다.
3. "왼쪽 발목의 긴장이 풀렸어" 하고 중얼거리며 힘을 쑥 뺀다.
4. 그와 같은 식으로 무릎, 넓적다리의 긴장을 빼고. 이번엔 오른쪽 다리로 옮겨간다.
5. 다리가 끝나면 팔, 배, 가슴, 등의 근육을 똑같은 방법으로 이완시킨다.

* 눈을 꼭 감은 채 힘이 완전히 빠지게 할 것. (3분)

16. 잠을 잘못 자서 생기는 통증을 고친다

— 왜 통증은 가시기 힘든가

어떤 사람이나 자는 동안 서른 번쯤은 몸을 뒤척인다. 한 군데에 혈액, 림프액이 차서 압박되어 있는 것을 무의식중에 고치려고 하기 때문이다.

잠을 험하게 자는 사람은 몸을 움직이는 동작이 크고, 무리한 자세를 취해서 목이 아픈 일이 많다.

앉아 있는 동안 압박이 왔을 때는 발이 저리거나 아프다는 신호를 느껴 다리를 바꿔 놓든가 두들겨서 혈액순환을 좋게 하지만, 곤히 잠들었을 때는 지각중추가 마비되어 신호를 느낄 수도 없고, 몸을 뒤치도록 근육에 지시할 수도 없다.

잠을 잘못 자서 생기는 통증은 이처럼 너무 피곤해서 부자연한 자세 그대로 장시간 근육이 압박되었을 때 많다.

그 이유 중에 하나는 베개의 영향으로 목이 굽어진 채 압박되기 쉬운 것과, 또 하나는 목 근육의 압박은 중추의 마비를 가져오기 쉽다는 점(목은 신경전달의 통로이다)을 고려할 수 있다.

따라서 압박되어 있는 시간이 길고, 그 동안에 근육의 긴장에 의해 피로물질이 축적된다.

그러므로 아침에 일어나서 목을 돌린다든지, 목을 두드린다든지 해서도 낫지 않는 이유는 이 때문이다.

16. 환부의 림프 마사지

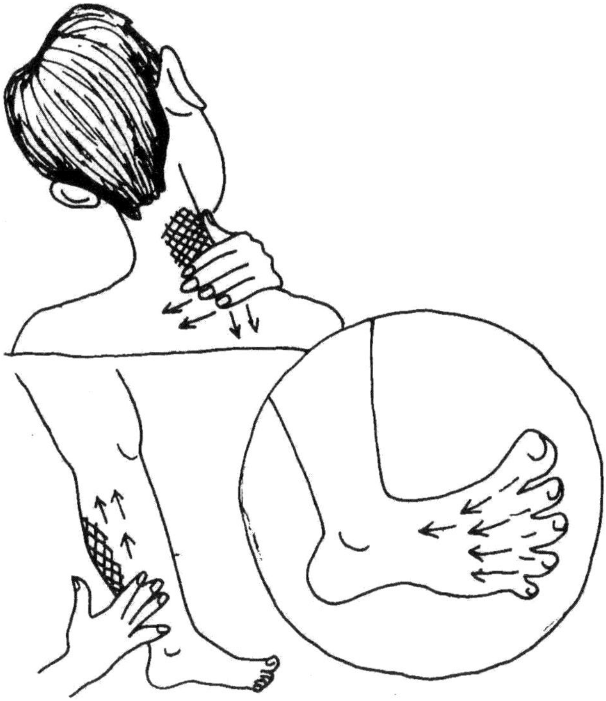

1. 목덜미, 정강이, 발가락 등을 그림의 화살표 방향으로 마사지한다.
2. 처음 손바닥으로 가볍게 문지르고 이어 근육을 받치고 있는 힘줄 부분을 림프 마사지로 마사지한다.

* 마비되어 있는 근육은 억지로 움직이려 들지 말 것.

* 힘을 뺀 채 마사지할 것. (3분)

17. 골프의 피로를 푼다

— 서포터나 찜질은 효과가 적다

골프 가족이 늘고 있다. 요즈음 골프연습장에 가보면 젊은 직장인들로 붐비고 있는 것을 볼 수 있다. 골프를 치고 있을 때는 느끼지 못하다가도 다음날이면 어깨, 등, 팔, 허리 등이 아픈 일이 많다. 평소 사용하지 않는 근육을 사용했기 때문에 생기는 경우에는 2, 3일이면 회복되므로 그다지 걱정할 필요는 없다. 그러나 손목이나 팔꿈치 등에 쑤시는 듯한 아픔을 느낄 때는 주의해야 한다.

손목을 다친 사람이 흔히 고무붕대나 젖은 헝겊을 둘둘 손목에 감고 있는데, 이런 것은 별로 효과가 없다.

손목의 아픔은 팔뚝의 완요골근(腕橈骨筋)이나 손등 지굴지근(指屈指筋)의 무리에 원인에 있어 나타나기 때문이다.

또 팔꿈치의 아픔은 상완삼두근에 원인이 있다. 통증을 느낄 때 이들 근육을 만져 가노라면 반드시 굳어져 있는 부분이 있다. 그곳을 문질러 풀어 주면 완전히 회복된다. 손목이나 팔꿈치에 통증이 남아 있는 한은 그립의 올바른 파지법이 되지 않고, 비거리도 늘지 않을 뿐더러 토핑이나 슬라이스가 많고 마음먹은 대로 샷이 되지 않는다.

근육통을 일으키지 않는 요령은 갑자기 힘껏 클럽을 휘두르지 말고, 근육을 길들이게 하기 위한 팔목팔꿈치접기를 몇 차례 한 다음 공을 치고 끝난 후에도 같은 체조를 하면 좋다. 또 팔, 어깨, 등, 허리 등의 림프 마사지는 근육에 쌓인 피로물질을 없애는 데 큰 효과가 있다.

17. 손과 팔꿈치 림프 마사지

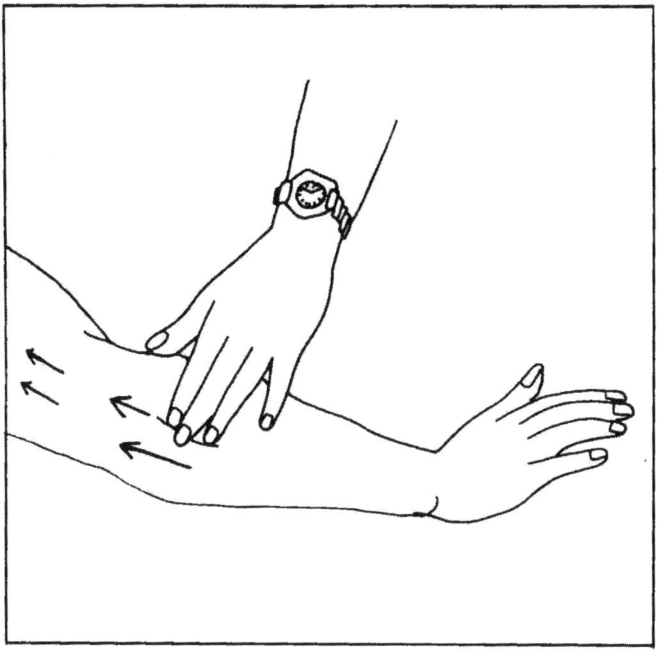

1. 손목이 아플 경우, 우선 다른 쪽 손가락으로 손등의 응어리를 만져서 찾는다.
2. 이어 팔뚝 근육의 응어리를 찾는다.
3. 압통 부분을 찾으면 팔의 위쪽으로 밀어 올리듯 마사지한다.

* 응어리져 아픈 곳은 부드럽게 정성껏 문지를 것.
* 응어리는 가볍게 만져서 찾을 것. (3분)

18. 오래 앉아 느끼는 피로를 푼다

— 앉은 자세는 두 시간이 한도

"자동차나 오토바이 운전사는 진동을 받고 있으므로 위장병에 걸리기 쉽다"고들 흔히 믿고 있다.

확실히 택시나 화물차 기사들 중에는 만성 위하수 환자가 많은데, 이것은 차체의 진동 탓이라기보다는 정신적인 긴장과 고정된 자세로 인해 체액이 머물러 있는 게 원인이다.

차를 운전할 때의 정신의 긴장감은 현저하게 크다. 게다가 항상 차가 밀리기 때문에 초조한 기분이 뒤따른다. 이것만으로도 스트레스로 인한 피로를 일으키기에 충분한데, 좁은 실내에서 일정한 자세를 취하고 있는 것이 얼마나 나쁜 영향을 주는지는 그다지 알려져 있지 않다.

앉은 자세로 가장 압박을 받는 곳은 허리 부분에서 둔부에 걸쳐서이다. 쿠션의 역할을 하기 때문에 둔부의 지방이 발달해 있지만, 지방층은 혈액이나 림프액이 흐르기 힘들기 때문에 허리가 마비되어 아프게 된다.

인간공학의 실험에 의하면 앉은 자세는 기껏 두 시간이 그 한도이다. 연극이나 영화, 쇼, 학교수업 등을 대개 두 시간 이내에 끝내는 것은 바로 이 때문이다.

이 체액이 막히는 것을 방지하는 방법으로 <몸 펴기>가 있다. 이것은 허리를 폈을 때 체액이 전신에 흐르므로 혈액순환을 좋게 한다. 또 차 밖으로 나가면, 범퍼를 이용하여 <허리굽혀펴기>(14), 등심펴기(30)가 허리의 피로를 푸는 데 효과가 있다.

18. 차 안에서의 체조

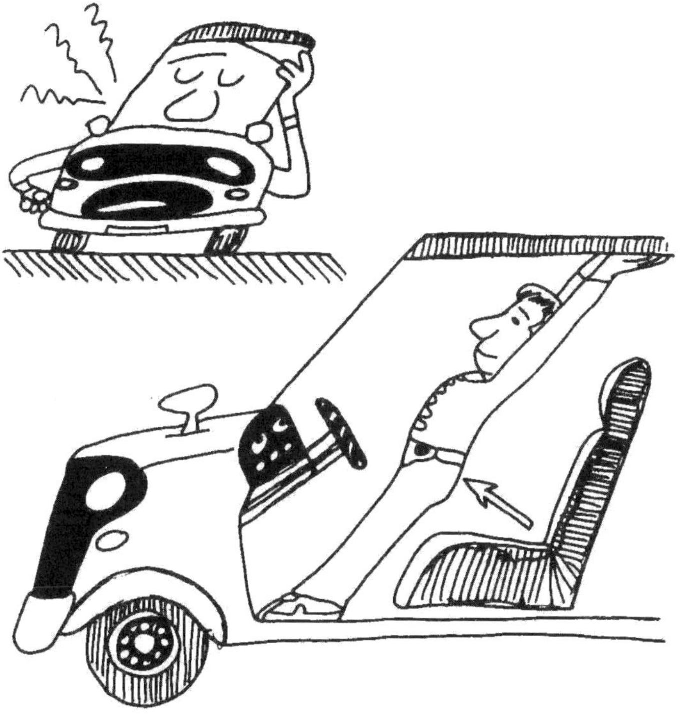

1. 천정에 닿도록 팔을 힘껏 뻗친다.
2. 팔에다 힘을 주고 버티어 서서 허리를 쳐든다.
3. 이 자세에서 전신에 힘을 가하고 6초 동안 정지한다.
4. "하나, 둘, 셋" 하고 세면서 허리를 앞뒤로 움직인다.

* 등을 힘껏 펼 것.

* 가능한 한 잔뜩 힘을 가할 것. (30초)

19. 운동 후의 근육통을 없앤다

— 유산균이 문제를 일으킨다

사람의 근육은 근섬유라는 기다란 세포가 모여서 된 것이며, 그 근육 세포 속에 있는 악토미오신(actomyosin)이라는 단백질이 운동 때마다 늘었다 줄었다 한다.

이 수축작용을 할 때 연료로서 사용되는 것이 아데노신 삼인산(三燐酸)이며, 아데노신 삼인산(APT)은 ADP로 변화한 뒤 크레아틴 인산이 공급하는 인산과 결부되어 본래의 아데노신 삼인산으로 재편성된다. 이러한 반응에는 산소를 전혀 필요로 하지 않는다.

운동을 하고 나면 숨이 가빠지는 것은 글리코겐이나 포도당을 연소시켜 에너지를 저장하기 위해서이다. 산소가 없으면 젖산성 물질이 근육 세포에 차게 된다.

이럴 때 혈액을 분석해 보면 100cc에 대해서 100밀리그램 이상의 젖산이 검출된다. 이 젖산성 물질이 말초신경을 자극하여 척추의 시상(視床)을 지나 대뇌피질의 중추에 전해진다.

이것이 피로감이며, "이 이상의 운동은 안된다" 는 지령을 내리는 신호이다. 근육통도 실은 "근육세포 수리 중이므로 운동할 수 없음" 이라는 신호이다.

스포츠를 한 후의 마사지는 림프의 흐름을 좋게 하고 젖산성 물질을 제거하기 위해서인데, 다음날의 근육통에도 효과가 크다. 림프가 머물러 굳어져 있는 것을 풀어 줌으로써 통증이 가시는 것이다.

19. 국부 림프 마사지

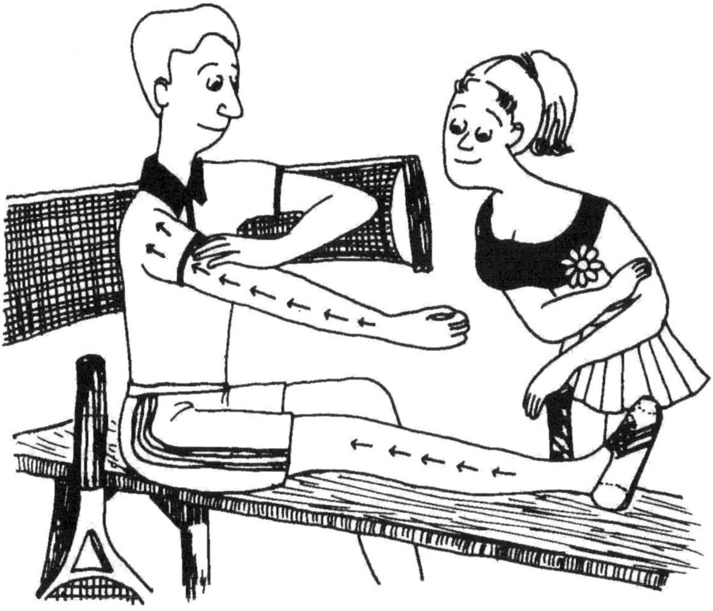

1. 트레이닝 후 굳은 듯한 느낌이 드는 팔(혹은 다리)의 근육을 화살표 방향으로 마사지한다.
2. 골프 등 몸이 심하게 비틀리는 운동을 한 뒤에는 특히 허리와 어깨의 근육을 잘 풀어 준다.

* 하루가 지나도 통증이 가시지 않을 때에는 손바닥으로 문질러 부드럽게 푼 다음 서서히 힘을 가하여 마사지한다. 림프의 수납 부위인 겨드랑이 아래, 서혜부, 목 밑의 림프부위를 정성껏 문지르면 좋다.

(3분)

술은 짬뽕해 마셔도 괜찮다

정종과 맥주, 브랜디와 위스키 등을 짬뽕해서 마시면 이튿날 머리가 아프고 구역질이 난다고 흔히들 말하고 있는데, 이것은 터무니없는 오해다.

이를테면 따끈한 정종에서 시원한 맥주로 바꿔 마시면, 입에 닿는 감각이 좋고 기분도 달라져 권하는 대로 마셔, 결국 적량을 초과해 과음하는 것이 진짜 원인이다. 술의 종류와는 관계가 없다.

그러므로 마시는 양만 여느 때처럼 조절하면 숙취 같은 것은 되지 않으며, 짬뽕한 술에 죄를 뒤집어 씌우는 것은 잘못이다.

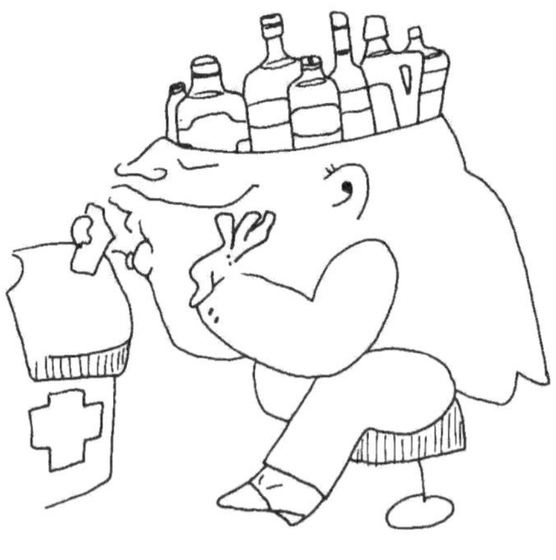

PART 2.

근력이 없는 사람은 외부 자극에 약하다

20. 팔뚝을 굵게 한다

— 무거운 짐을 지어도 근육은 자라지 않는다

근육을 발달시키는 데는 세 가지 법칙이 있다.

① 근육은 쓰지 않으면 퇴화한다.

② 적당한 자극을 주면 발달한다.

③ 지나친 트레이닝은 근육을 위축시킨다.

이것을 <루의 법칙>이라 하며 체중훈련의 기초를 이룬다.

스키를 하다 다리를 다쳐 깁스를 했다. 근육을 쓸 수 없으므로 다리는 날마다 가늘어져 두 달쯤 되어 깁스를 떼면 이다지도 다를까 할 정도로 놀랄 것이다.

또 보디빌딩으로 단련된 사람이 크고 우람한 근육을 이루고 있는 데 비해, 매일 무거운 짐을 지는 토목인부나 하역노무자들의 근육 또한 잘 발달되었을 것처럼 생각되겠지만, 실제로는 딱딱하기만 하고 그다지 발달해 있지 않다.

이것은 같은 자극밖에 주지 않으므로 근육이 익숙해져 그 이상의 발달을 나타내지 않기 때문이다.

그런데 골프, 테니스, 야구 등 어떠한 스포츠에서나 손목의 힘이 필요한데, 이것은 팔뚝과 관계되기 때문이다. 팔뚝의 굵기는 손가락 힘에 비례한다. 악력이 센 사람은 팔뚝이 굵고 손목 힘이 세다. 이 팔뚝을 굵게 하는 방법으로는 <손목 꺾기>가 좋다.

이 경우 처음에는 횟수를 적게, 그리고 서서히 횟수를 늘려 가면 효과적이다. 살찐 사람은 이 운동으로 손목이 가늘어지는 효과가 있다.

20. 손목꺾기

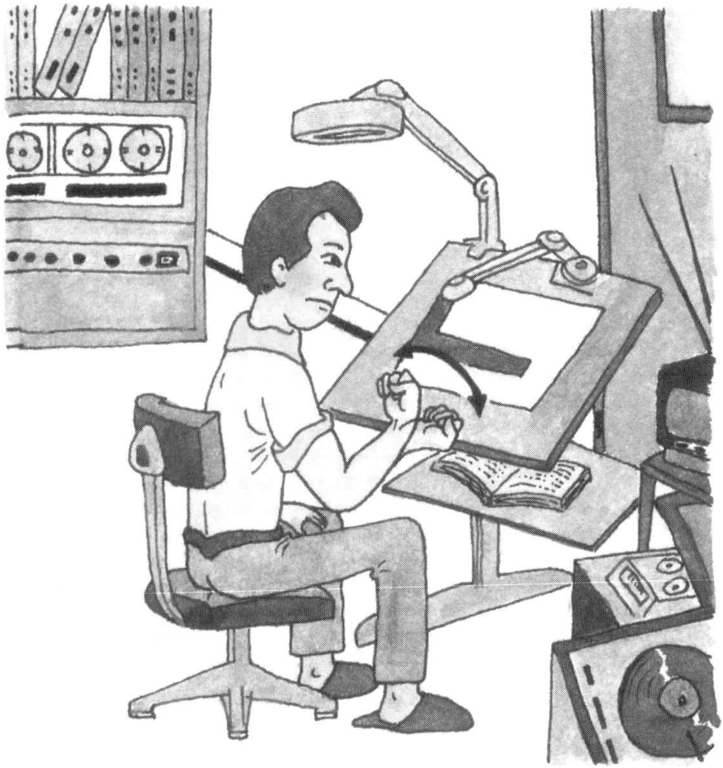

1. 주먹을 쥔 채 손목을 최대의 각도로 꺾었다 폈다 한다.
2. 배트, 라켓, 책 등 무거운 물건을 들고 해도 좋다.
3. 안쪽(혹은 바깥쪽)으로 굽혔을 때 손목에 힘을 가한다.

(10회×3)

21. 팔의 근육을 기른다

— 엎드려 뻗치기는 고되기만 하고 효과는 적다

여름이면 우선 눈에 띄는 것이 팔의 굵기다. 남방셔츠에서 나온 굵직한 팔은 남성의 매력 중의 하나다.

최근 여성이 민소매로 굵은 팔을 내보이는 일이 있는데, 같은 굵기라도 남성과 여성과는 그 구조가 다르다.

남성의 팔이 거의 근육(단백질)으로 구성되어 있는 데 비해 여성의 팔은 지방층으로 구성되어 있다. 팔만이 아니다. 남성은 피하지방이 체중의 약 15퍼센트인 데 비해, 여성은 약 30퍼센트나 된다.

팔을 굽히면 알통이 생기는데, 이 근육을 상완이두근이라 한다. 이 근육이 힘이 약한 사람은 물건을 들어 올리는 힘이 약할 뿐만 아니라 때리는 힘도 약하다. 또 만원 버스 속에서 어린애를 안고 있는 경우에도 이 근육의 힘이 센지 약한지에 따라 피로를 느끼는 상태에 큰 차이가 생긴다.

"그러나 알통을 기르려면 기구를 가지고 하거나 심한 운동을 하지 않으면 생기지 않을 텐데요?" 라고 말하는 사람이 있는데, 전혀 그렇지가 않다.

예전에는 알통을 나오게 하려면 <엎드려뻗치기>가 좋다고 했었다. 그러나 이 운동은 팔을 단련시키기보다는 대흉근을 발달시킨다. 따라서 고된 운동인 데 비해서 효과가 나지 않는다.

알통을 기르려면 이두근에 힘을 집중시키는 <팔 돌리기>가 가장 효과적이다.

21. 팔 돌리기

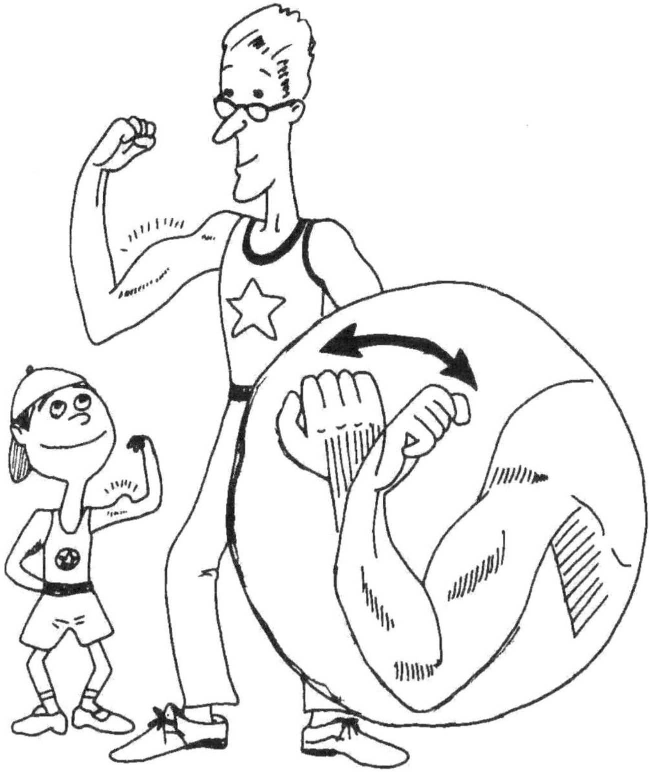

1. 주먹을 쥐고 손바닥이 밖으로 향하게 힘껏 손목을 비튼다.
2. 이 상태로 알통에 힘을 주어 6초 동안 고정한다.

* 팔꿈치를 몸에 붙이거나 어깨와 수직이 되게 세우거나 어느 쪽도 무방하다. (10회×3)

22. 팔을 굵게 한다

— 내리는 것과 올리는 것은 받는 작용이 다르다

"물건을 들어 올리는 데는 자신이 있는데, 계단 등에서 물건을 내려 놓을 때는 어쩐지 지탱하는 힘이 약해서 곧 손을 놓고 만다"는 사람이 있는데, 이럴 때 밑에서 받치고 있는 사람은 큰일이다.

이러한 사람은 상완삼두근의 힘이 부족하기 때문이다. 상완삼두근은 알통의 반대쪽, 즉 팔 뒤쪽에 있는 근육으로 이두근과 길항작용(拮抗作用)을 한다.

무거운 것을 들어 올리려고 할 때에는 팔뚝이 굽어지는데, 이 때 작용하는 것이 이두근(屈筋굴근)이며, 내릴 때 주로 작용하는 근육은 삼두근(伸筋신근)이다.

삼두근의 강화는 팔을 펴는 모든 운동에 효과적이다. 창던지기 선수는 창을 밀어내는 힘을 양성하고, 달리기나 탁구라면 팔의 스윙을 강화시키고, 골프라면 비거리를 늘이도록 만든다.

인간의 몸의 움직임은 모두 근육을 수축시키거나 늘여 뼈대를 움직이는 것이며, 한 가지 근육만이 작용하는 일은 없고 몇 가지 근육이 서로 협력관계를 유지하며 몸을 움직이고 있다.

따라서 트레이닝을 하는 경우에도 덮어놓고 몸을 움직이지 말고 근육의 위치를 알아 정신을 집중시키면 더욱 효과적이며 훨씬 빠른 법이다.

이 삼두근은 용적이 크므로 트레이닝 효과가 쉽게 난다. <의자 뒤로 허리펴기>가 좋다.

22. 의자를 이용한 체조

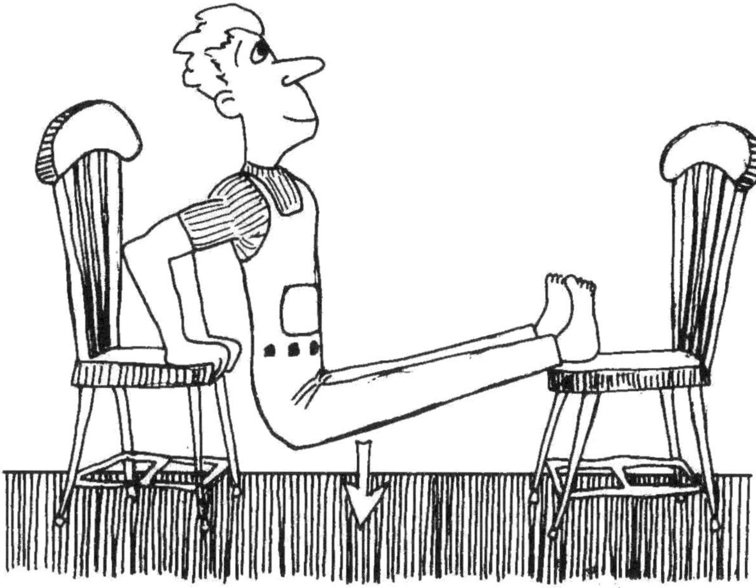

1. 의자나 테이블, 혹은 받침대를 등지고 손을 뒤로 돌려 짚는다.
2. 두 발도 되도록 같은 높이의 의자, 또는 받침대 위에 걸친다.
3. 팔을 굽혀 몸을 아래로 내린다. 이 때 다리는 곧게 편 채 팔꿈치가 꺾이는 최대한도까지 굽혀 멈춘다.
4. 본래의 자세로 돌아간다.

* 내리고 올리는 동작은 천천히 할 것.

* 몸의 힘을 빼고 팔에 완전히 의지한다.

* 손의 방향은 앞으로 하나 뒤로 하나 무방하다. (10회×3)

23. 악력(握力)을 기른다

— 맥주병 마개를 손으로 열 수 있는가

황금의 팔이라면 누구를 상상할 수 있을까? 우리나라에서는 전 야구 선수 선동렬 선수를 떠올릴 수 있을 것이다.

그런데 맥주병 마개를 엄지손가락으로 따는 사람도 있다. 이렇게 강한 힘의 비밀은 실은 팔뚝에 있다. 팔뚝, 팔꿈치부터 손목까지의 근육은 굴근(屈筋)과 신근(伸筋)으로 나뉜다.

굴근은 팔의 안쪽에 있는 근육의 무리들로, 전부 열세 개의 근육으로 이루어져 있다. 신근은 팔의 등 쪽에 있는 근군으로, 9종류의 근육으로 이루어져 있다. 둘 다 수관절(手關節), 지관절(指關節)을 움직이며, 굴근은 손가락을 굽게 하고, 신근은 손가락을 펴는 작용을 한다.

주먹을 꽉 쥐든가 펴든가 해서 전완근을 강화시킬 수 있지만, 더욱 효과 높은 방법은 <손가락으로 꽉 잡기>이다.

손목 굽히기가 팔뚝의 근육강화에 주안을 두고 있는 데 대해서 핑거스내치(Finger Snatch)는 악력의 강화를 목적으로 한 것이다. 힘을 기르려고 생각하면 근육 량을 크게 하는 이외의 방법은 없다. 여성이나 어린아이가 힘이 약한 것은 근육 량이 적기 때문이다. 근육의 단면적 1제곱센티미터 당 근육의 힘은 누구에게나 공통되어 약 6.4킬로그램이다.

역도나 유도선수들은 절대적인 힘은 크지만, 상대적인 근육의 힘을 조사해 보면 일반 사람들과 비교해서 그다지 크지 않다고 한다.

23. 손가락에 힘 가하기

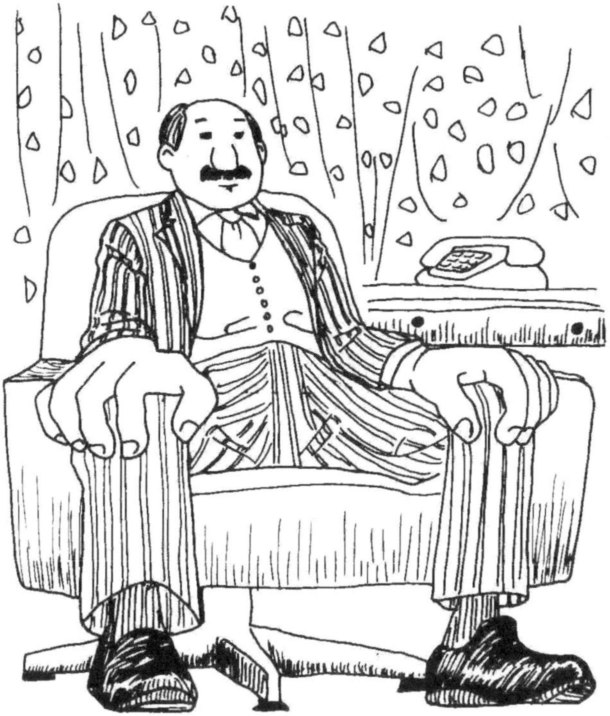

1. 의자에 앉아 무릎을 다섯 손가락으로 꽉 쥔다.
2. 좌우의 손가락을 각각 넓게 벌리든가 혹은 좁게 오므려서 쥐는 넓이를 바꾸면 좋다.

* 특히 새끼손가락에 힘을 줄 것.

* 무릎이 아프지 않을 정도로 힘을 가한다. (10회×3)

24. 목의 힘을 기른다

— 목의 발달은 섹스와 통한다

"목을 죈다" 거나, "목을 맨다" 는 말이 있듯이, 목은 생사를 결정하는 급소로 되어 있다.

"결혼상대로는 목이 굵은 남성을 택하라." 하고 옛 사람들의 얘기가 있는데 여기에는 근거가 없지 않다.

왜냐하면 목에는 갑상선, 부갑상선이라는 호르몬 분비선이 있어 세포의 물질대사를 높이는 스태미나의 원천이 되고 있다. 따라서 목의 힘을 강하게 해두면 자세가 바르게 되고 스태미나가 길러지는 것이다.

호르몬은 극히 소량으로 활동하며 호르몬끼리 서로 조절하거나 또는 자율신경과도 서로 조절해서 전신의 균형을 유지한다.

목의 갑상선의 자극이 뇌하수체 전엽 호르몬에 작용하고, 또 생식선 자극 호르몬의 분비를 촉진하는 상관관계가 있기 때문에 성기능이 높아진다.

목에는 흉쇄유돌근, 사각근, 설골근 등의 근육군과 어깻죽지와 이어져 있는 승모근이 있는데, 운동에 의해 발달하고 굵어진다. 그러나 지금까지는 트레이닝이 고되다는 점, 시간이 많이 걸리는 데 비해 효과가 겉으로 나타나기 힘들다는 이유로 무시되기 쉬웠다.

이 <머리 뻗치기>는 언제 어디서나 생각날 때, 더구나 운동이 질색인 사람이라도 간단하게 할 수 있다는 데 그 특징이 있다. 목을 단련시킨 효력은 보이지 않는 곳에 나타나 섹스의 강화에도 연결된다.

24. 목에 힘 가하기

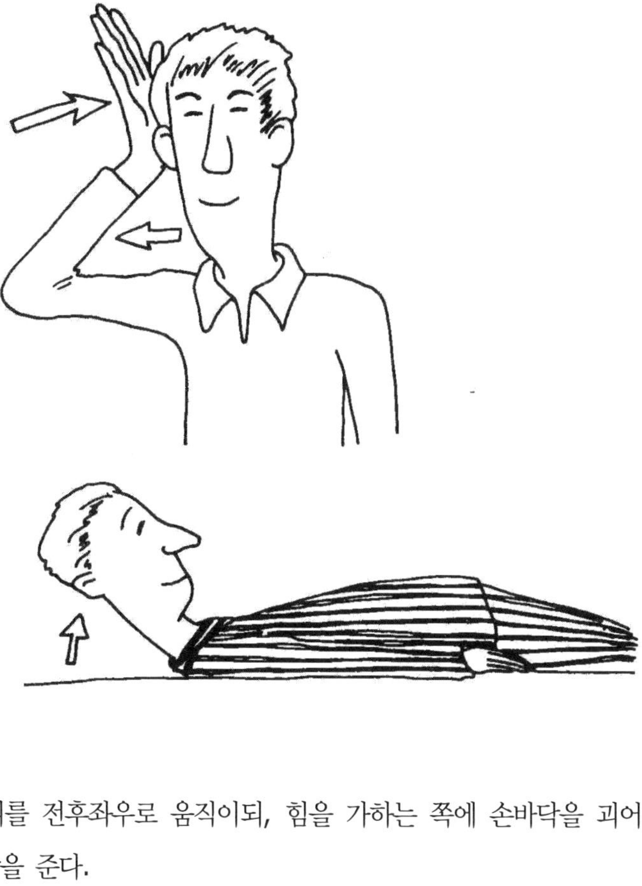

1. 머리를 전후좌우로 움직이되, 힘을 가하는 쪽에 손바닥을 괴어서 저항감을 준다.
2. 6초 동안 고정했다가 방향을 바꾼다.

* 어디까지나 목운동이므로 손보다는 목에 힘을 세게 가한다.

* 밤마다 잠자리에 들어서 하는 것도 효과적이다. (10회)

25. 삼각근(三角筋)을 기른다

— 모든 스포츠의 기초는 여기에 있다

흔히 지하철에서 무거운 짐을 선반 위에 올려놓을 때 고생하는 사람을 볼 수 있는데, 이런 사람은 삼각근의 힘이 약한 사람이다.

어깨에 솟은 부분의 근육을 삼각근이라 하는데, 이 근육은 견갑골과 상완골을 잇고, 팔죽지를 앞쪽, 뒤쪽, 바깥쪽, 위쪽으로 움직일 때 작용한다. 따라서 수영, 유도, 투척, 야구 등 어떤 스포츠 종목에도 어깨의 강화는 효과가 있다.

또 스포츠뿐 아니라 어깨의 뻐근함으로부터의 해방감이나 무거운 짐을 가볍게 운반할 수 있다는 장점도 있다.

삼각근을 늠름하게 함으로써 어깨가 내려앉은 나약했던 남자가 건강체로 변신했다는 예는 많은데, 이 근육을 단련시킴으로써 늠름하게 균형을 이루는 것은 확실하다.

이 삼각근의 강화에는 아이소메트릭스, 즉 정적(靜的) 트레이닝이 언제 어디서나 가능하다.

<어깨 균형잡기>는 운동을 수반하지 않고 정지된 상태에서 근육에 힘을 주고 6~12 초 동안 버티는 트레이닝이다.

화장실 벽이나 엘리베이터의 벽, 또는 문설주 등 무엇이든지 이용할 수 있는데, 힘을 줄 때 팔이 벌벌 떨리는 현상은 역학적으로 보면 주어진 힘이 벽의 저항력과 어울려 근육의 수축운동을 하고 있는 것으로, 이 수축작용에 의해서 굵은 근육이 이루어진다.

이 운동은 어깨 넓이가 넓어지고 던지는 힘이 강해진다.

25. 어깨 균형잡기

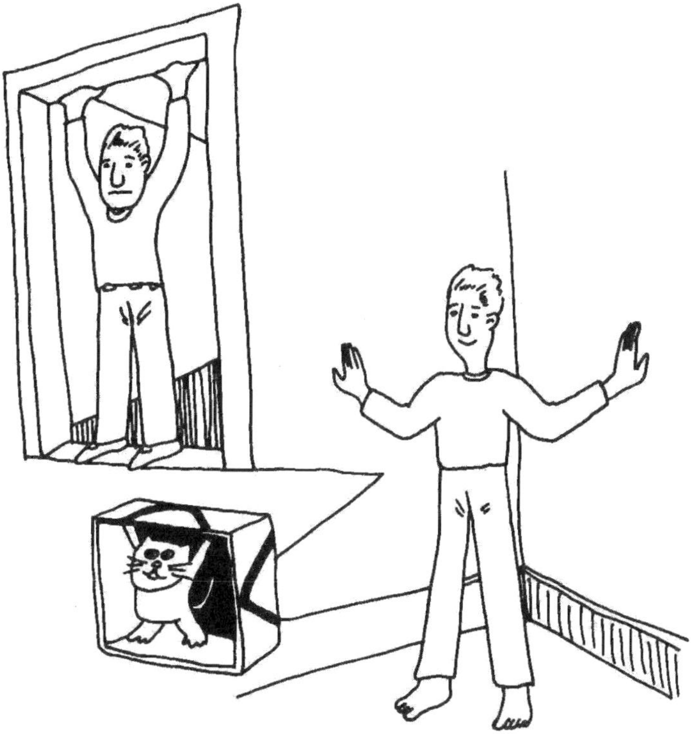

1. 두 손을 벽이나 기둥에 짚고 전신의 힘으로 민다.
2. 6초씩 10회 되풀이한다.

* 숨은 멈추지 말 것.
* 손을 벌린 간격이나 손의 높이에 따라 어깨의 자극이 달라진다.
* 무릎은 굽히지 말 것.
* 방의 구석 쪽 모서리를 이용해도 좋다. (10회)

26. 가슴을 넓게 한다

— 가슴의 크기는 체력을 나타내는 심벌

가슴둘레가 넓다는 것은 체력이 있다는 것을 나타내는 상징으로, 서구뿐 아니라 세계 공통의 지표가 되어 있다.

가슴둘레를 크게 하는 효용은 수없이 예증되고 있는데, 우선 폐와 심장이 강화되고, 체력에 여유가 생기는 스태미나가 있어 여름을 타지 않는 신체를 만들 수 있고, 가슴이 벌어져 늠름하게 보이기 때문에 사업상 상대방에게 신뢰감을 주는 등 그 효과도 여러 가지이다.

이 운동은 의자와 의자, 의자와 책상, 또는 창문과 의자 등과 같이 몸이 그 사이로 들어갈 수 있는 틈만 있으면 어디에서나 실행할 수 있다.

처음, 이 운동을 행하는 사람은 여섯 번만 되풀이하면 다운되는 일이 많은데, 익숙해짐에 따라 15회, 20회로 연속운동이 가능해진다. 서른 번쯤 할 수 있게 되면 가슴둘레는 3센티미터쯤 늘어난다.

가슴둘레는 숨을 가득 들이쉬었을 때를 재면 된다.

보통은 평상 가슴둘레, 또는 최대 확장 때의 가슴둘레라 부르고 있는데, 숨을 들이쉬지 않을 때와 비교하여 5센티미터 정도의 차이가 나는 것이 보통이다.

26. 두 손 짚고 두 발 떼기

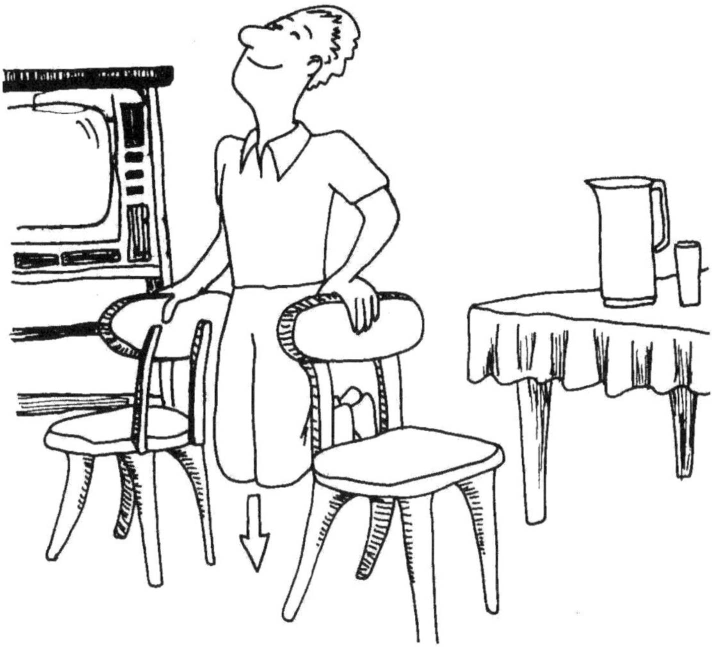

1. 두 받침대를 양쪽에 놓고 손을 짚어 몸을 공중에 띄운다(받침대는 의자, 책상 등 같은 높이의 것이면 아무거나 좋다).
2. 다리가 땅에 닿지 않게 젖히고, 팔을 굽혔다 폈다 하여 몸을 상하로 움직인다.

* 받침대의 간격은 어깨 폭보다 약간 넓게 하는 것이 좋다.

* 내려갈 때 숨을 잔뜩 들이마시고, 올라갈 때 내쉰다.

* 초심자는 대개 6회쯤이 무리가 없다.

* 받침대는 가능한 한 무거운 것을 택하는 것이 요동하지 않아서 좋다.

(15회×3)

27. 복근(腹筋)을 단련한다 (1)

— 복부는 지켜 주는 것이 없다

가끔 신문을 보면 배를 얻어맞아 내장파열로 사망했다는 기사가 나지만, 사람의 내장은 의외로 약하다. 그렇다면 권투 선수는 어떻게 된 거냐고 말할지 모르지만, 선수들은 몸에 강타를 당해도 내장이 견뎌 낼 수 있도록 특히 복근을 강화하고 있다.

복부에는 간장, 췌장, 담낭, 소장, 대장 등 중요한 장기가 들어 있는데도 이 부분을 지켜 주는 뼈가 없다(뼈가 있으면 몸이 자유롭게 움직일 수 없기 때문이다).

그래서 그 대신 지방층이 있다. 지방은 확실히 쇼크를 방지해 주지만 근육처럼 단단하지는 못하다. 순간적으로 몸이 단단해지지 않으면 치명적인 충격으로부터 방위하지 못한다.

근육이 어떻게 단단해지는가—텔레비전 쇼 같은 데서 깨진 유리 위에 알몸으로 눕고 그 위에 사람이 올라타도 태연한 사람이 있는데, 이것은 근육이 단단하게 단련되어 있기 때문에 아무렇지도 않은 것이다.

이같이 단단한 근육은 어떻게 만들까?

권투도장에서는 반듯이 누운 위에 철구를 떨어뜨린다든지, 사람이 배에 올라탄다든지, 농구공으로 배를 계속적으로 가격한다든지 해서 단련하는데, 혼자 할 수 있는 간단한 방법으로 이 <배 두드리기>가 좋다.

이것은 복근을 강화시키는 동시에 위장도 튼튼해질 수 있는 방법이므로 내장을 튼튼하게 만드는 효과가 아주 크다.

27. 배 두드리기

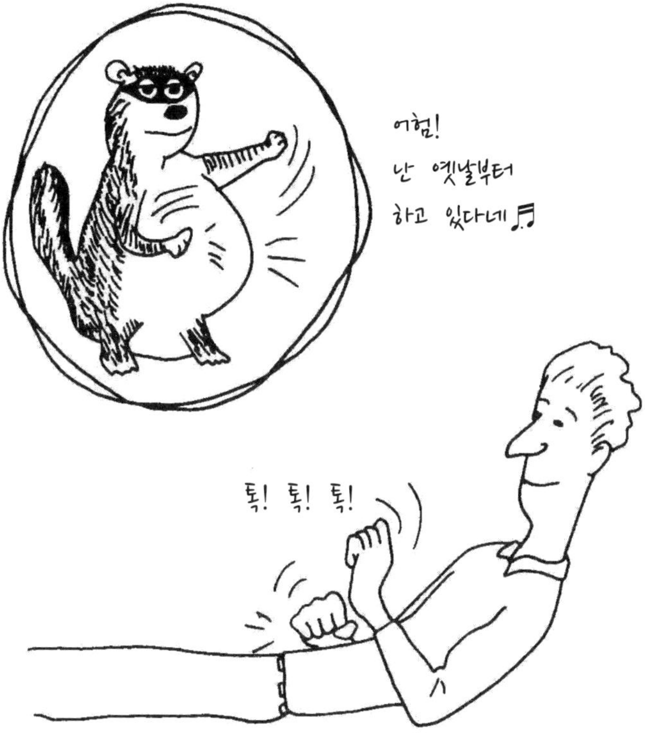

1. 반듯이 눕는다.

2. 배에 힘을 준 다음 주먹이나 손의 모서리로 두드린다.

* 배에 힘을 주지 않은 채 두드리지 말 것.

* 숨을 내쉴 때는 두드리는 것을 멈출 것. (10회×3)

28. 복근을 단련한다 (2)

— 복부가 약하면 장도 약하다

복근을 세분하면, 복직근, 외복사근, 내복사근, 복횡근의 앞배 네 근육과 요방형근이라는 후복근으로 분류할 수 있다.

복직근은 명치에서 시작하여 서혜부까지 세로로 달리는 마름모꼴의 커다란 근육으로, 복근이 발달한 사람은 5단 정도로 굴곡이 있다(이것을 건획이라 한다).

복직근의 역할은 몸을 앞으로 굽혀 흉곽과 골반을 접근시키는 것인데, 이 복직근의 바깥쪽은 외복사근, 내복사근, 복횡근의 순서로 근육이 세 겹으로 되어 복벽을 이루고, 위, 장을 비롯해 장기가 적당한 위치에 있다.

또 이들 근육은 몸을 비틀든가 옆으로 굽히든가 할 때에 도움이 된다. 배 뒤쪽의 요방형근은 늑골의 제일 아랫단과 장골 사이에 긴장해 있어 척추를 똑바로 유지하는 작용을 한다.

복근을 단련하는 데에도 트레이닝의 방법에 따라 단련하는 부분이 달라지는데, <발 올리기> 등의 다리를 위쪽으로 올리는 운동에서는 복직근 위쪽이 자극을 받고, 누웠다 일어나는 상체를 일으키는 운동에서는 복직근의 아랫부분이 자극을 받는다.

복근을 단련해 두면 여러 가지로 도움이 되는데, 이 <누웠다 일어나기>는 복근의 아랫부분을 강화하기 때문에 장의 활동을 강화하고 식욕을 증진시킨다.

28. 누웠다 일어나기

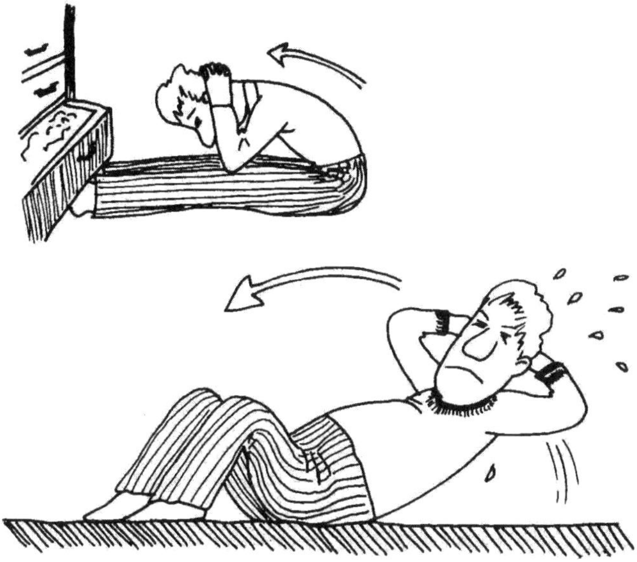

1. 장롱의 맨 아래나 둘째 서랍을 약간 빼고 발끝을 건다. 무릎을 구부려 세우고 상체를 일으키는 듯이 동작해도 된다.
2. 손을 뒤통수에 붙여 깍지 낀다. 책 같은 것을 머리 뒤에 대어 잡아도 좋다.
3. 상체를 천천히 일으킨 다음, 1cm마다 멈추듯 의식하면서 천천히 내린다.
4. 몸을 완전히 눕혔을 때, 머리를 바닥에 대지 말고 바닥 위 5cm쯤에서 멈춘다.
5. 20회 되풀이한다.

* 몸을 좌우로 비트는 것도 효과가 있다. (20회×3)

29. 복근을 단련한다 (3)

— 건획은 기력의 충실을 촉구한다

복직근이 물결모양으로 되어 있는 것을 건획이라고 하며, 그 강도를 높이기 위해 갖추어진 것이다. 울룩불룩한 포장지나 양철 판이 물결모양으로 되어 강도를 유지하는 것과 똑같은 지혜를 우리의 몸은 선천적으로 가지고 있다.

보디빌딩을 하는 사람들은 열심히 단련하여 몇 개의 단이 복근에 나타나는가를 경쟁한다. 배에 임금 왕(王)자, 즉 식스팩(six pack)을 만든다는 것이 그것이다.

3단, 4단, 5단씩 늘어나는 외에 중앙부에 세로의 홈이 생겨 좌우 대칭으로 건획이 이루어져 간다.

건획이 확실히 나타날 때쯤 되면, 위장, 신장, 간장, 비장 전체가 건전한 상태에 있을 때이다. 기력이 강건해지고 목소리가 크게 나온다.

<머리 위까지 다리뻗치기>는 초심자에게는 힘들지만 <누웠다 일어나기>(28)나 <다리뻗쳐올리기>(73)에서 기본적인 복근력을 기름으로써 가능해진다.

이 운동의 효과가 아주 좋은 이유는 복직근의 상부, 중앙, 하부 전체가 하나의 동작으로 똑같이 단련되기 때문이다.

한 번이라도 이 동작을 할 수 있는 사람에게는 꼭 습득하라고 권하고 싶다. 처음에는 등이 닿는 면적을 많게 하고 서서히 몸을 빠져나오게 하면 좋다. 효과가 크고 빨리 나타나며 내장 강화에 아주 좋다.

29. 누운 채로허리 굽히기

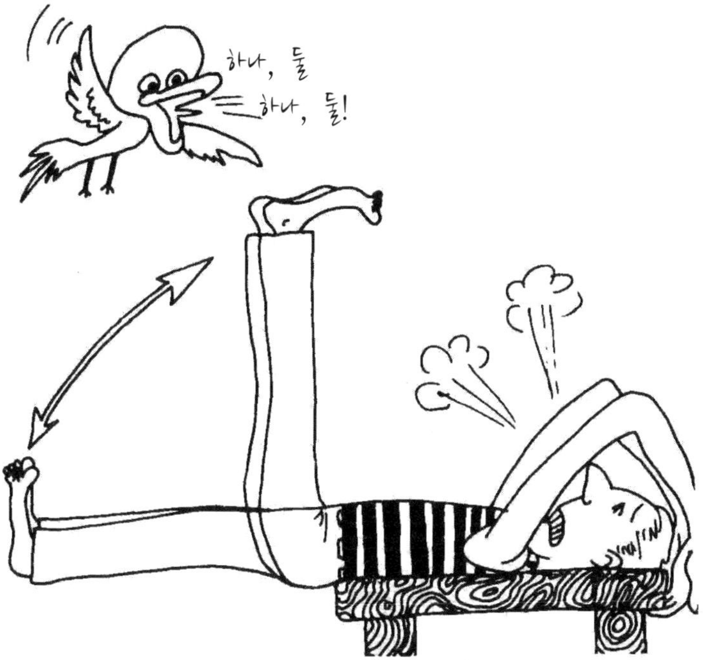

1. 테이블 위에 상반신을 눕히고, 하반신은 공중에 뜨게 한다.
2. 두 손을 머리 위로 가져가 테이블 모서리를 붙잡는다.
3. 다리를 머리 위까지 꺾어 올렸다가 몸이 수평이 되게 천천히 내린다.
4. 익숙해짐에 따라 상반신까지 들어 올려 몸 전체가 원형을 만들 수 있도록 연습한다.

* 다리를 내릴 때는 무릎을 꺾지 않고 반원을 그리면서 내린다.

* 다리를 옆으로 틀어 올리는 방법도 생각할 수 있다.

30. 광배근(廣背筋)을 단련한다

— 등은 넓지 않은 것이 좋다

"대단한 글래머인데!" 하고 감탄할 만한 여성이라도 바스트는 90센티미터(약 35인치) 정도가 많다.

미국 여배우 마릴린 몬로나, 이탈리아의 글래머 여배우 소피아 로렌이라도 99센티미터에서 100센티미터 정도였다. 그 이유는 어깨가 좁고, 등이 퍼지지 않았기 때문이다.

등의 근육은 표면의 얕은 데에 있는 근육으로서 승모근, 광배근, 견갑근, 능형근, 깊은 곳에 위치한 근육으로는 상후거근, 하후거근, 선극근, 극근, 항근 등 많은 근육이 있다.

흔히 젊은 여성이 여행 등에서 커다란 트렁크를 무거운 듯 들고 있는 것을 볼 수 있는데 이것도 광배근이 약하기 때문이다.

광배근을 강화하는 방법으로는 <몸 굽혀 무거운 물건 끌어올리기>, <잡아당기는 운동>, <현수(懸垂)운동> 등 세 요소가 있어 저마다 특징을 갖고 있는데, 누구나 할 수 있고, 더구나 간단히 효과가 오르는 것으로서 이 <등심펴기>가 최고다.

이것은 잡아당기기에 속하지만, 손의 위치(높이)를 바꿈으로써 광배근 전체를 단련할 수 있다. 이 운동으로 신경계의 밸런스도 조정되고, 내장(특히 심장)이 강하게 단련되며, 림프가 잘 흐르게 된다.

30. 등심펴기

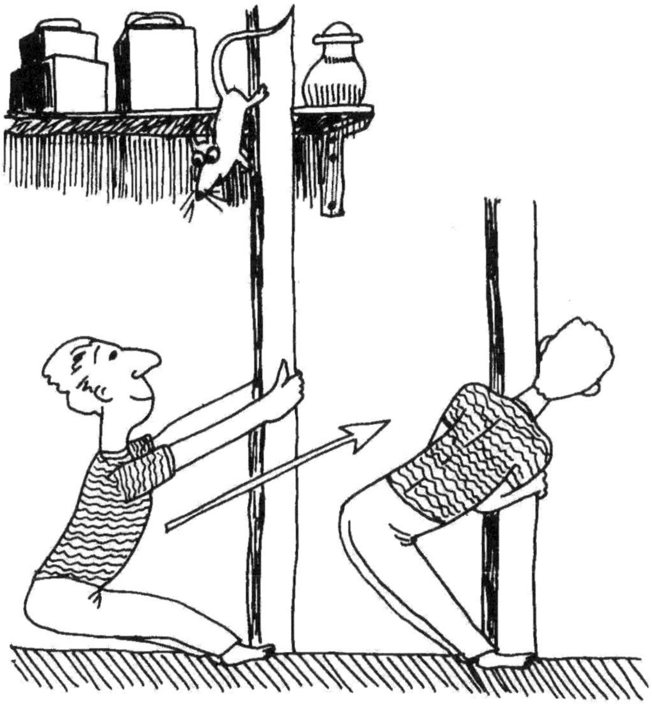

1. 기둥을 깍지 껴 잡고 팔을 쭉 뻗치고 엉덩이를 내린다.

2. 어깨에 힘을 주어 두 팔로 몸을 끌어당긴다.

3. 천천히 본래의 자세로 돌아간다.

* 되도록 어깨를 넓게 펼 것.

* 손 높이를 바꾸어 가며 해볼 것.

* 손을 뻗쳤을 때 엉덩이가 바닥에 닿아서는 안 된다. (10회×3)

31. 대흉근(大胸筋)을 단련한다

— 힘의 차이는 상반신으로 결정된다

야구시합에서 흔히 힘의 차이가 났다고들 하는데, 이때의 힘은 주로 상반신의 힘을 말한다.

상반신을 대표하는 근육은 가슴 전면을 크게 차지하고 있고, 내부의 폐장, 심장을 보호하는 역할을 다하고 있다.

이 대흉근은 좌우 대칭으로, 기점은 가슴 중앙부, 쇄골, 흉골, 늑골에 부채를 편 것처럼 넓게 퍼져 있다. 종점은 어깻죽지에 부채의 사북이 비틀어지듯이 되어 상완골의 안쪽 윗부분에 부착되어 있고, 상완을 움직이면 뒤틀리는 것이 없어진다.

이 대흉근의 작용은 팔을 안쪽, 전방으로 돌릴 때 작용한다. 따라서 야구, 수영, 테니스 등 많은 종목에서 트레이닝 효과가 나타난다.

이 대흉근을 발달시키려면 <엎드려뻗치기>가 효과적이지만 보통 방법으로 그저 막연히 해서는 효과가 없다.

다음의 그림과 같이 두 팔을 높은 받침대에 얹고서 두 손의 넓이나 손의 높이, 손을 쥐는 방식을 바꾸면서 행하면 여러 방향에서 근육이 자극되므로 효과가 크다.

넓은 폭은 대흉근의 바깥쪽, 좁은 폭은 안쪽을 발달시키며, 손의 위치를 위쪽에 놓으면 대흉근의 위쪽이, 하부인 복부와 가까운 데에 두면 대흉근의 아래쪽이 강화된다.

이 운동은 심장, 폐장의 강화, 스윙력의 강화에도 큰 효과가 있다.

31. 엎드려뻗치기

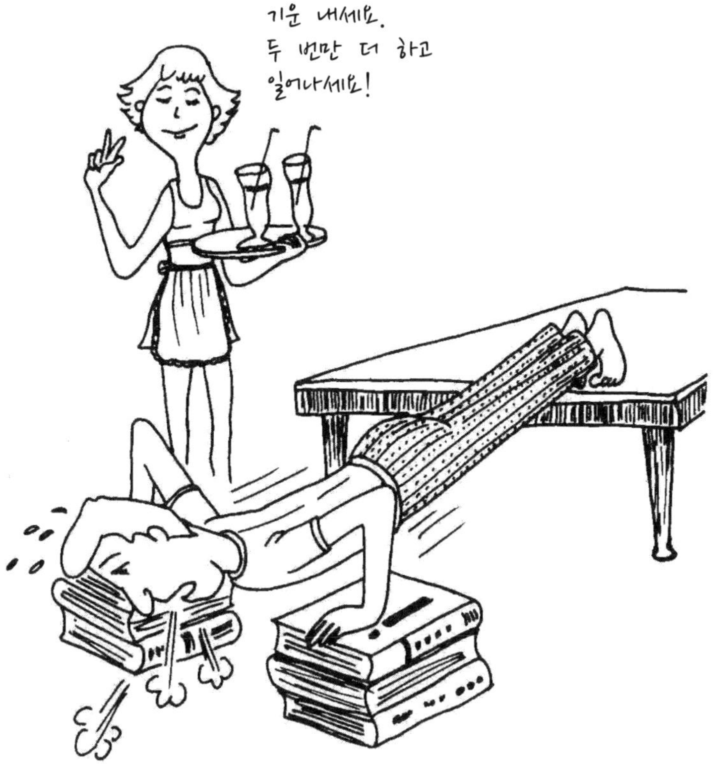

1. 두 팔을 받침대 사이에 두고 팔꿈치로 버틴다. 다리는 수평, 혹은 그 이상으로 높게 올려놓고 한다.
2. 손을 배 밑에 넣고 버틴다.
3. 손가락을 세워 짚고 견딘다.
4. 한 손으로 한다.
5. 주먹을 쥐고 한다.
6. 등 위에 무거운 것을 얹고 한다.

(각 15회)

32. 상반신을 단련한다

— 체력의 부족은 심신에 나쁜 영향을 미친다

"트레이닝을 하고 싶어도 도무지 시간이 없다."

"체조가 좋다는 건 알고 있지만 막상 시작하려면 귀찮다."

이것은 많은 사람들이 진심으로 하는 말이다.

그러나 아무 일도 하지 않고 있으면 노화 현상이 더욱 심해질 따름이다.

그뿐 아니라 몸에 저항력이 없어져 병에 걸리기 쉽고, 기력이 상실되거나 해서 정신면에 악영향을 미치든가, 어깨가 결리거나 허리가 아프기도 하는 등 체력이 저하된다.

버스나 지하철을 타고 있을 때, 남몰래 트레이닝을 하며 상반신을 발달시키는 방법이 있다. <팔에 힘주기>이다.

회사에서 일을 하면서, 카페에서 차를 마시며, 또는 목욕탕 등 아무데서나 할 수 있다.

또 폐, 심장의 기능을 강화시키므로 계단을 오르내려도 심장이 팔딱이든가 숨이 가빠지지 않게 된다.

그 밖에도 갖가지 효능을 들 수 있는데, 특히 두 팔에 신경을 집중시킴으로써 자율신경의 강화에 아주 좋은 운동이다.

더위로 기분이 나른해질 때나 반대로 추위로 기분이 위축되어 있을 때에 하면 체력이 솟아난다.

32. 팔짱끼고 힘주기

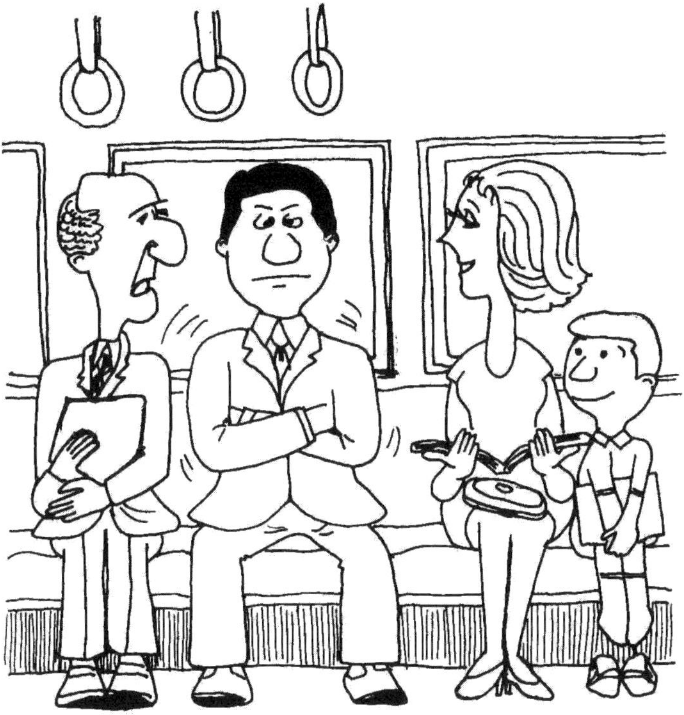

1. 팔짱을 끼고 두 팔을 안쪽(가슴)으로 쥔다. 6초씩 5번 할 것.

2. 팔을 상하로 바꾸어 끼고 다시 6초씩 5번 힘을 주어 조인다.

* 숨을 멈추지 말 것.

* 대흉근에 힘을 줄 것.

4. 손이 완전히 겨드랑이에 묻히도록 팔짱을 낄 것. (30초)

33. 튼튼한 허리를 만든다

— 등뼈는 경사진 상태의 자극에 약하다

허리를 단련하지 않는 사람은 웬만한 동작으로도 허리를 다치기 쉽다. 볼링이나 골프도 허리힘이 없는 사람은 잘 할 수 없다. 또 노화현상이 허리에 나타나기 쉽고, 누워서도 허리가 아프든가 굽어지든가 한다.

나이를 먹으면 허리가 굽어지는 것은 주로 무릎의 관절증에 의한 것이다. 무릎이 아파서 펴지지 않으면 몸의 균형을 조정하기 위해 저절로 앞으로 굽어지는 자세가 되고 몸의 중심선이 등뼈 앞쪽을 지나게 된다.

등뼈 앞부분의 뼈는 세로로 가해지는 힘에는 견디기 쉬우나 비스듬한 압박감에는 약하며, 계속해서 압박감이 가해지면 그 부분이 눌려 그 결과 허리가 점점 더 굽어진다.

허리를 강화시키려면 체조를 계속하는 외에 단백질, 칼슘, 비타민 D의 섭취 등 영양부족이 되지 않도록 주의해야 한다. 또 과로는 자세를 나쁘게 한다.

허리의 트레이닝이라면 어려운 운동법을 상상하기 쉬운데, <허리펴기> 운동은 자기 체력에 맞추어 강도를 자유롭게 조정할 수도 있다.

광배근 아랫부분, 척추 기립근, 사복근군, 대전근 외에 요추에 부수하여 허리의 자유로운 운동을 가능하게 하고 있는 회선근, 다열근, 횡간근 등이 강화된다. 또 척수신경의 지배 아래 있는 비뇨기, 생식기 계통 및 대장의 활동을 튼튼하게 만드는 효과가 있다.

33. 허리굽혀펴기

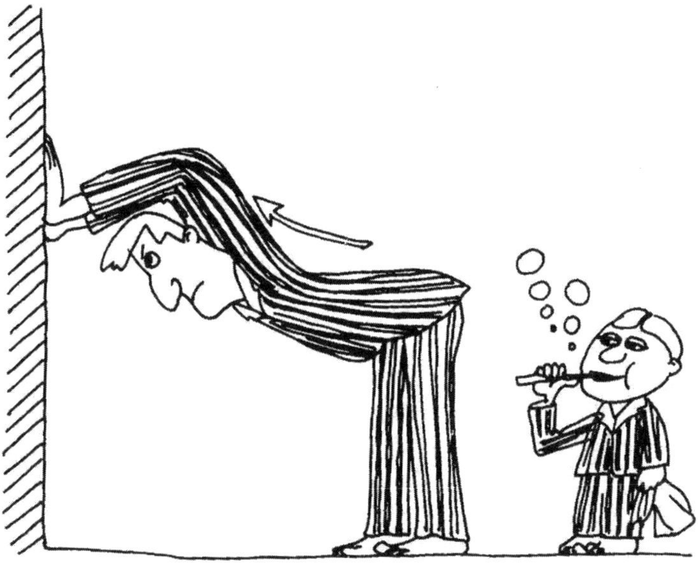

1. 벽을 향하고 서서 두 손바닥으로 수평보다 약간 높게 짚는다.
2. 온몸에 힘을 가하면서 상체를 90도가 되게 구부린다.
3. 하복부에 힘을 가하면서 상체를 본래대로 펴 올린다.

* 다리를 벌리는 간격은 어깨넓이가 이상적이다.

* 무릎과 허리가 꺾이지 않게 빳빳이 한다. (10회×3)

34. 튼튼한 다리를 만든다 (1)

— 다리 근육은 전신의 사북이다

다리의 근육은 전체의 몇 퍼센트를 차지하고 있을까?

다리를 튼튼하게 만들면 체중이 늘지 않는 사람의 고민은 해소된다고 하는데, 그 말대로 다리의 근육은 모든 근육의 60퍼센트를 차지하고 있다.

<한 발 들고 일어나기>는 주로 다리 앞쪽에 있는 근육, 즉 대토직근, 왼쪽의 광근, 봉공근, 중전근, 대퇴근, 막장근, 장요근, 치골근, 장내전근, 대내전근, 박근, 대전근을 강화하는 것인데, 특히 이 운동은 한쪽 발로 전 체중을 지탱하는 것이므로 효과는 상당히 크다.

"이 운동을 10회씩 세 번 반복하는 것은 3킬로미터 달리는 것과 맞먹는다."

라고 말하는 사람이 있을 만큼 10회쯤 하고 나면 숨이 차지만, 이런 때에는 누워서 두 손 크게 벌리는 운동을 하면 가슴둘레 자체가 크게 발달하므로 좋다.

이 <한 발 들고 일어나기>는 트레이닝 종목 중에서도 가장 많은 산소를 요구하고, 폐장, 심장도 함께 튼튼하게 만들어 주므로 운동선수들이 즐겨 한다.

34. 한 발 들고 일어나기

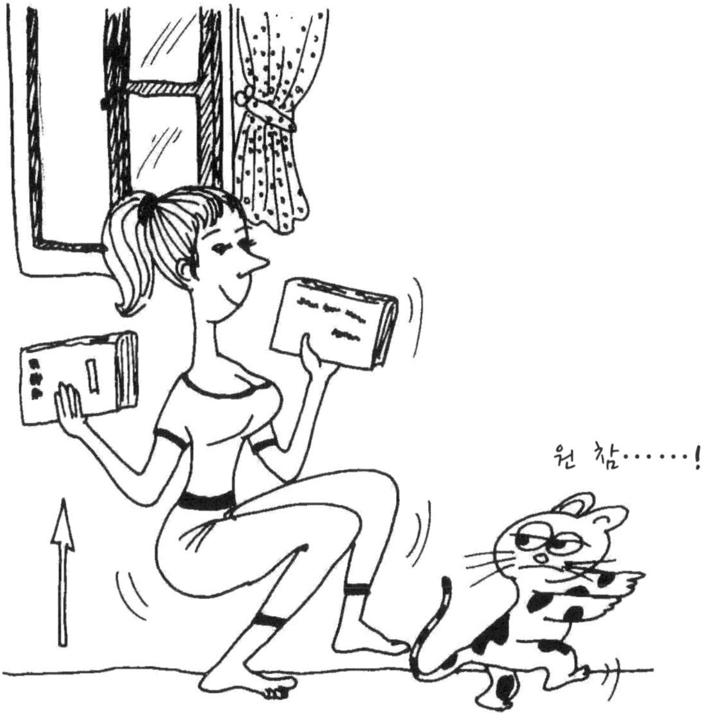

1. 쭈그리고 앉은 자세로 양손에 책 같은 것을 들고 한쪽 발을 든다.
2. 천천히 일어선 다음, 다시 쭈그리고 앉는다.
3. 20회 반복한 후 발을 바꾼다.

* 상체는 수직으로 꼿꼿이 세운다.

* 익숙해질수록 회수를 늘인다.

* 쳐드는 쪽 발을 수평으로 뻗고 하는 방법도 있다. (각 20회)

35. 튼튼한 다리를 만든다 (2)

— 사타구니가 발달한 사람은 섹스에도 강하다

"좀 걷기만 해도 피로해진다."라고 하는 사람은 다리의 안쪽 근육에 결함이 있기 때문이다.

대퇴 이두근, 내전근, 반막양근, 비복근 등이 이에 해당되는데, 이 근육들은 다리를 펴는 데 불가결하다.

근육의 힘이 약하면 다리가 충분히 펴지지 않으므로 땅을 차는 힘이 부족하고 몸을 앞으로 밀어내는 힘이 약해진다. 다리가 피로해지면 맥이 빠지고, 몸이 전혀 앞으로 나아가지지 않는 것은 이 때문이다.

다리 전면에 있는 대퇴 사두근을 단련하는 방법은 <한 발 들고 일어나기>(34), <토끼뜀>, <계단 오르기> 등 허다하지만, 안쪽 근육을 단련하는 방법은 그다지 알려져 있지 않다. <발로 벽 밀기>는 전신의 힘을 발바닥에 집중시켜 다리의 힘을 높이는 방법이다.

헬스 센터 등에서는 무거운 바벨을 쌓은 전용기구가 있어 애용자가 많은데, 다리가 강화되는 동시에 부신(副腎)을 자극하므로 전신의 스태미나나 섹스력이 강해진다.

바다나 풀장에 가면 두 다리의 넓적다리가 맞붙을 만큼 근육이 발달한 사람을 볼 수 있는데, 이것은 강하다는 것을 뜻한다. 반대로 안쪽 근육이 빈약한 사람은 섹스력이 약하고 신장 등에 장애가 있는 경우가 많다.

하루 3분간 <발로 벽 밀기>는 근육섬유의 비대, 모세혈관의 발달, 저장 글리코겐의 증가 등 바람직한 현상이 나타난다.

35. 발로 벽 밀기

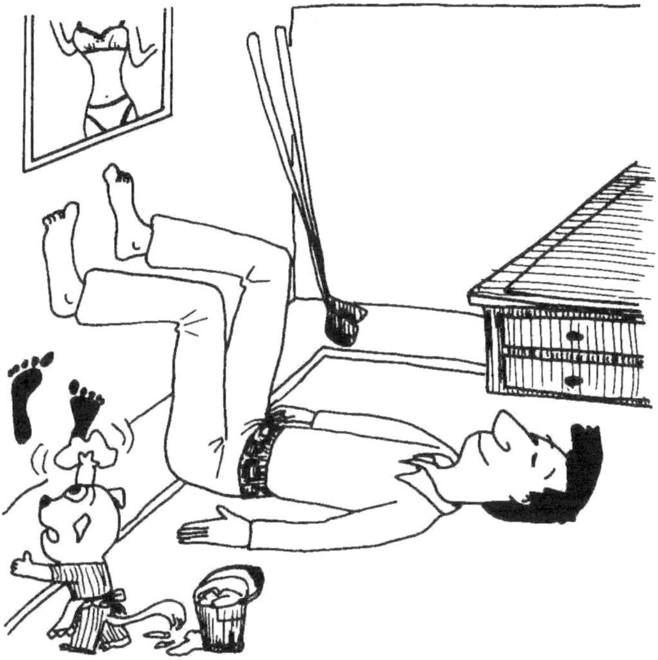

1. 벽이나 장롱 앞에 반듯이 눕는다.
2. 무릎을 직각으로 구부려 발바닥 전체로 벽을 민다.
3. 몸이 밀리지 않도록 허리에 힘을 주고 고정한다. 6초 동안씩 5번.

* 몸이 밀리지 않게 손으로 바닥을 누른다.

* 발꿈치에 힘을 가하는 느낌으로.

* 높은 책상 밑에 들어가서 발바닥으로 떠받쳐 밀어 올리는 방법도 비슷한 효과를 얻을 수 있다. (5회×3)

36. 활력을 기른다

— 정신 집중법에 비결이 있다

흔히 보디빌딩 경연대회에서 선수들이 포즈를 취하여 단련한 근육미를 겨루고 있는데, 이 포즈를 취하는 것을 「포징」이라 한다.

포징은 자기 근육을 최대한으로 내보이는 방법으로 중심이 되는 근육은 최고도로 긴장한다.

콘테스트에 출전하는 선수들은 남몰래 포징 프로그램을 만들어 연습에 여념이 없는데, 이 포즈는 일반적인 활력 증강법으로서 의외의 효과를 갖고 있다.

어깨를 넓히고 팔을 굽히는 포즈를 취해 보자. 그렇게 10초 동안 가만히 있으면 몸이 떨리게 되는데, 이 때 정신을 자기 근육에 집중시킨다.

하루 한 번, 1분간이라도 좋다.

전신의 힘을 다하는 기회를 가짐으로써 근육과 신경을 단련하고 호르몬 분비를 촉진시키고 지구력을 강화시킬 수 있다.

트레이닝에 익숙해지면, 근육지배라 해서 자유롭게 근육을 움직일 수 있게 되는데, 이렇게 되면 무거운 기구를 사용하지 않고도 자기 근육을 지배할 수가 있게 되는 것이다.

또, 근육을 너무 사용했기 때문에 펌프 업이라 해서 근육 전체가 굳어지는 현상을 볼 수 있는데, 이것은 산성의 피로물질 때문에 근육 단백질이 변성했기 때문이다. 그러므로 이 이상의 트레이닝은 하지 않는 것이 근육의 발달에 좋다.

36. 포즈 취하기

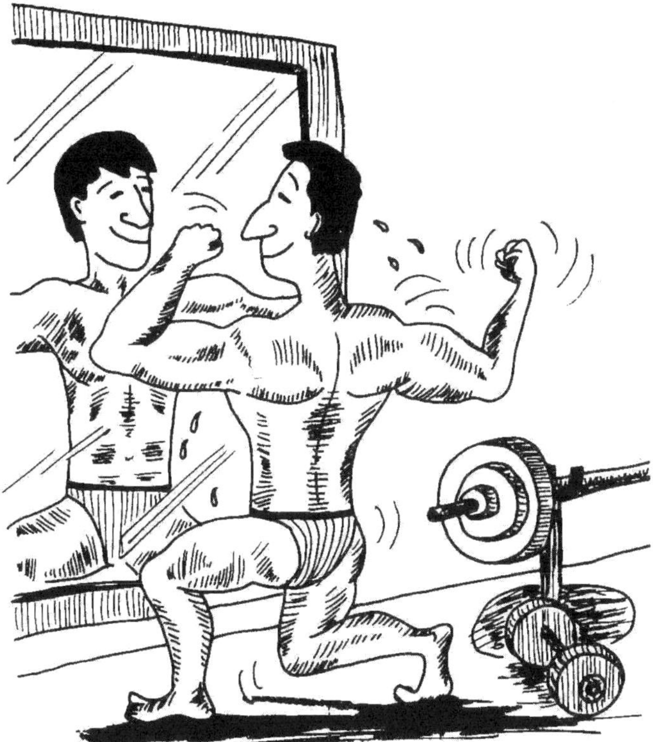

1. 목 · 어깨 · 팔 · 가슴 · 허리 · 다리 · 무릎 등을 각각 중심으로 해서 힘을 최대한으로 주는 포즈를 취해 간다. 익숙해지면 몇 가지를 동시에 할 수 있게 된다.

* 근육에 최대의 힘을 가해 몸이 떨릴 때까지 버틴다. (각 10초)

편평족도 자연히 낫는다

— 평발인 사람은 맨발로 모래땅을 걸어라

갓난아기는 모두 평발인데 이것은 발바닥에 지방이 있기 때문이며, 세 살쯤 되면 발바닥이 굳어지고 지방이 빠져 가운데가 움푹 팬다.

"평발인 사람은 맨발로 모래땅을 걸으면 낫는다" 고 알려져 있다.

맥주병이나 맥주병만한 굵기의 통나무를 한 자 정도로 잘라 그것을 두 개 마련한다.

기둥을 붙잡고 그 두 개의 통나무 위를 맨발로 올라타 굴리고 있으면 발바닥의 근육을 자극하여 긴장시켜서 평발이 낫는다. 이것은 <맥주병 훈련>으로서 심장을 튼튼히 하고 고혈압이나 당뇨병을 고치는 데도 효과가 있고 신장병에도 잘 듣는다.

틈이 있을 때 사람들과 얘기하면서도 할 수 있는 일로 몇 분 동안 해야 한다는 법은 없다. 장난삼아 하고 있으면 평발은 자연히 낫고 만다.

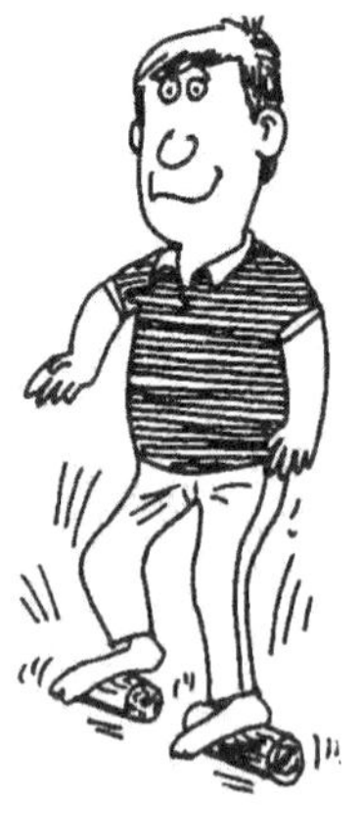

두 개의 통나무 밑에는 방석이라도 깔아두는 것이 좋다. 그냥 바닥 위에서는 잘 구르지만 미끄러질 염려가 있기 때문이다.

PART 3.

영양을 고루 섭취했는데도 곧 녹초가 된다

37. 반사 신경을 단련한다

— 운동신경은 척수에 있다

의학용어에서의 운동신경은 척수에서 골격근에 걸친 신경을 말하며, 중추에서의 명령을 근육에 전달하는 작용을 한다. 보통 말하는 운동신경은, 반응의 민첩함을 뜻하는 척수반사를 가리키며, 자극이 뇌에 전달되어 명령받은 다음에 근육이 움직이는 것이 아니라, 자극을 받으면 순간적으로 척수에서 근육을 움직이는 작용을 말한다.

“뜨거운 물에 닿는 순간 손을 뺀다”, “눈에 뭔가 들어가는 순간 눈을 감는다” 하는 것이다. 척수반사는 훈련에 의해서 강화될 수 있다. 스포츠를 배울 때, 처음에는 지각신경이 관여해서 판단과 명령을 행하는데, 스포츠의 반복운동에 의해 척수신경에서 자동적으로 근육이 움직이게 된다.

“몸으로 배운다” 고 흔히 말하는 것은 이런 상태를 가리킨다. 단순한 동작의 반복인가, 아닌가의 차이일 뿐이다.

<표적 잡기>는 눈에서의 자극이 손의 동작과 결부되는 빠르기를 단련시키는 방법이다. 반사 시간과 반응 시간은 밀접하게 연관되어 있다. 훈련된 스포츠맨이 피스톨 소리를 듣고 스타트하는 시간이 0.1초 이내인 데 비해 보통 사람은 0.2초나 걸린다.

민첩한 반사신경을 익히면 일상생활에 도움 되는 일이 많다. 차에 부딪치려 했을 때, 갑자기 머리 위에서 물체가 낙하했을 때, 계단에서 헛디뎠을 때 등으로부터 자기 몸을 지켜 주는 것은 민첩한 반사신경의 기능이다.

37. 표적 잡기

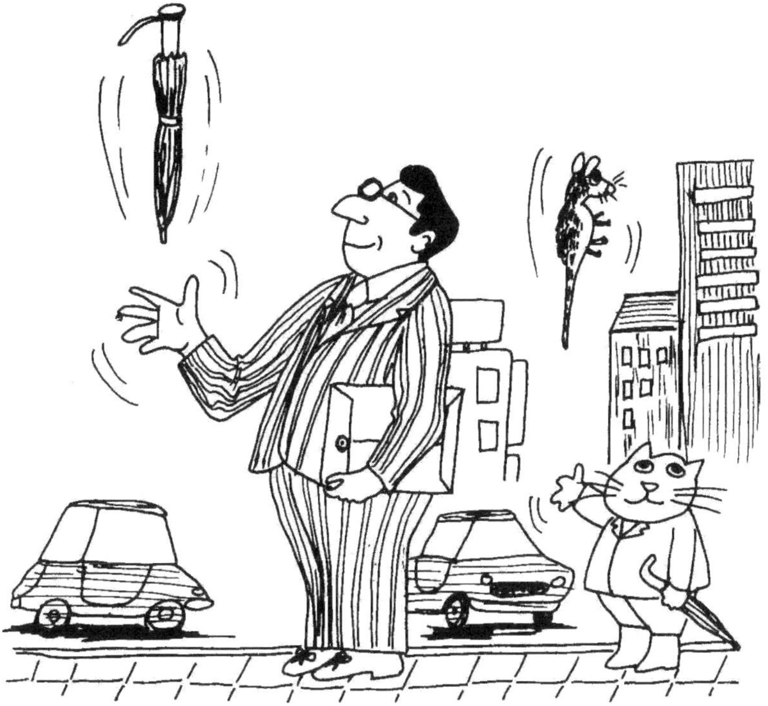

1. 자나 연필 등의 한 부분에 표시를 해놓고 던져서 올려서 떨어질 때 그 표시 자리를 정확히 잡는다.
2. 손을 바꿔서 똑같이 5번씩 되풀이한다.

* 던지는 속도나 각도를 바꿔 하면 더욱 좋다.

* 앉아서나 서서나 어떤 지세로도 가능하다. (각 5회)

38. 유연한 몸을 만든다

— 식초는 몸을 유연하게 하지 않는다

두 손이 방바닥에 닿지 않아 창피를 당한다든가, 골프나 테니스 같은 경기에서 몸이 뻣뻣하게 굳어 있어 남에게 조소를 당한다든가 하는 일은 기분 나쁜 일이다.

"몸을 유연하게 하고 싶으면 식초를 마시는 게 좋다"고 옛날부터 전해 오는데, 이것은 미신이다.

확실히 뼈를 구성하는 단백질은 산에 의해 변성하여 연해지지만, 사람이 아무리 초를 먹어도 흡수 경과를 더듬는 사이에 분해되어 뼈에까지 초가 도달하지도 않을 뿐더러, 또 설사 뼈에 도달한다 하더라도 뼈가 녹초가 될 정도로 물러지면 큰일이다.

골연화증은 칼슘 대사(代謝) 이상 등으로 정말 뼈가 물러지는 난치병이다. 유연한 몸이란, 근육과 인대가 강인하고 관절을 충분히 굽힐 수 있는 몸을 말한다. 그러기 위해서는 근육 자체가 굳어져서는 안 된다.

딱딱한 몸에서 부드러운 몸으로 바꾸기는 힘들지 않다. 관절이나 인대에 자꾸 자극을 주면 침체되어 있던 기능이 회복되어 운동범위가 차츰 커진다. 그러나 갑자기 무리한 힘을 가해서는 위험하다. 서서히 강도를 강화시키면서 호흡을 멈추지 않고 해야 한다.

<머리 땅에 닿기>는 자율신경을 조절하는 효과가 있다. 궁둥이의 내근이나 항문의 괄약근을 자극함으로써 섹스의 강화나 내장 자체의 강화에도 도움이 된다.

38. 머리 땅에 닿기

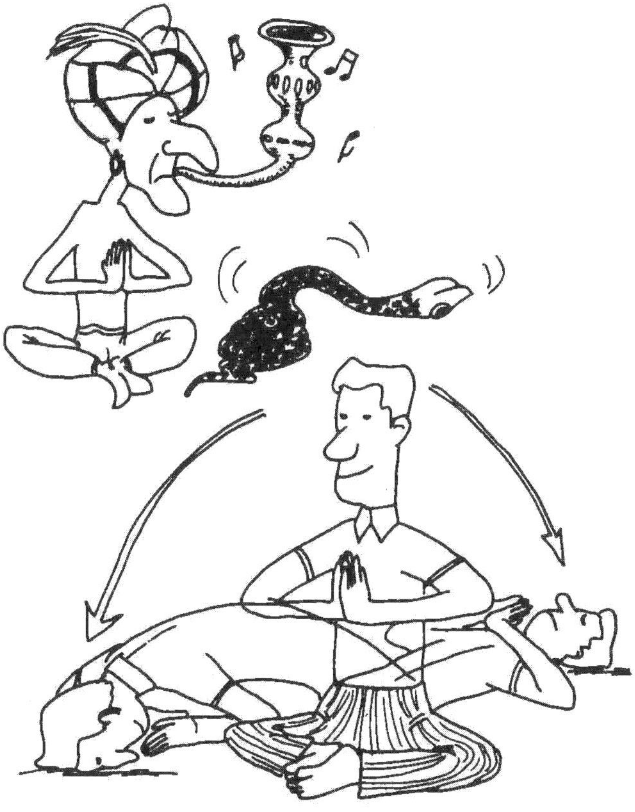

1. 앉아서 손바닥과 손바닥(합장), 발바닥과 발바닥을 맞붙인다.
2. 앞으로 3번 굽힌다(이마가 방바닥에 닿을 때까지).
3. 뒤로 3번 굽히기(머리 뒤쪽이 방바닥에 닿을 때까지).

* 익숙해지지 않은 동안에는 굽혀지는 데까지 굽히는 것으로 족하다.

(각 3회)

39. 전신의 지구력을 기른다

— 산소 섭취량이 많으면 스태미나가 좋다

그저 하루를 보내는 생활 활동에서는 전 신체가 가지고 있는 능력의 20~30 퍼센트밖에 사용되지 않는다. 그대로 일생을 보낸다면 70~80 퍼센트의 능력이 쓰이지 않고 끝나는 셈이 된다.

트레이드 밀이라는 러닝머신을 사용하여 5, 6분에서 최대 속도가 되도록 달렸을 때, 어느 정도의 산소를 소비했느냐가 전신지구력의 지표가 된다. 이것을 최대 산소섭취량이라고 말하며, 보통사람은 매분 약 3,000cc, 단거리나 수영선수는 매분 3,800 ~4,200cc에 달한다.

보통 걸음걸이가 매분 530cc인데, 이것은 최대 산소섭취량의 20퍼센트 비율이다. 하이킹, 테니스, 배드민턴이 약 1,500cc로 50퍼센트, 심한 트레이닝은 80~95퍼센트가 된다.

최대 산소섭취량은 근육, 폐, 심장, 간장, 그 밖에 모든 기관이 어떻게 기능을 다하는가를 나타내는 것으로, 최대 산소섭취량이 큰 사람은 전신지구력(스태미나)이 크다. 자세히 조사해 보면, 체중 당 최대 산소섭취량이 큰 사람일수록 뛰어난 내장을 갖고 있음을 알 수 있다. 남자의 경우 체중 1킬로그램 당 매분 80cc가 그 평균치이며, 여자는 64cc, 남자에 비해 80퍼센트이다.

<뛰기 연습>에 의해서 근육 지구력, 내장 지구력, 의지 지구력 등을 종합하여 강화할 수 있고, 과격한 근무나 스포츠에 견디는 스태미나를 조성한다. 또 동시에 민첩성이나 평형감각, 반사신경까지 단련되므로 일석삼조라 할 수 있다.

39. 뛰기 연습

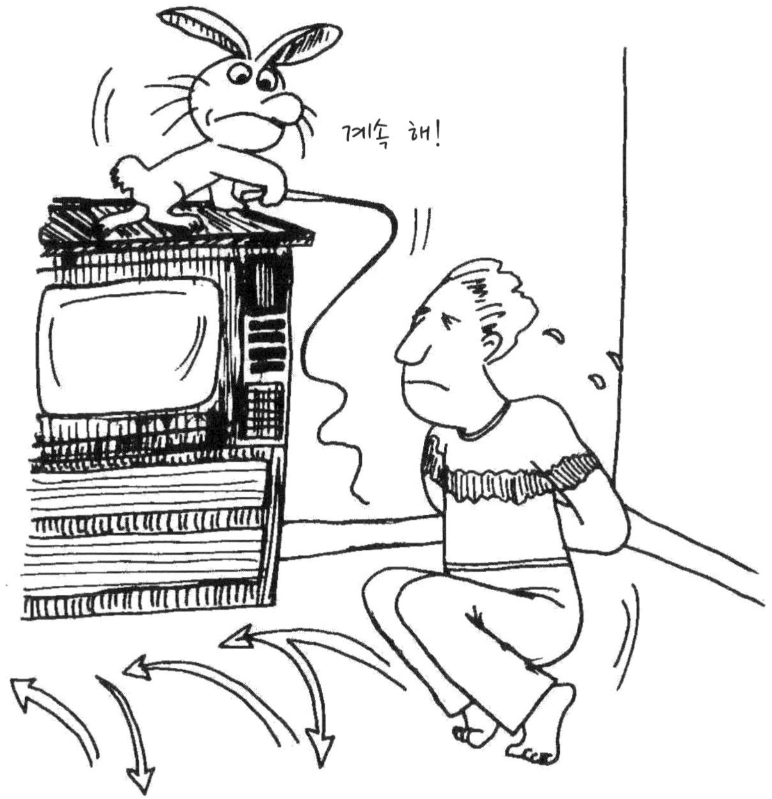

1. 두 손을 허리 뒤로 돌려 손목을 잡는다.
2. 깡충깡충 좌우로 뛴다.

* 허리와 등을 편다.

* 무릎을 도중에서 세우지 말 것.

* 뛰지 말고 발꿈치를 높이고 있어도 좋다.

40. 근육의 지구력이 길러진다

— 근육력은 파워에 시간을 곱해 잴 수 있다

여러 사람이 달릴 때 혼자만이 빨리 피로해져서 낙오할 때의 기분은 아주 슬프다. 우수한 사람이면 10분 이상, 보통 사람이면 5, 6분간 달릴 수 있는데, 자신은 2분 정도로 뻗고 만다.

이런 사람은 몸에 지방질이 너무 많은 경우가 대부분이다. 지방질을 없애고 근육을 발달시키는 것은 체중 당 최대 산소섭취량을 높이는 데 효과가 크다. 지방질이 많으면 자기 체중을 운반하는 작업 에너지가 불리해지기 때문이다.

근육이 발휘하는 힘은 힘과 시간을 곱한 것으로 나타낼 수 있다. 바벨의 경우, 힘은 크지만 시간은 짧다. 마라톤이나 장거리 경주는 힘은 작지만 시간은 길다. 힘을 기르려면 최대 근육의 힘에 대해서 40퍼센트 이상의 중량을 사용하는 트레이닝을 하며, 근육 섬유질을 굵게 만드는 것이 효과적이다. 근육의 지속력을 기르려면, 40퍼센트 이하의 중량을 사용하여 근육과 근육 사이에 있는 모세혈관의 수와 굵기를 늘이는 것이 효과적이다.

예를 들면, 팔뚝의 지구력을 기르고 싶을 때는 손가락의 파악법과 같은 반복 횟수가 많은 트레이닝이 좋다. 다량의 산소나 에너지원이 팔뚝의 근육에 운반되면 불필요하게 된 물질이 사라져 버린다. 또 장시간의 에너지 소모에 맞서기 위해 근육 사이나 피하지방 사이에 있는 지방질이 소모된다. 부분적으로 약간 힘을 주는 운동을 반복하고, 트레이닝 후의 혈액 순환량을 높이면 근육의 지구력이 길러진다.

40. 손가락 펴기

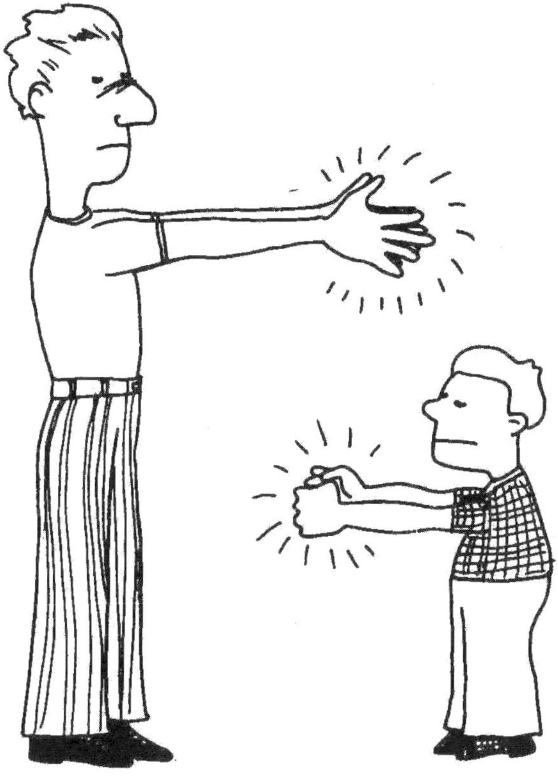

1. 팔뚝을 앞으로 내밀고 손가락을 쥐었다 폈다 한다.
2. 되풀이해서 100번 한다.

* 손을 곧장 펴고, 손끝에 힘을 준다.

* 손목 발목을 굽히는 방법도 있다. 계단을 뛰어오르는 것도 효과가 크다. (100회)

41. 스피드를 기른다

— 문제는 땅을 차는 힘에 있다

"장거리는 남에게 지지 않을 만큼 뛰지만 단거리에는 약하다."

이런 사람은 힘이 없는 사람이다. 다리의 움직임이 느린 사람은 땅을 차는 힘이 약하기 때문에 땅에서부터 튀는 힘이 작다.

튀는 힘이 작으면 몸이 앞으로 나아가는 전진력이 약해진다.

계산에 의하면 1제곱센티미터 당 약 500킬로그램의 힘이 다리에 걸린다. 따라서 다리의 근육이 굵고 발달한 사람 쪽이 단거리에 적합하다.

선천적으로 다리가 빠르다느니 느리다느니 하지만, "두 발 번갈아 앞으로 내밀고, 오른발일 때는 왼손을, 왼발일 때는 오른손을 앞으로 내놓는 자세(기본형)"는 어떤 동물에게나 공통된 본능적인 것이다. 차는 힘만 세면 그만큼 몸이 빨리 나아가고, 균형을 맞추기 위해 다른 한쪽 다리가 자동적으로 땅을 받치고 차는 힘으로 바뀐다.

<무릎 올리기>는 운동장이 없더라도 전력으로 질주할 수 있는 트레이닝 방법이다. 속도를 느리게 하거나 빠르게 함으로써 어떤 때는 근육의 지구력을 높이고, 어떤 때는 근육섬유의 굵기를 늘이고 힘이 길러진다. 산소를 들이쉬는 양이 많으므로 심장, 폐 등 호흡기 계통의 강화에 좋다.

따라서 자주 숨이 차는 사람은 속도를 느리게 하는 시간을 끄는 <무릎 올리기>를 하고, 힘을 세게 하고 싶은 사람은 넓적다리와 팔의 운동을 빠르게 하며 충분히 들어올리는 <무릎 올리기>를 하면 좋다.

41. 무릎 올리기

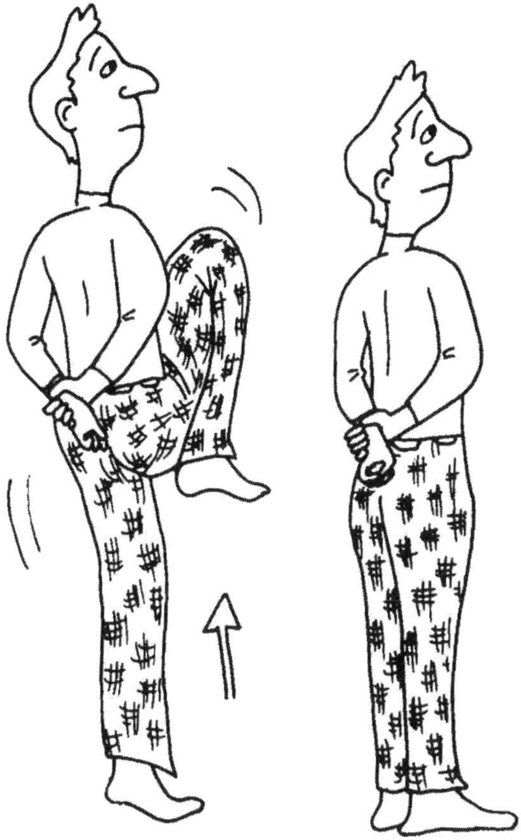

1. 넓적다리를 높이 올리고, 그 자리에서 뛴다.

* 가슴을 편다. 허벅지가 가슴에 닿을 정도로 올린다.

* 팔을 뒤에서 맞잡고 한쪽 다리를 5번씩 들어도 좋다. (5분)

42. 민첩성을 기른다

— 서툰 사람은 세 가지 원인이 작용한다

솜씨가 있는 사람과 서툰 사람의 차이는 무엇 때문에 생기는 걸까?

서툰 사람은 동작이 느려 딱딱한 느낌이 든다. 그 첫째 원인으로는 근육과 움직이는 힘의 조절이 잘 되지 않기 때문이다. 찰떡을 쥘 때의 세기와 철봉을 쥘 때의 세기는 각기 다르며, 물건의 부드러움을 신경세포가 느껴 어느 정도의 섬유질을 작용시켜야 할지를 운동신경에 알린다. 이 신경 충격의 빈도와 그것에 수반하는 근육 섬유질의 흥분이 일치해야 한다.

둘째 원인은 어느 근육들이 큰 힘을 내고, 어느 근육들이 힘을 빼느냐 하는, 근육들 사이의 힘의 배분이 잘 되지 않기 때문이다. 팔을 굽힐 때는 굴근이 수축하는 동시에 신근을 뻗어야 한다. 오른발의 대퇴사두근에 힘이 가고, 왼발의 대퇴사두근이 힘을 빼지 않으면 걸을 수가 없다.

세 번째 원인으로는 근육에 힘이 들어가는 시간적인 배열이 잘 되지 않기 때문이다. 신경계가 흥분함에 따라 언제 어떻게 근육이 힘을 내는 게 좋은가 하는 계획이 되어 있지 않으면 불필요한 힘이 들어가고 만다.

말더듬이라는 발성장애는 소리를 내는 시간이 나쁘다는 뜻이다. <올라가기 테스트>에 의하여 언제 어느 정도의 높이에 다리를 들고 다리 힘을 빼면 좋은지의 판단력이 생긴다. 매회의 운동시간이 짧아져서, 육감과 민첩성이 익숙해졌음을 알 수 있다.

42. 올라가기 테스트

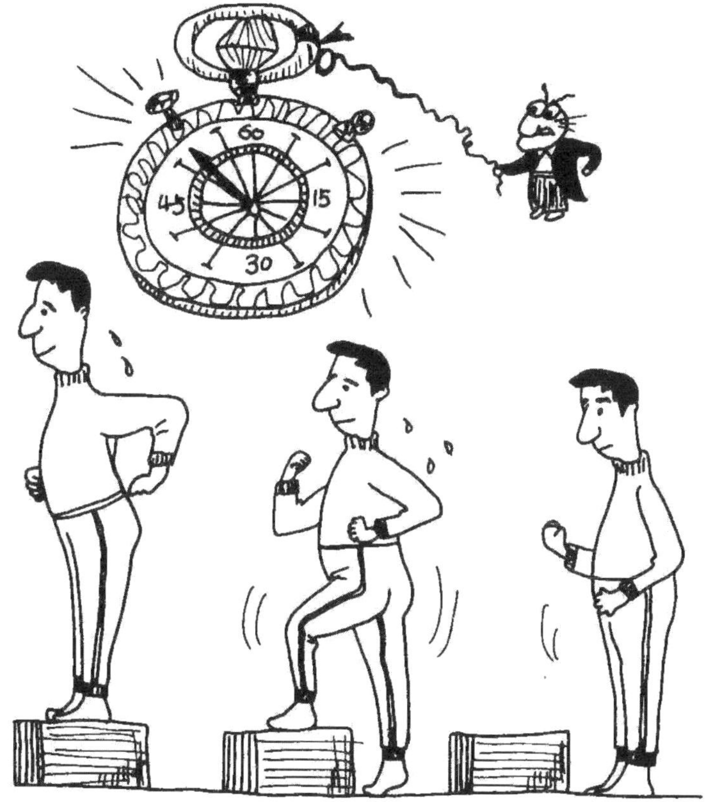

1. 높이 30cm 정도의 받침대를 준비한다.
2. 1분간에 받침대를 오르내릴 수 있는 회수를 기록한다.

* 올라갔을 때나 내려갔을 때, 그리고 받침대 위에서나 밑에서나 두 발이 완전히 가지런해야 한다. (1분)

43. 평형감각을 기른다

— 신경의 전달 속도에서 노화는 시작된다

버스가 갑자기 흔들릴 때 남의 발을 밟아 멋쩍어 한 경험은 누구에게나 있을 것이다.

이러한 때에 발을 헛디디거나 넘어지지 않도록 몸의 균형을 바로잡아 주는 것이 평형감각이다.

평형감각을 단련하는 체조 중에는 평행봉이나 한쪽 발로 서서 눈을 감는 체조가 잘 알려져 있다.

시험 삼아 한발 서 보기를 해보자. 눈을 감고 60초밖에 서 있을 수 없으면 쉰 살의 체력 연령으로 판정된다.

왜 이 방법으로 노화를 알 수 있을까? 근육이 강인한 경우에는 고정된 자세를 오랫동안 유지할 수 있다.

만약 몸이 좌우로 움직여도 신경이 재빨리 근육에 전달되므로 재빨리 다시 응하여 자세를 수정하여 본래대로 되돌아오는 힘을 갖는다.

늙어 감에 따라 몸의 흔들림을 느껴도 신경의 전달 속도가 느리고 근육이 도무지 반응하지 않으므로 흔들림의 진폭은 더욱더 커져 마침내 다시 돌아가지 못하게 된다.

또 전달이 왔다 해도 근육의 힘이 약해지면 이미 다시 돌아가는 게 불가능하다. 이리하여 몸의 균형이 무너져 버린다.

60초간 서 있을 수 없을 때는 <발 올렸다 내리기>가 좋다.

평형감각과 동시에 광배근이나 상완 삼두근도 단련된다.

43. 발 올렸다 내리기

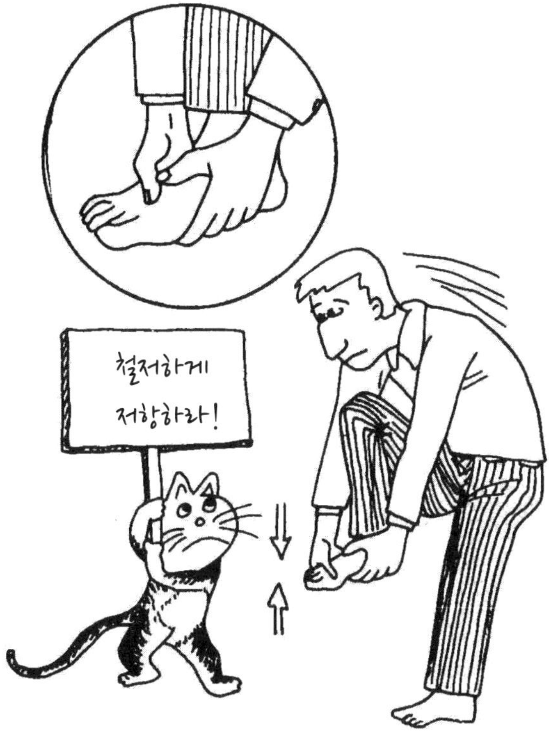

1. 등을 굽히고 한쪽 발바닥을 쥔다.
2. 그대로 위로 발을 잡아당긴다. 발은 길항적으로 밑으로 힘을 준다. 발을 끌어 올리는 위치는 바닥에서 10cm, 30cm, 50cm이다.
3. 세 군데의 위치에서 각각 6초 동안 머무른다.
4. 발을 바꾸어 같은 방법으로 행한다.

* 발의 높이에 따라 효과가 달라진다. (30초)

44. 더위에 강한 몸을 만든다

— 여름의 운동은 효과가 아주 크다

땀을 방울지게 흘리는 사람은 살찐 사람이 많다. 만원버스를 타고 있는 사람이나, 트레이닝을 하는 사람을 잘 관찰해 보면 땀을 많이 흘리는 사람은 비만형과 관계가 깊은 것을 알 수 있다.

피하지방이 두꺼워서 피부를 통해 온도조절이 잘 되지 않아 체온이 너무 올라가면 일사병에 걸리든가, 그 반대로 체온을 너무 잃어 감기에 걸리기 쉽게 된다.

온도조절 기능은 시상하부(視床下部)에 있는 혈관 운동신경에 지배되어 있다. 피부에 가해진 온도의 변화가 지각신경을 자극하고 자율신경의 반사중추에 이르러, 여기서 나오는 혈관운동신경이 혈관의 이완과 수축을 한다. 더위, 추위 등의 환경조건에 몸을 드러냄으로써 이 기능은 발달된다. "옷을 너무 껴입지 말고 체력을 기르라" 는 말은 이 적응력을 익히는 데 좋다.

<복근 단련>은 복직근 상부 및 중앙부의 근육을 자극하여 불필요한 피하지방을 없애고, 명확한 건획(腱劃)을 만드는 데 효과가 크다. 배 주위에 지방이 모여 있기 쉬우므로 배의 근육을 강화시키면 전신의 피하지방이 서서히 사라진다.

여름에 트레이닝 하는 것을 체력을 소모한다고 하여 피하는 사람이 있는데, 여름에 피하지방이 엷어지는 현상은 어떤 동물에서나 공통적이다. 이 기회를 놓치지 말고 트레이닝하면 근육질의 스태미나가 넘치도록 할 수 있다.

44. 복근단련

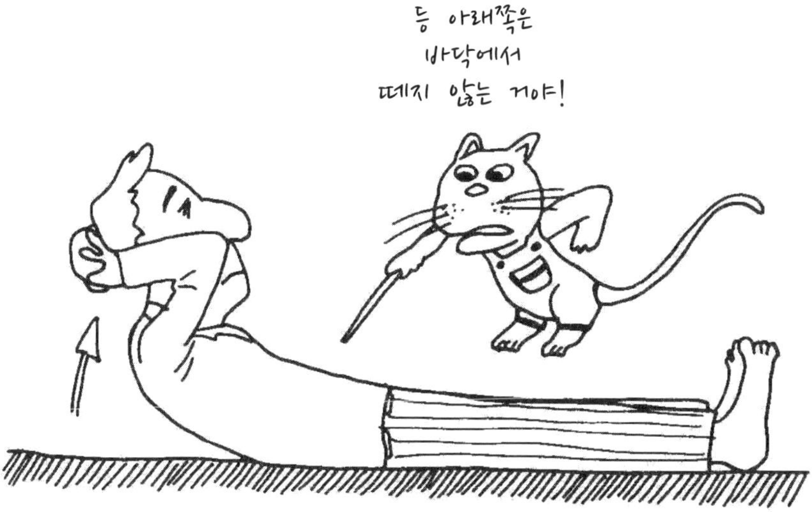

1. 방바닥에 반듯이 누워 두 손을 머리 뒤에서 맞잡는다.
2. 등 아래쪽이 방바닥으로부터 떨어지지 않을 정도까지 상반신을 일으킨다.

* 상체를 일으키고 잠시 가만히 있는다. 발은 펴고 바닥에 붙인 채 속도를 빨리해도 좋다.

* 벤치 위에서 어깨부터 그 위쪽은 허공에 띄우고 트레이닝 하는 방법도 있다. (20회)

45. 추위에 강한 몸을 만든다

— 열을 뺏기지 않는 방법

추울 때 벌벌 떨리는 것은 근육을 움직여 에너지를 열로 바꾸기 때문이다. 인간의 몸은 60와트의 전기의 열에 상당한다고 하듯, 방안에 몇 사람만 있어도 따스해진다.

발열은 근육만이 아니라 간장, 심장, 신장 등 내장기관도 각각 열을 내고 있어, 혈액이나 림프액은 식히는 물의 작용을 하고 있다.

열혈한(熱血漢)이라는 말이 있듯이, 정열적이며 능동적이고 행동적인 사람은 불타듯 열정적으로 활약하여 피가 따뜻해지므로 그렇게 불리는 모양이다.

또 운동을 한 뒤에는 누구나 몸 안의 온도가 올라가서 열을 내보내기 때문에 땀을 흘리는 것이다.

<두 손바닥 꽉 쥐기>는 혼자서 하는 팔씨름이다. 팔씨름에 보이는 근육은 팔뚝의 굴근군(屈筋群), 상완삼두근, 삼각근, 대흉근이며, 팔의 이두근은 그다지 사용하지 않는다. 그러므로 알통이 있는 사람이 꼭 챔피언이 된다고는 할 수 없다. 의외로 팔이 가는 사람이 종합력을 갖고 있기도 해서 재미있다.

팔씨름은 이들 근육을 자극하여 상반신의 지구력을 높이는 외에 손목의 강화, 기력의 충실, 신경의 집중력을 키우는 데 효과적이다.

추운 날 책상 위에서 하면 몸이 훈훈해진다. 또 팔을 끼고 힘을 주는 운동 등 일반적으로 가만히 하는 트레이닝이 발열을 촉진하는 데 효과적이다.

45. 손바닥 맞잡고 힘주기

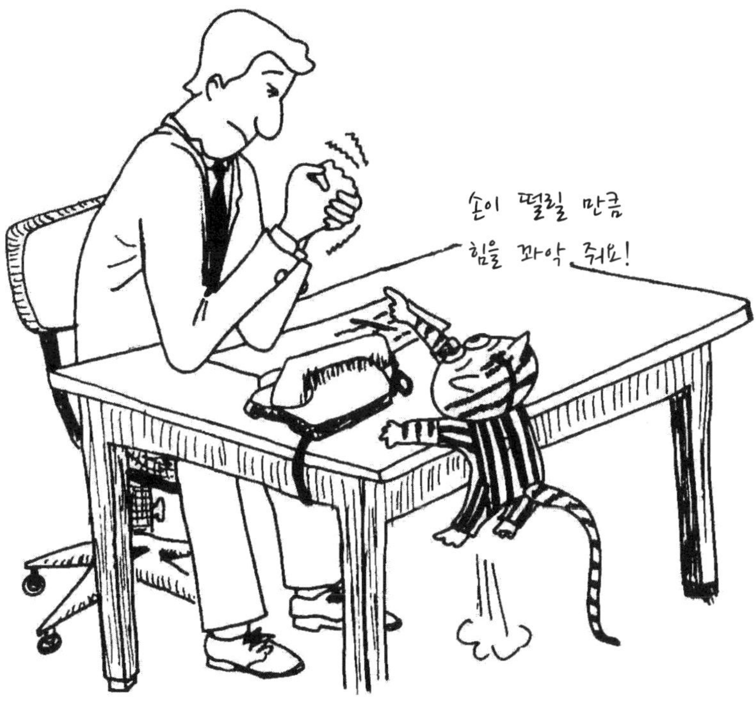

1. 책상 위에서 손을 맞잡는다.
2. 한쪽 손으로 밀고 한쪽 손으로 받는다.
3. 수직의 위치에서 6초 동안 힘을 준다.
4. 45도의 위치에서 6초 동안 힘을 준다.
5. 거의 수평의 위치에서 힘을 준다.
6. 팔을 그 반대로 한다. (30초)

46. 골프에 강해진다

— 필요한 근육을 연결시키는 요령

모처럼 골프를 즐겨도 근육이나 체력이 강화되어 있지 않으면 좋은 스코어를 낼 수 없다. 머리로는 기본을 알고 있는데 몸이 움직여 주지 않을 때에는 늘 쓰지 않는 근육이 본능적으로 감싸주어 부담이 되지 않는 형태를 종종 취하게 된다.

좋은 플레이를 하고 싶으면 골프의 동작에 반드시 필요한 흉쇄유돌근(胸鎖乳突筋, 목을 돌린다), 승모근, 삼각근(스윙한다), 대흉근(팔을 든다), 팔뚝의 신근군(팔을 편다), 굴근군(꽉 쥔다), 광배근의 하부, 내사복근(內斜腹筋, 몸을 돌린다), 내전근(內轉筋, 허리를 돌린다), 비복근(腓腹筋, 무릎을 돌린다) 등의 여러 근육이 제일 좋은 컨디션과 서로 관련해서 움직이도록 단련해 둔다.

<무릎 안기>는 허리를 중심으로 앞에 기술한 근육을 종합해 강화시키는 방법이다.

한 가지 동작이면서도 연관되어 작용하는 근육의 수가 많아, 어느 근육에 힘을 주고 어느 근육의 힘을 빼면 균형이 잡히느냐 하는 민첩성을 습득하는 데, 또 미묘한 평형감각을 익숙하게 만드는 데 효과가 크다.

골프를 한 뒤 허리를 다치는 일이 있는데, 이때 이 무릎을 안는 체조를 평소에도 해두면 허리는 염려하지 않아도 된다.

미국에서도 보통의 예방체조로 효과가 있다는 것이 발표되고 있다. 근육의 스태미나가 많아지면 그와 함께 많은 효과가 나타난다.

46. 무릎안기

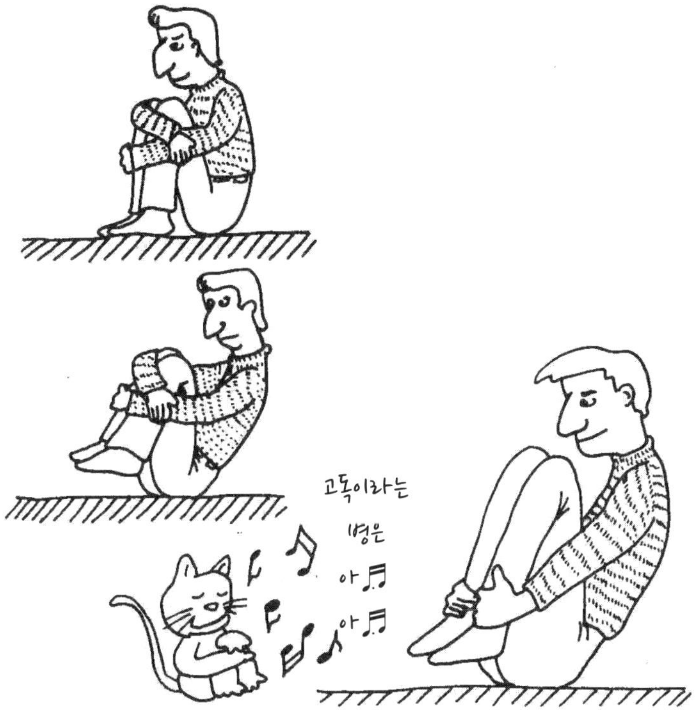

1. 앉아서 두 팔로 정강이를 안는다. (가슴과 무릎을 붙일 것)
2. 발을 약간 들고 45도 위치에서 6초 동안 그대로 있는다.
3. 발목을 잡고 역시 6초 동안 가만히 있는다.
4. 다섯 번 되풀이해서 할 것.

* 무릎과 무릎은 밀착시킨다.

* 무릎을 안고 해도 같은 효과를 낼 수 있다. (3분)

47. 야구에 강해진다

— 근육은 1백 60일로 바뀐다

자기 스스로는 의식하지 못하지만, 인간의 몸은 시시각각으로 변화하고 있어 1백 60일만 지나면 근육의 절반은 완전히 새 근육으로 바뀐다.

야구에 필요한 근육은 어깨의 삼각근, 상완삼두근, 대흉근(던지기, 치기), 대퇴사두근, 대퇴이두근, 비복근(달리기, 굽히기) 등으로, 이 근육들이 중요한 역할을 한다.

특히 캐처를 맡아 했거나 슬라이딩을 무리하게 했을 때 다리나 허리를 다치기 쉽다.

또 운동회에서는 발목을 삐는 일, 비복근의 갑작스런 경련이나 근육섬유질의 단절, 대퇴이두근, 반건(半腱), 반막상근 기시부(半膜狀筋 起始部) 등 넓적다리 뒤쪽의 근육섬유 단절 등을 일으키기 쉽다.

<두 발 벌려 뛰기>를 경기 며칠 전부터 행하면 근육과 스태미나를 강화하는 외에도 민첩성을 위한 트레이닝이 되기도 하므로 여러 모로 좋다.

단시간 내에 심한 근육동작을 되풀이하는 운동, 즉 순발력이 필요한 운동을 할 때 생기는 갑작스런 충격에서 몸을 지켜 준다.

47. 두 발 벌려뛰기

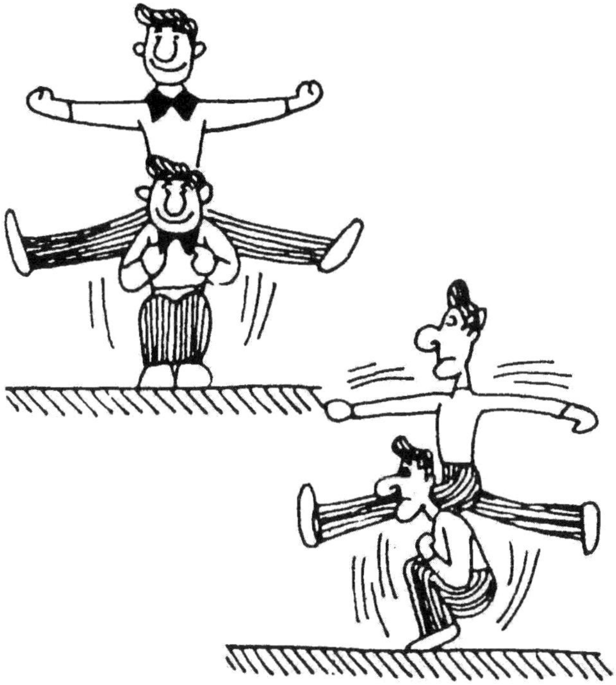

1. 앉은 자세에서 힘껏 높이 뛰어오르는데, 그 때 다리를 벌렸다 붙인다. (10번 반복)
2. 같은 모양으로 다리를 앞뒤로 벌린다. (10번 반복)
3. 10번 끝날 때마다 팔 뻗치기를 함께 하면 좋다. (<2> 참조)

* 양 팔을 활짝 펴고 되도록 높이 뛴다.

* 땅에 닿을 때는 반드시 양 무릎을 원래 자세대로 붙인다.

(10회)

48. 테니스와 볼링에 강해진다

— 단련할 손목에 근육은 없다

"테니스를 잘 치고 싶으면 손목을 튼튼히 하면 된다."
라고들 흔히 말한다. 테니스볼을 늘 포켓에 넣고 다니며 손가락으로 누르는 운동을 잊지 않는 선수들도 많다.

그러나 손목 자체에는 근육이 없고 건(腱)으로 되어 있다. 건(힘줄)은 근육을 지탱하는 지지체(支持體)이며, 수축하거나 늘이거나 하는 운동은 하지 않는다.

손목의 강화라고 생각하고 있는 운동은 사실은 다섯 개 손가락의 악력을 단련하는 방법이며, 팔뚝의 여러 근육을 발달시키는 데에 그 효과가 있다.

테니스나 볼링을 잘하고 싶으면 팔뚝뿐만 아니라 상완삼두근, 이두근, 어깨의 삼각근, 대흉근을 함께 달련시키는 것이 필요하다.

각개 근육을 발달시키는 트레이닝은 자기 야심을 정복하는 데 효과가 있으나 더 빨리 종합해서 강화하려면 <한 손으로 엎드려뻗치기>가 좋다.

앞에 기술한 각 근육 외에도, 배 옆구리에 있는 외사복근, 내사복근, 복횡근(腹横筋)이나 복직근, 다리의 대퇴사두근, 대퇴이두근까지 튼튼해지므로 전신에 스태미나가 길러진다.

또 반사신경, 평형감각도 양성되므로 스포츠를 할 때의 민첩성을 단련시키는 데도 좋다.

48. 한 손으로 엎드려뻗치기

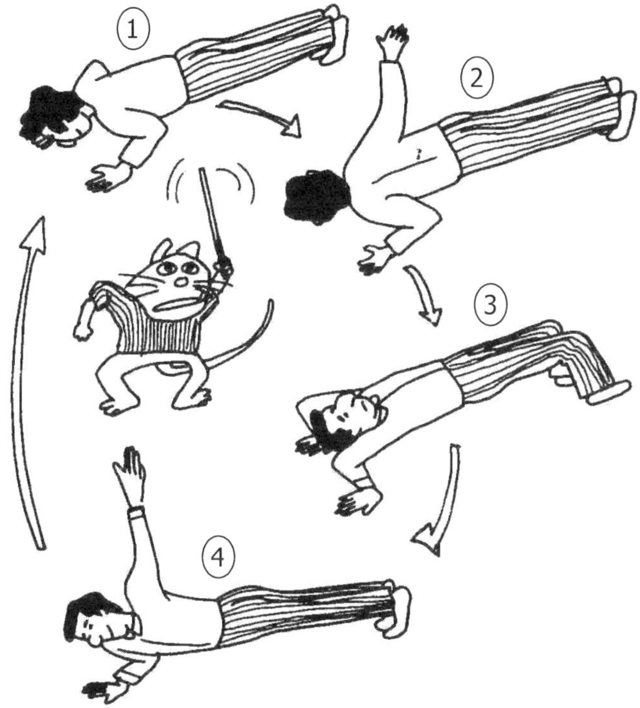

1. 엎드려뻗치기 자세에서 옆으로 자세를 바꾸고 한 손으로(오른손) 엎드려뻗치기를 한다.
2. 이어 등 쪽을 밑으로 하는 자세를 취한다.
3. 다른 한 손으로(왼손) 엎드려뻗치기를 한다.
4. 다시 본래의 엎드려뻗치기. 이것을 되풀이한다.

* 방안을 돌면서 여러 번 한다. (좌우 각 5회)

49. 수영에 강해진다

— 사람의 몸은 반드시 뜬다

수영에서 아무리 해도 몸이 뜨지 않는 경우는 호흡 방법이 나쁘기 때문이다. 인체의 비중은 숨을 들이쉬지 않을 땐 1.04~1.05, 들이쉬면 0.97~0.98이다. 비중이 1보다 작은 물체는 반드시 물에 뜬다. 근육을 긴장시키지 말고 편하게 숨을 들이쉬고 체내에 공기를 많이 집어넣는다.

더운 차 안에서 내려 갑자기 물에 뛰어들든가, 술을 마시고 수영하든가 하면 심장마비를 일으키는데, 이것은 급격한 온도의 변화가 심장에 쇼크를 주기 때문이다. 즉 외기의 더위에 대응하기 위해서 심장이 완전히 활동하고, 혈관을 확장시켜 몸의 열을 흩어지기 쉽게 하고 있는데, 찬 물속에 급격히 몸을 넣었을 때에는 급히 혈관을 수축시키지 않으면 열을 너무 빼앗긴다.

차가운 감각이 전해지자마자 혈관조절 중추가 작용하여 심장에 작업 변경을 명령하는데, 성급한 나머지 심장의 기능이 따라가지 못해서 갑자기 쇼크로 마비되고 만다. 손발의 순서대로 물을 끼얹고 수영하라고 말하는 것은 이 때문이다.

수영에 필요한 근육은, 물을 잡아당길 때의 대흉근, 삼각근, 상완삼두근, 광배근. 발로 물을 찰 때의 복직근, 대퇴사두근, 비복근, 물을 헤쳐 갈 때의 내전근 등 전신에 걸쳐 있다.

수영이 전신운동으로서 체력을 기르는 데 좋다고 하는 것은 이 때문이다. <팔로 기어가기>는 이런 근육들을 강화하고 힘과 스태미나를 양성하는 데 효과가 크다.

49. 팔로 기어가기

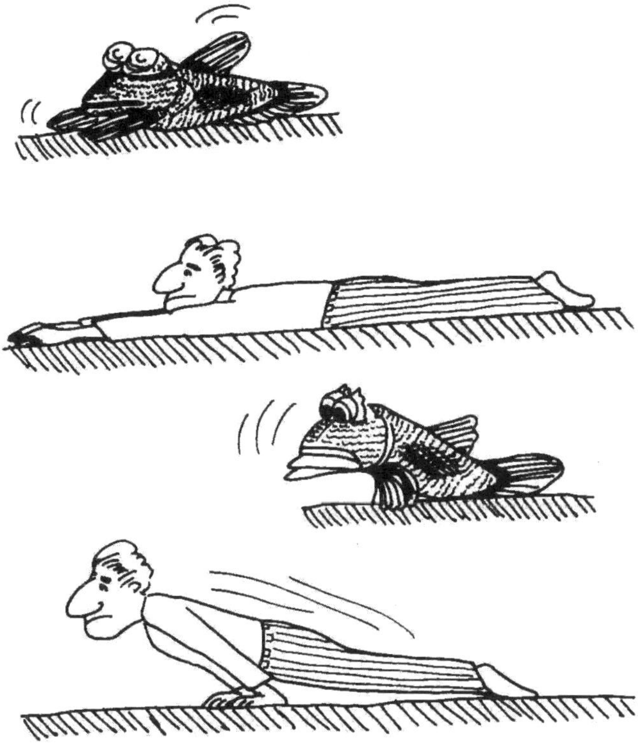

1. 방바닥에 엎드려 손을 앞으로 내민다.
2. 손끝에 힘을 주고 전신을 힘껏 잡아당긴다.
3. 계속 앞으로 나아간다.

* 팔 외의 힘은 빼둔다.

* 계단을 이런 식으로 오르면 더욱 효과적이다. (3분)

50. 스키와 스케이트에 강해진다

— 발을 삐는 것은 반드시 막을 수 있다

발을 삐었다면 스키를 연상할 만큼 스키는 발을 삐기 쉬운 스포츠다.

발을 삐는 것은 관절에 무리한 힘이 작용, 생리적인 운동 범위를 넘어 강제로 움직였을 때 생긴다. 그러나 같은 충격을 받아도 발을 삐는 사람과 삐지 않는 사람이 있는데, 이것은 단련의 정도가 다르기 때문이다.

굴러서, 다리가 무리하게 뒤틀려 강제로 힘이 작용했다고 하자. 트레이닝을 쌓고 관절의 유연성과 지지력을 단련하고 있던 사람이라면 외력에 대응하여 어느 정도까지는 막아낼 수 있지만, 단련되지 않은 사람의 경우, 강제력에 대응하지 못해 관절의 구조가 흐트러지고 만다. 인대(靭帶)나 관절포(關節包)의 부분적 단렬(斷裂)이 곧 삐는 현상이다.

삐는 것을 방지하려면, 다리 전체의 근육과 관절을 단련하는 <다리 굽히기>(62), <다리 굽혔다 펴기>(72) 등이 좋다. 스키하러 출발하기 며칠 전부터 <다리 굽히기>를 하면 스키장에서 근육통을 일으키는 곤경이 해결된다.

<무릎 굽히기>는 대퇴부의 내전근, 박근(薄筋), 대퇴사두근, 대퇴이두근, 하퇴부의 비복근, 전경골근(前脛骨筋), 종골건(腫骨腱)을 자극하며 무릎의 굴신, 제동, 체중이동이 잘 되도록 조정한다.

스키장에 도착하면 대뜸 리프트를 타고 높은 데로 올라가든가 하지 말고 이 운동을 자주 하면 효과가 크다.

50. 무릎 굽히기

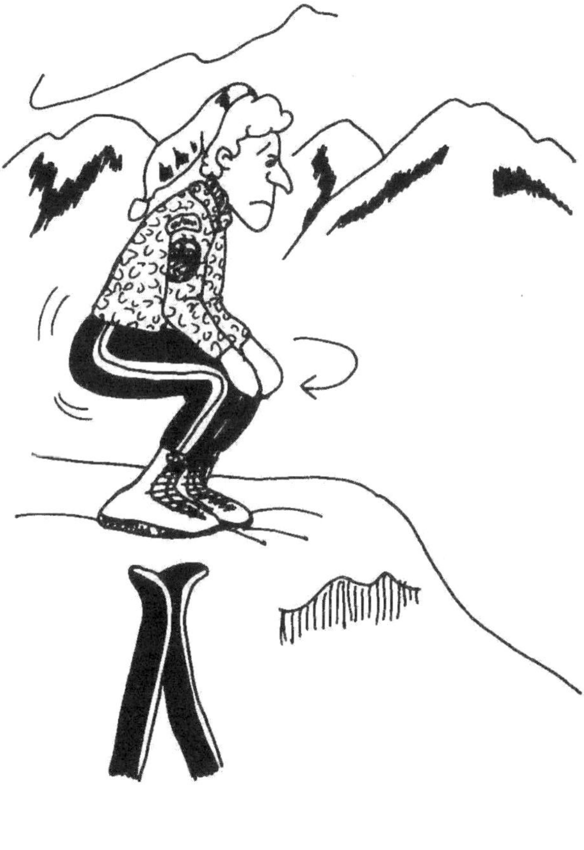

1 무릎의 굴신, 회전. (몸을 굽히고 발끝으로 서서 하면 더욱 좋다)

2. 발목을 움직인다. (두 손을 허리에 대고)

3. 몸을 앞뒤로 굽힌다. (두 손을 허리에 얹는다) (3분)

51. 레저에 강해진다

— 방위 체력의 부족으로는 즐길 수 없다

“휴일이 많으면 여행이나 드라이브를 하고 싶다.” 는 사람이 압도적으로 많다.

갑갑하고 지루한 사회생활에서 탈출하여 자연과 조우함으로써 자기 본래의 인간성을 되찾는 일에는 커다란 의의가 있지만, 모처럼 여행이나 드라이브를 하러 나갔는데 기분이 나빠진다든가, 돌아온 후의 심신이 모두 피로하여 요통이나 위장병에 걸리든가 해서는 아무런 의미가 없다.

관광지의 사람들과 먼지, 밀려드는 차량, 불친절, 바가지요금 등 피로의 원인은 많지만, 자기에게 체력(스태미나)이 없는 것 또한 큰 원인이 된다.

체력의 개념 속에는 “어떤 신체적 곤란이나 정신적인 곤란, 또는 스트레스가 걸려 와도 그것들을 견디어 나가는 것” 이라는 요소가 내포되어 있다. 이것을 방위체력이라 부르고 있다.

<뒤로 젖히기>는 흉쇄유돌근, 승모근(목의 피로, 어깨의 결림), 삼각근(어깨의 피로), 대흉근, 광배근, 척추기립근(자세의 피로), 대전근, 복직근(허리의 피로)을 강화하는 외에도 간장이나 부신, 갑상선 등을 부드럽게 자극하여 몸의 컨디션을 조절하는 작용이 있다.

체육 전문가들은 바닥에서 턱까지의 높이가 50센티미터이면 20대의 체력, 40센티미터 이하면 50대의 체력이라고 하는 판정기준을 세우고 있다.

51. 뒤로 몸 젖히기

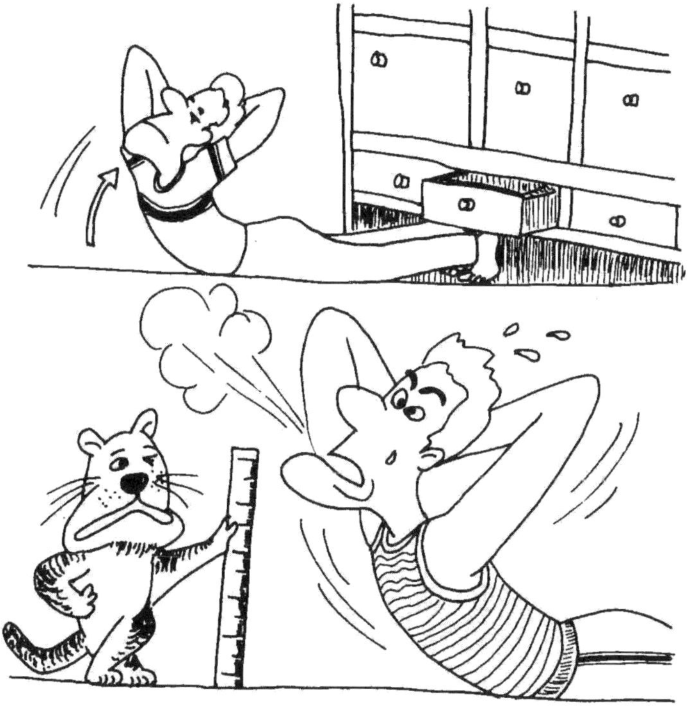

1. 엎드린다.
2. 발꿈치를 양복장의 서랍이나 책상 다리에 걸친다.
3. 팔을 머리(허리) 뒤에서 맞잡고 상체를 젖힌다.
4. 힘껏 젖힌 채 6초 동안 가만히 있는다.
5. 반복하여 5번 한다.

* 바닥에서 턱까지의 높이를 기록하고 50cm를 목표로 한다.

(6초×5)

52. 술에 강해진다

— 탄산가스를 몸 밖으로 추방하는 일

몸의 컨디션이 좋지 않을 때 술대접을 받는 것은 괴롭다. 그러나 자기 자신이 환영회나 송별회의 주역일 때는 그대로 감수해야만 된다.

알코올은 다른 영양소나 물과 달라 입안, 식도, 위 등에서 직접 체내에 침투한다. 취기가 돌기 쉽다는 점이나 목마른 데에 맥주가 효과가 있는 것은 이 때문이다.

숙취를 막으려면 연회 전 수분을 많이 섭취하여 알코올을 희석시킬 것과, 연회 중 깊이 숨을 들이쉬어 재빨리 알코올을 산화시켜 체내에 생긴 탄산가스를 몸 밖으로 내보내는 것이 효과적이다.

술을 마시면서 견갑골을 맞닿게 하면 흉곽이 크게 확장되어 공기의 교환이 충분히 이루어진다.

또 자연히 흉부가 앞으로 나와 자세가 좋아지며 자율신경계의 이상을 조절하므로 기분이 좋다.

또 견갑골은 하루에 수만 번이나 되는 운동에 관여하여 피로물질이 축적되기 쉬운데, 이렇게 운동하면 혈액이나 림프액의 흐름이 좋아지고 피로가 싹 가셔 기분이 좋아진다.

고원이나 해안을 걸으면 기분이 좋은 것은 공기가 오염되어 있지 않고 오존이 많은 탓인데, 도시에서도 조깅을 하면, 다소 공기가 오염되어 있기는 해도 충분한 산소가 폐 속 깊숙이 스며들어서 고원이나 바다에 있을 때와 거의 같은 효과를 얻을 수 있다.

52. 가슴펴기

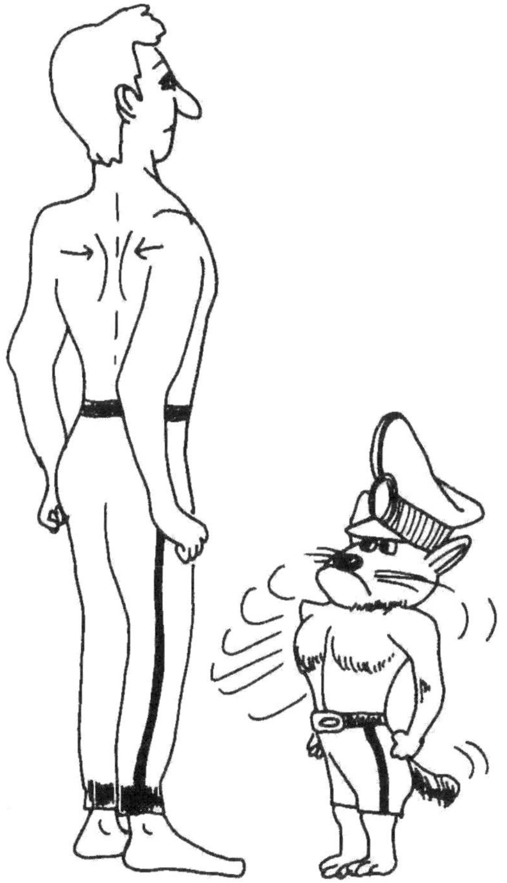

1. 등 양쪽을 좁혀 견갑골을 붙이는 느낌으로 한다.
2. 6초 동안 가만히 있는다. 5번 반복한다. (6초×5)

53. 신경의 지구력이 길러진다

— 공부에 열중할 수 있는 것은 30분이 한도

시험에 지친 경험은 누구나 가지고 있다. 몸이 가장 발달하고 근육의 힘이 증강되는 시기를 아깝게 놓치고 나중에 후회해야 소용없는 일이다.

아무리 머리가 좋고 기억을 많이 했다 하더라도 기초를 이루는 몸이 건강하지 않으면 재능을 발휘하지 못하고 불행하게 된다.

그러나 경쟁사회에서 끝까지 살아 나가기 위해서는 심신이 모두 강화되기를 원한다. 얼마나 능률적으로 공부하고 건강을 유지할 수 있느냐가 성공의 비결이 된다.

공부에 집중할 수 있는 시간은 30분이 한도이다. 대뇌피질의 자극의 반복은 뇌신경의 피로만을 초래한다. 전신의 혈액이 뇌에 집중되어 목, 어깨가 결리거나 하품이 나오는 것은 피로한 상태를 알리는 신호다.

공부로 피로했을 때는 크게 기지개를 켜거나, 손가락의 파악운동을 하는 것쯤은 누구나 다 알고 있지만 더 다이내믹하고 효과가 빠른 방법은 <위로 걷기>이다. 다리에 힘을 줌으로써 혈액이 말초에 흘러 머릿속이 시원해진다. 또 등뼈가 곧장 펴지므로 폐에 신선한 공기가 들어가 피로회복을 시켜 준다.

그뿐 아니라 손발에 자신의 무게가 걸리므로 사지, 어깨의 삼각근, 대전근, 광배근 등의 근육의 힘을 증강시킨다.

이렇게 하면 공부 때문에 오는 피로를 없애는 동시에 적극적인 체력을 얻을 수 있으므로 그야말로 일거양득이다.

53. 천장 보고 네발걷기

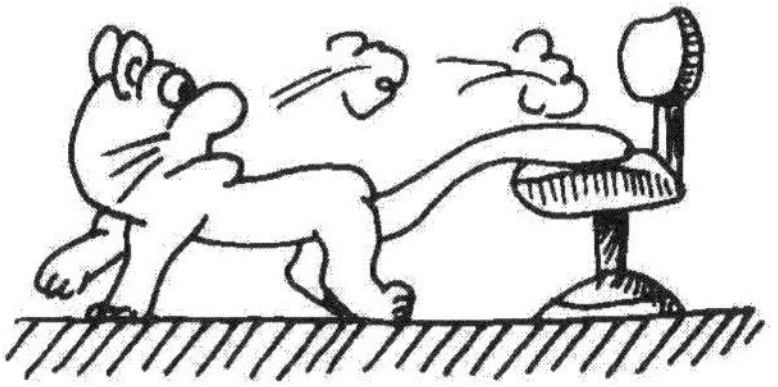

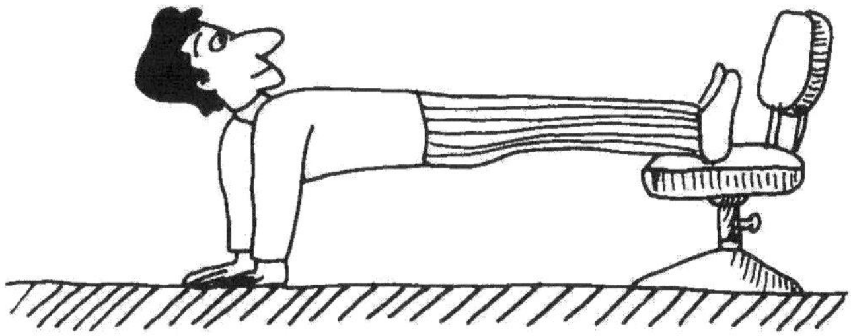

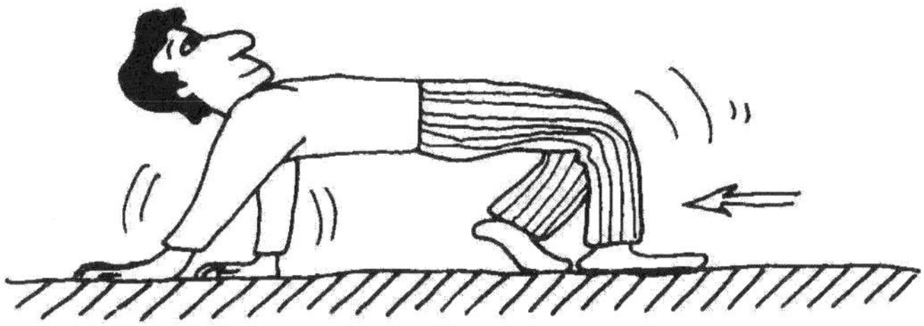

1. 반듯이 누워 두 발을 의자에 얹는다.
2. 발에 힘을 준다. 6초 간격으로 5번 한다.
3. 발을 의자에서 내리고 머리 방향으로 걷는다. (20초간)

* 등골을 곧게 편다. 의자 높이는 되도록 팔의 길이와 맞춘다.

* 눈은 천정을 보든가 뒷벽을 보든가 한다.

(30초)

어린이의 근시는 단백질로 예방할 수 있다

비타민 부족으로 야맹증에 걸리는 것은 카메라에서 말하면 필름의 감광도가 나빠지기 때문이다.

근시는 원근조절이 잘 안되기 때문에 생긴다. 그런데 어린이의 근시는 해마다 도수의 진행 방법이 빨라지는 것이 특징인데, 런던의 어느 안과의사의 실험에 의하여 이런 사실이 판명되었다.

근시의 아동에게 달걀, 우유, 고기, 생선 등의 동물성 단백질을 보통의 두 배 이상 먹였더니 그렇게 하지 않은 그룹에 비해 1년간의 도수의 진행하는 상태가 훨씬 낮았다는 것이다. 단백질 영양의 좋고 나쁨은 눈의 좋고 나쁨과 정력에도 크게 관계가 있는 것 같다.

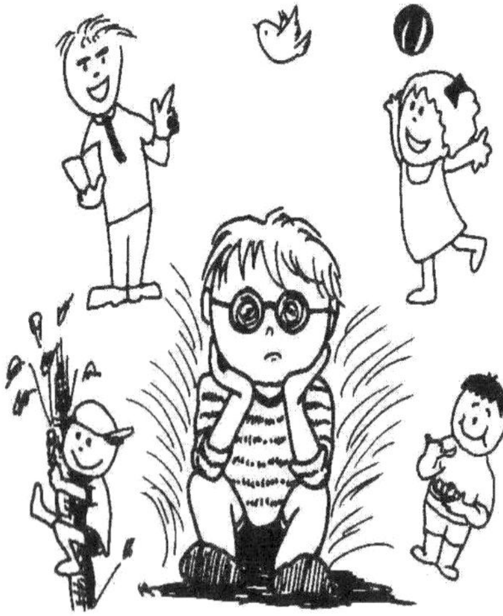

PART 4.

섹스는 허리의 결함에서 불능해진다

54. 성기를 크게 할 수 있다

— 불가능을 가능하게 하는 의학적 증명

남성 성기의 본체는 해면체 같은 유연한 조직이며, 그물눈 같은 모세혈관이 달려 있어 자극이 전달되어 흥분하면 혈관에 혈액이 집중되어 충혈, 팽창한다는 것은 대부분의 사람이 알고 있다.

그러나 남성 성기는 근육이 아니므로 단련할 방법이 없고, 무리한 트레이닝은 해가 된다고 배워 왔다. 그런데 실제로는 국소 강화법이 몇 가지 있어 의학적인 견지에서도 그 효과가 확인되고 있다.

<파악법(把握法)>은 피하의 모세혈관을 확장시켜 혈액순환을 왕성하게 한다.

혈액 속에는 신선한 산소나 영양소가 함유되어 있어 조직에서 낡아진 것과 교환된다. 이것에 의해 해면체의 신진대사 속도가 빨라져 발달되는 것이다.

<신축법>은 정소(精巢)에 있어서의 호르몬의 분비를 촉진시키고 정자를 만든다.

피부의 자극은 지각신경을 흥분시키고, 반사적으로 자율신경계 전체에 반응을 일으키게 하며 전신의 기능을 조절한다.

<진동법>은 약하고 리드미컬한 자극으로 혈관을 확장시켜 정맥의 흐름을 도와 신진대사를 좋게 한다.

또 신경계의 기능을 높이고 민감성을 더하게 한다.

이러한 감각 자극법을 사용하면 과민성 조루를 고치는 것도 가능하다.

54. 부분 트레이닝

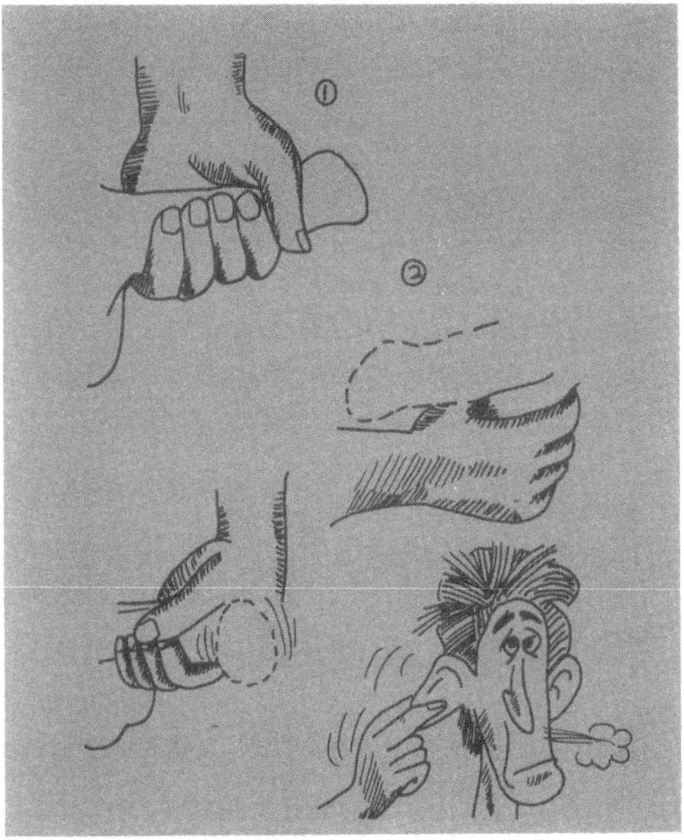

1. 왼손을 써서 약지에 힘을 준다.
2. 손가락에 힘을 주어 꼭 쥔다.

* 손가락을 놓을 때는 빨리 놓는다.

* 정소 쪽으로 훑어 내려가는 방법을 취하기도 한다. (각 3분간)

55. 발기력이 왕성해진다

— 문제는 경도(硬度)를 단련할 것

"중학교 2학년 때부터 크기가 염려되었어요. 페니스가 너무 작아 여성을 만족시킬 수 있을지 걱정입니다."

젊은 남성들 사이에는 이런 고민이 많다. 자위를 너무 했기 때문이라든가, 영양이 부족했든가를 걱정하며 고민하고 있는 모양이다.

동양 사람들의 경우, 발기 때는 7센티미터 정도면 질 깊이에 대응할 수 있으므로 크게 문제가 되지는 않는다. 또 평상시 5센티미터 이하라도 팽창도가 높으면 상관없다. 그냥 있을 때와 흥분되어 있을 때의 차는 개인에 따라 다르다.

국소 트레이닝 법으로 전해지고 있는 방법은 많다.

이탈리아의 폼페이 유적 중에는 이러한 트레이닝 장치가 보물로서 전시되어 있다.

또 남양의 섬들에는 때리는 방법이라 하여 페니스를 돌 위에 얹어 놓고 막대기나 손으로 툭툭 때리는 방법이 전승되고 있다.

요컨대 크기도 크기려니와 경도(硬度)를 단련시키는 것이 중요한 것이다. 서양인보다 동양인이 환영받는 것은 이 점이다.

<경도 트레이닝>은 사정관 부근에서부터 음경 부리 쪽에 걸쳐 심회음횡근(深會陰橫筋)을 자극하여 발기력을 높이는 방법이다.

국소 부분에 퍼져 있는 모세혈관이 발달하여 간격을 채우고 있는 해면 조직과 표피층의 강도를 증가시킨다.

55. 경도 트레이닝

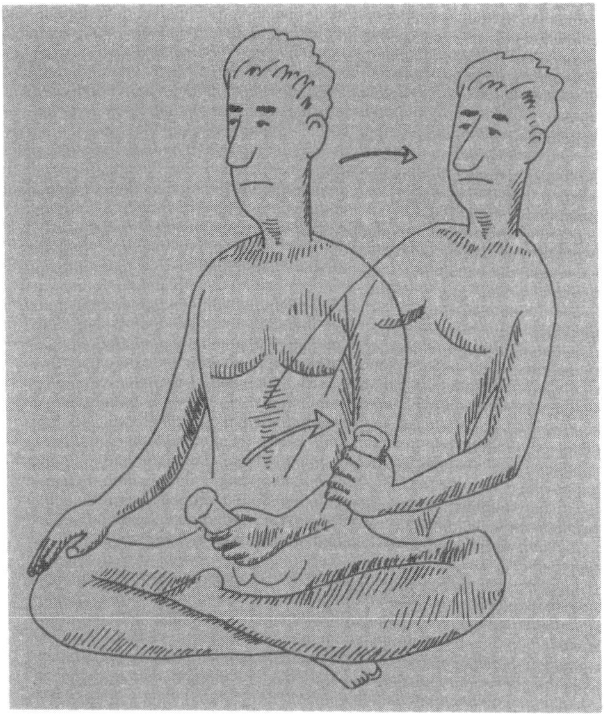

1. 책상다리를 하고 앉는다.
2. 왼손으로 쥐고 위쪽으로 일으킨다.
3. 그 상태대로 상반신을 앞으로 넘어뜨린다.
4. 6초 동안 가만히 있는다.
5. 본래의 자세로 돌아가 확 놓는다.
6. 경도가 늘 때까지 되풀이한다. (약 20번)

* 위쪽으로 당기는 것처럼 한다. (30초)

56. 조루가 간단히 낫는다

— 사정신경(射精神經)의 조정에 비밀이 있다

발기신경과 사정신경은 서로 길항적(拮抗的)으로 작용하여 활동을 견제하고 있다. 대체로 처음에는 발기신경이 우세하고 물리적인 자극을 주지 않더라도 꼿꼿해지는 것은 남성이라면 누구에게나 경험이 있는 일이다.

에로틱한 사진을 본다든가, 머릿속으로 상상하든가 할 때, 뇌중추의 발기촉진 지령이 척수신경을 거쳐 발기중추에 전해진 순간 페니스는 팽창과 발기를 개시한다.

어떤 방법으로 물리적인 자극이 가해지면 이번에는 사정신경이 흥분해 온다. 발기신경도 더욱 흥분해져서 점점 더 발기 각도가 높아져 힘도 증가하지만, 여러 차례의 자극이 계속되면 사정신경이 우세해져서 뇌에서 절정감을 느끼는 동시에 사정관 폐쇄근이 단번에 전부 열려, 그때까지 압력이 가해짐에 따라 대기하던 정액이 피스톤의 탄알처럼 튀어나온다.

조루증이 있는 사람은 사정신경이 민감하여 생각하기만 해도 사출하든가 귀두 끝이 닿기만 해도 사출한다든가 해서 성교가 만족하게 되지 않는 경우가 많다. 그러나 걱정할 필요가 없다.

다음 페이지의 그림과 같이 직전에 고환을 잡아당기는 훈련을 하면 된다. 사정이 막히고 시간을 연장시키는 효과가 크다. 성교는 할 수 있으나 시간이 짧은 사람에게는 다음 감각 전위(轉位)를 행하는 <프럴롱 트레이닝>이 아주 효과적이다.

56. 프럴롱 트레이닝

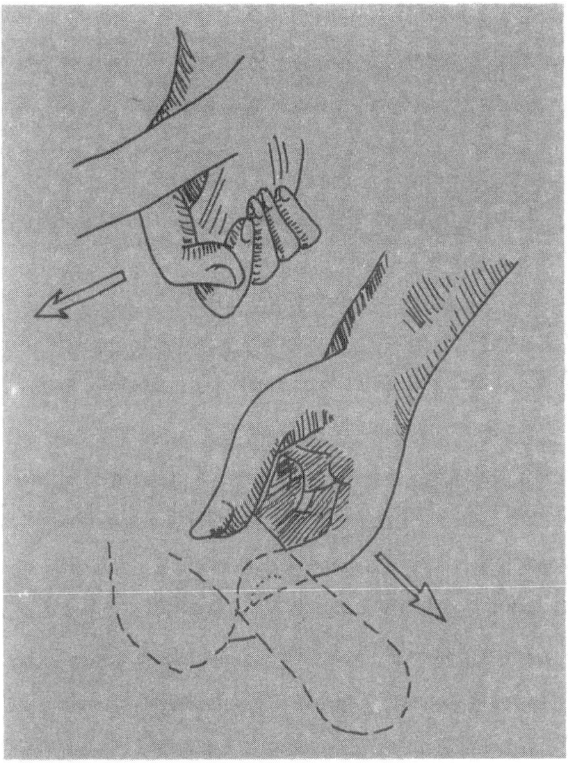

1. 절정이 되어 온다고 생각되면, 손을 옆에서 넣어 고환을 꽉 쥐고 잡아당긴다.
2. 음경 기부를 엄지와 인지로 꾹 누른다.

* 잡아당기는 방향은 귀두 선단을 향하여 하는 것이 좋다.

(3초)

57. 사정이 자유자재로 된다

— 감각전화(感覺轉化)의 방법이 포인트

사정까지의 시간이 평균 몇 분 정도인지를 500명의 부부에 대한 앙케트에서, 3~7분이 전체의 60퍼센트, 2분 이내가 16퍼센트, 그리고 1분 이내가 1퍼센트였는데, 2분 이하의 경우는 조루라 생각하지 않을 수 없다.

조루의 원인은 척수의 사정중추와 말단의 사정신경이 단락(短絡)되어, 약간의 자극으로도 사출하고 마는 데 있다.

그 치료법은 사정 직전에 무엇인가의 감각 자극을 주어 부교감신경의 흥분을 변화시키면 된다.

물방울을 떨어뜨린다거나 넓적다리를 꼬집는다거나 발가락을 벌린다든가 하는 따위의 방법은 유효하지만, 트레이닝맨이라면 다음 방법이 의외로 효과가 크다.

사출될 것 같다고 느끼면, 곧 팔죽지에 힘을 주어 이두박근의 융기의 강화를 일으키게 한다.

이것만으로 된다. 운동의 포즈는 교감신경의 지배 아래 있으며, 성교 도중에 포즈를 상기하면 감각이 변화되어 발사가 중단되기 때문이다.

배뇨 중단법도 마찬가지로 배뇨라는 쾌락자극(부교감신경)의 중간에 제뇨(制尿)라는 중지시키는 교감신경이 나오므로 단련하기에 따라 자유자재로 방출을 지배할 수 있다.

조건반사라 하여 습관화시켜 버리면 조루는 간단히 낫는다. 한두 번의 실패에 실망하지 말고 연습해서 요령을 파악하면 된다.

57. 전화(轉化) 트레이닝

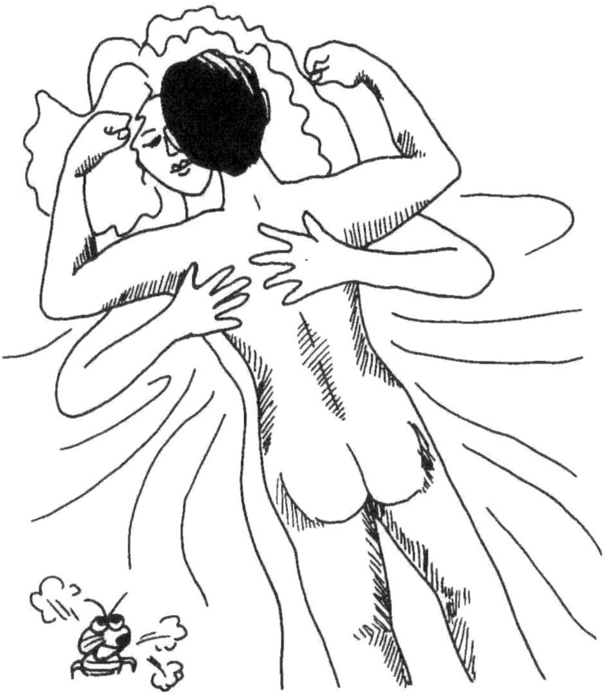

1. 사정의 타이밍을 맞추어 빠르다고 생각되면 성행위를 중지한다.
2. 팔죽지에 꾹 힘을 주어 기분을 전환한다.
3. 심호흡을 한다.
4. 다시 본래의 자세로 2~3회 되풀이할 수 있다.

* 처음부터 효과가 있다. 시간이 흘러 함께 오르가즘에 달하면 결국 콤플렉스도 사라진다.
* 동작을 중지하고 심호흡을 하기만 해도 된다. (3초)

58. 지루가 낫는다

— 의지력은 도리어 방해가 된다

어느 주간지 신상 상담란에 나온 기사다.

"저희 남편은 서른 살, 1년 전에 결혼했는데 아무래도 성교 시간이 너무 길다. 한 시간을 기다려도 끝나지 않으므로 초조해진다."라는 질문 내용이었다.

조루의 고민도 심각하지만, 이 남편은 반대로 좀처럼 사정하지 못한다는 고민이다.

섹스는 상대적인 것이므로 상대가 만족하면 성교 시간은 그다지 문제되지 않지만, 상대가 고통을 느낀다거나 불만을 호소한다면 좀 생각할 문제다.

발기나 사정은 자율신경 지배 아래 있으므로 의지로는 조절하기 어렵다. 그 원인으로는 과도한 자위 때문에 보통의 자극으로는 반응을 일으키지 못하는 경우나, 싫은 것을 억지로 하는 경우 등으로 생각될 수 있다.

일시적이라도 발기가 정상으로 일어난다면 사정시키는 것은 그다지 힘들지는 않다. 사정신경의 기능을 억압하는 교감신경을 미리 퇴진시켜 사정이 일어나는 상태를 인공적으로 만들어 두면 된다.

그러기 위해서는 성교 3분 전에 서혜부를 충분히 마사지한 후에 <부분적 트레이닝>을 하고, 기부(基部)를 잘 훑어간다. 이 체제가 되면 삽입된다. 성교를 시작한 뒤의 의식적인 노력은 너무 하지 않는 것이 좋다.

58. 촉진 트레이닝

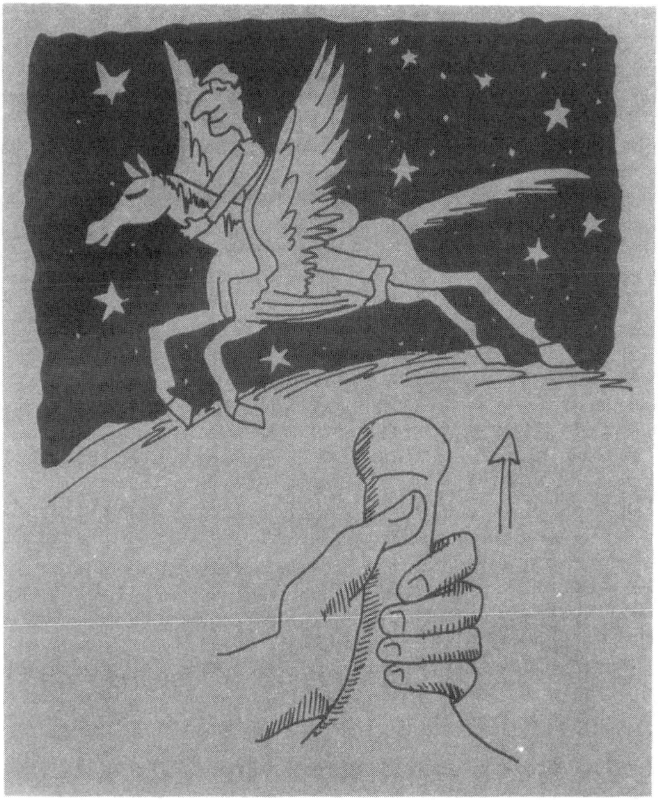

1. 선단을 향해 잘 훑어 둔다.

2. 사타구니에서 서혜부(사타구니의 기부)를 향하여 마사지한다.

* 반대로 훑으면 절대로 안 된다.

(3분)

59. 임포텐츠가 낫는다

— 진정한 임포텐츠는 아침의 발기력으로 알 수 있다

실제로 임포텐츠일 경우란 적다. 페니스 자체의 기능장해, 교통사고 등으로 뇌와 척추의 중추신경이 손상되었을 때, 알코올 중독, 마리화나, 대마(大麻) 등의 습관에 의한 중독, 당뇨병, 지방이 너무 많은 비만증 등이 불능을 일으키지만, 이것들에 해당되지 않으면 모두 심리적인 것이다.

정말로 임포텐츠인지 아닌지는 아침의 발기가 있고 없고로써도 알 수 있다. 오줌이 차면 방광의 긴장이 뇌에 전달되어 발기신경을 자극하기 때문에 발기가 생기는 것으로 자연적인 동작이다. 발기가 완전하고 팽창도 충분하다면 결함도 아무것도 아니다. 기능적으로는 훌륭하다고 할 수 있다.

섹스는 자율신경 가운데 부교감신경에 좌우되고 있다. 아주 푹 쉰 편안한 기분이 되어야 비로소 잘 된다.

한편, 머리로 생각하는 것은 교감신경의 지배이다. 걱정거리, 고민거리가 많으면 교감신경에서 해방되지 못하므로 섹스가 잘 되지 않는다. 과거의 실패한 예를 살펴보면 대부분이 이 때문이다. 또 정보과다 탓으로, 이렇게 되지 않으면 안 된다고 너무 걱정하는 것도 좋지 않다.

교감신경의 활동을 정지시키고 부교감신경의 활동을 강화하는 <피부노출>은 이러할 때 효과가 크다. 신진대사를 높이고 신선한 산소와 영양소를 공급하므로 기능이 강화된다. 표피를 단련시키면 성기가 강해진다는 보고도 있다.

59. 노출시키기

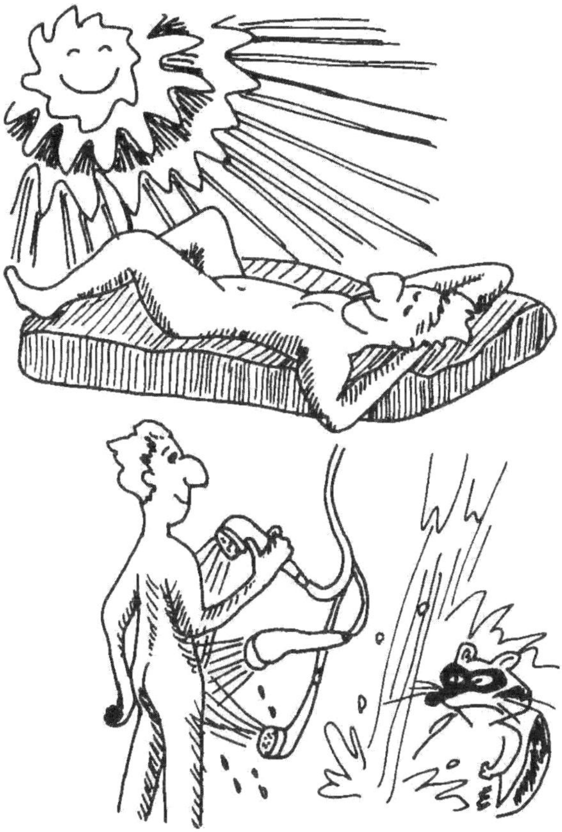

1. 국부를 공기에 닿게 한다.
2. 태양에 직접 드러내 놓는다.

* 발쪽으로부터 햇볕을 쪼이도록 한다.

(수시)

60. 지속력이 두 배가 된다

— 성(性) 지배신경은 허리 부분에 집중되어 있다

"조루는 아니지만, 좀 더 오래 끌고 싶다."

이렇게 생각하고 있는 사람이 많다. 특히 여성 입장에서 그런 불만이 나오는 예가 많은 것 같다.

손가락 하나로 발기력이 지속되고, 기분이 저절로 나는 방법이 있다.

허리의 선골(仙骨) 부분, 즉 벨트를 매는 위치인데, 이곳을 그림처럼 손가락에 힘을 주어 문질러 보자. 손끝으로 근육을 잡고 2, 3센티미터 가량 움직이기만 하면 된다.

허리에는 성 능력을 지배하는 신경의 경혈이 모여 있는 외에도 부신(副腎)이 이 장소에 있어 호르몬계의 분비를 통괄하고 있기 때문이다.

성행위가 한창일 때 둘이서 이 방법을 사용하면 서로 밀착도도 높아지고 남성의 발기력이 강화된다.

클라이맥스가 되면 손톱을 세우지 않도록 하여 상대방의 허리를 꼭 압박하고 있는다. 둘이 되풀이하고 있는 사이에 시간이 지나는 것을 잊고 만다.

그리고 또 가슴 밑 명치를 마사지하는 방법도 효과적이다. 행위 중의 초조감을 진정시키고 허리의 움직임을 부드럽게 하기 때문이다.

섹스는 도중의 변화를 즐기는 데 있다. 허리 움직임을 멈추고 이상의 테크닉을 취하면 여성을 만족시키는 것은 어렵지 않다.

60. 허리 마사지

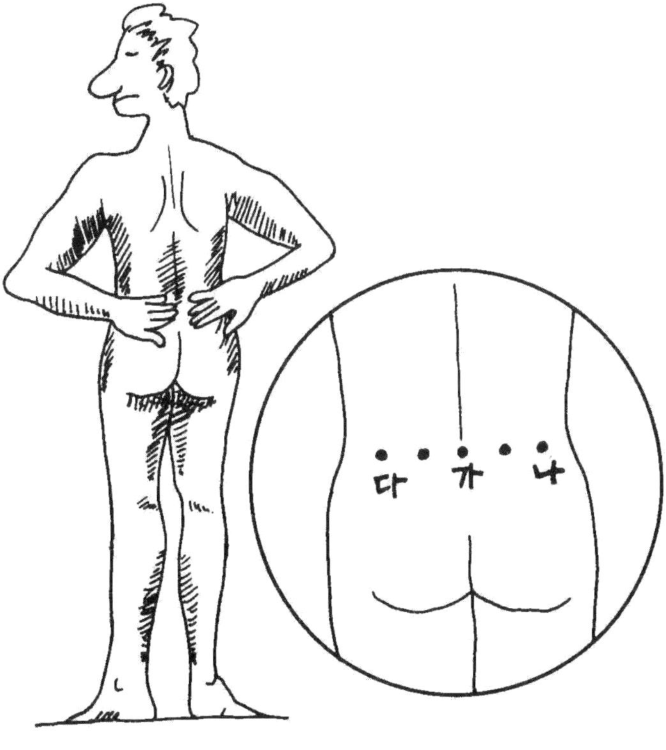

1. 허리에 팔을 돌리고 벨트의 위치를 가 나 다 순서로 마사지한다.
2. 손끝으로 근육을 누르고, 가로로 2, 3cm씩 움직인다.
3. 2cm쯤씩 위치를 움직여 간다.

* 손끝은 언제나 몸에서 떨어지지 말 것.

(30초)

61. 성력을 기른다 (1)

— 약이나 색다른 것은 도움이 되지 않는다

"섹스가 강해지는 비결은 없을까?" 하고 약국을 찾거나, 또는 정력에 좋다는 요리를 찾아다니는 사람이 꽤 많다. 이런 것을 노려 수만 원, 수십만 원이나 하는 가짜 물건을 팔고 있는 악덕업자들도 있는 것 같다.

아주 신변 가까이 비법이 있는 것을 눈치 채지 못하는 것은 그야말로 애석한 일이다.

<근육 구성하기>가 그것이다. 그림과 같이 누워서 항문을 죄는 운동을 하면 발기신경이 자극되고 그 작용이 정소에 전달된다. 정소를 자극시키면 호르몬 분비를 자극시키고 전신의 스태미나가 강해진다.

또 성교 중 꽉 죄면 근육의 움직임은 근소해도 상대에게 예민한 반응이 전달된다. 긴장과 이완을 되풀이하면 그 율동적인 리듬이 질을 자극하여 고도의 오르가즘에 도달한다.

여성이 이 트레이닝을 계속하면 질을 조이는 힘이 강화되어 남성에게 강한 압력을 줄 수 있다. "출산한 뒤 원상복귀 되지 않는" 여성에게 꼭 권하고 싶은 방법이다.

상대를 휘감아 발가락을 전후로 굽히는 방법도 효과가 크다. 정강이에 수축과 이완이 일어나 리드미컬한 진동이 질의 감각을 자극한다. 내전근의 수축도 마찬가지로 운동범위는 전혀 없음에도 상대에게 민감한 반응을 일으켜 쾌락 시간을 연장시키는 데 도움이 된다.

61. 근육 구성하기

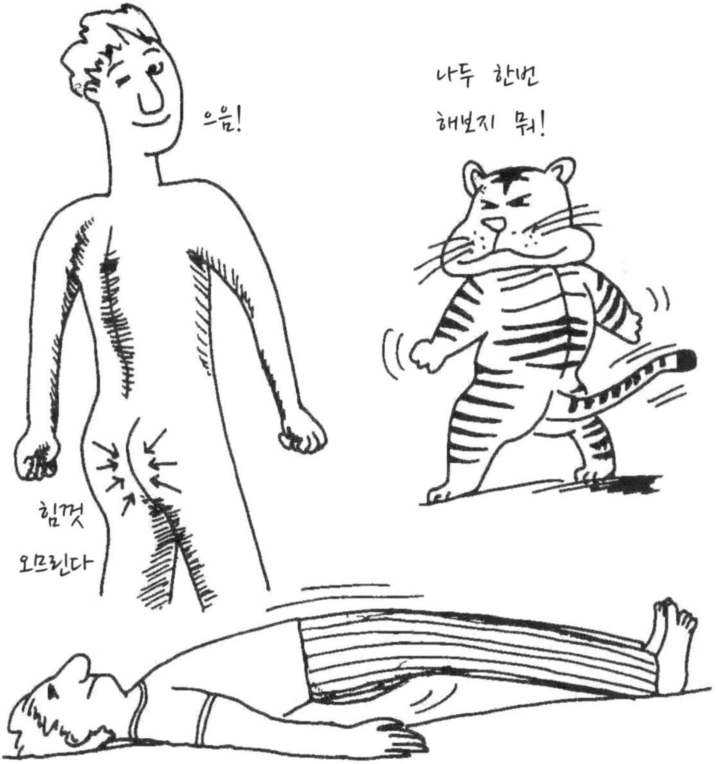

1. 반듯이 세워 허리만을 약간 든다.

2. 그 자세로 항문을 꽉 쥔다.

* 상대의 질이 있음을 의식하면서 행한다.

* 방바닥에 앉아서 해도 좋다.

* 발가락을 전후로 굽히는 방법도 있다.

62. 성력을 기른다 (2)

— 허리의 움직임이 결정적이다

성 훈련의 대표적인 종목은 스쾃이다.

머리 위에서 손을 맞잡고 그대로 다리를 굽히는 간단한 방법인데, 섹스를 하는 데 큰 효과가 있다. 무슨 이유일까?

섹스는 누구나 알고 있듯이, 허리와 궁둥이와 다리가 리드미컬하게 움직임으로써 많은 쾌감을 얻을 수 있다. 즉 하반신의 근육을 어떻게 수축시키고 어떻게 이완시키는가 하는 것이 포인트이다.

예컨대 여성의 경우에는 질 속의 근육의 수축과 엉덩이 부분의 수축이 동시에 일어나서 남성은 항문을 수축시켰을 때 페니스에 힘이 들어가 앞으로 나옴을 알 수 있다. 또한 다리는 넓적다리 관절에 힘을 넣었을 때 중요한 역할을 다한다.

허리는 더 말할 나위 없이 전후, 상하, 좌우의 움직임에 의해 남성기(男性器), 여성기(女性器)에 자극을 준다.

이 다리 굽히기가 효과적인 것은 섹스의 육체적인 지주라고도 할 엉덩이, 다리, 허리를 한 번의 동작으로 동시에 단련할 수 있기 때문이다.

이 운동을 함으로써 혈액과 림프액이 동원되어 신진대사가 높아지고 다리의 여분의 지방이 제거되고 성선(性腺)의 발달이 촉진되므로 강한 정력을 얻을 수 있다.

또한 산소 소비량이 많은 운동이므로 정신 지구력(스태미나)의 양성에 효과가 크다.

62. 다리 굽히기

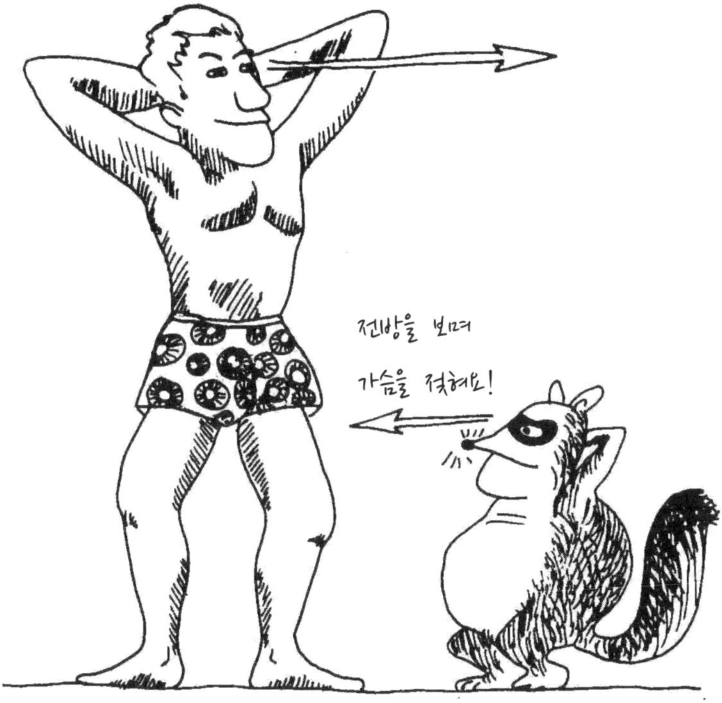

1. 어깨 넓이만큼의 간격으로 다리를 벌리고 선다.
2. 두 손을 목 뒤에서 맞잡는다.
3. 목을 꼿꼿하게 한 채 다리를 굽힌다.
4. 아래까지 완전히 굽힌 다음 천천히 일어선다.

* 호흡은 굽힐 때 잔뜩 들이마시고 일어서면서 내쉰다.

* 등과 허리는 항상 펴고 있을 것.

* 뒤꿈치는 들지 않는다. (30회)

63. 정력의 쇠퇴를 막는다

— 서른 살 남성은 1주 세 번이 평균

섹스의 강약을 판정하는 기준으로는 성교의 빈도수가 사용되기도 한다. 결혼해서 반 년 이후의 부부에 대해서 조사한 자료에 의하면,

20~25세가 1주일에 3~5회, 26~30세가 1주에 2~3회, 31~35세가 3~5일에 1회, 36~40 세가 1주 1회, 41~45세가 7~10일에 1회, 46~50세가 10일에 1회, 60~70세가 15~30일에 1회라는 것이 그 평균치이다.

그러나 놀라운 것은 같은 60~70세 대의 노인이라도 3일에 1회는 반드시 성교를 하고 있는 사람도 있다.

연령이 젊을 때는 그다지 개인차가 나지 않으나, 나이가 많아질수록 강한 사람과 약한 사람의 차가 커진다.

왜 이러한 차가 생기는 것일까?

흔히 노화는 다리에서 시작된다고 하는데, 실제로 젊음을 유지하고 활기찬 섹스를 즐기고 있는 사람에게 물어 보면 <뛰기>, <계단 오르기>, <다리 굽히기>(61) 등 반드시 다리운동을 실행하고 있다.

스쿼이 근육을 강화시키는 데 비해, 이 <직각으로 다리 올리기>는 혈액, 림프액의 순환을 좋게 하고 성선의 강화를 목적으로 하는 방법이다.

매일 자기 전이나, 아침에 일어나서 바로 이 운동을 하면 나이를 먹어도 섹스가 가능하다.

63. 직각으로 다리 올리기

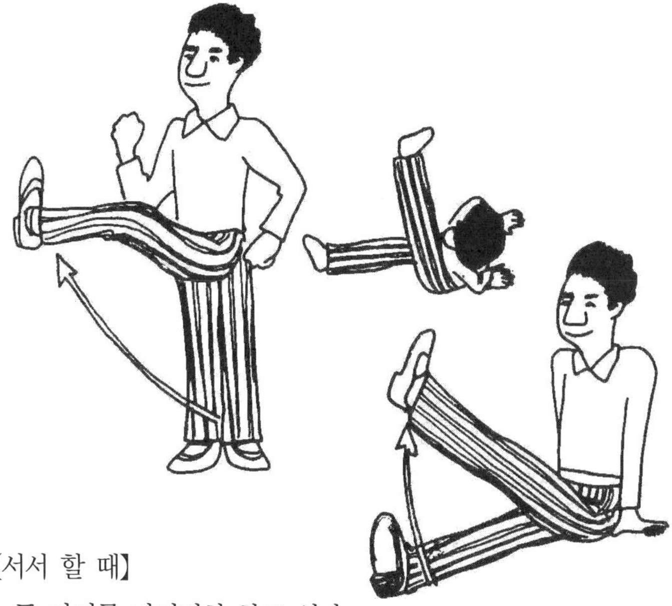

【서서 할 때】

1. 두 다리를 가지런히 하고 선다.
2. 오른발을 왼쪽 옆으로 80도 각도로 흔들어 올린다. (5번씩)
3. 왼발을 오른쪽 옆으로 90도 각도로 흔들어 올린다. (5번씩)

【앉아서 할 때】

1. 두 손으로 허리 뒤를 짚고 앉는다.
2. 오른발을 왼발 옆에까지 가져간다. (직각으로 크로스 한다)
3. 왼발도 똑같이 5번씩 한다.

【누워서 할 때】

마찬가지로 양쪽 다리를 직각으로 크로스 시킨다.

* 무릎을 굽히지 말 것.

* 속도를 되도록 빨리 한다. (좌우 각 5회)

64. 어떠한 체위도 가능해진다

— 허리의 전후 운동만큼 중요한 것은 없다

유행은 오래 전에 지나갔지만, 고고 댄스, 림보, 훌라후프 등 미국에서 들어온 춤은 사실은 섹스 강화를 목적으로 고안된 것이다.

"만족스러운 성교를 하기 위해서는 허리의 전후운동만큼 중요한 것은 없다. 그런데도 허리를 교묘히 자유로 구사할 수 있도록 훈련하고 있는 사람은 아주 적다."

섹서사이즈(sexercise) 트레이너인 에드워드 오레리 씨의 말이다.

남성의 경우에는 본능적으로 허리의 전후운동을 하고 성교에 들어가는데, 여성의 대부분은 아무런 움직임도 없이 단지 수동적으로 몸을 눕힐 뿐이다.

그 결과 충분한 오르가즘을 체험하지 못하고 소극적인 성행위로써 만족해야 하는 경우가 많다.

이 <아치형 만들기>는 허리의 근육이 강화되고 허리 근육이 원활하게 된다. 그와 함께 인대, 대퇴의 근육이 유연해지고, 여러 가지 성운동의 속도, 범위, 변화에 대해 적응할 수 있다.

또한 이 근육운동을 지배하는 신경이 동시에 강화되기 때문에 이것을 마스터함으로써 서로 자극을 높이고 민감하게 반응하게 된다.

허리를 자유롭게 구사하게 되면 성교 중 여성의 음핵에 최대의 자극을 주어 쾌감도 커진다. 또 남성에게는 보다 강렬한 성 테크닉의 무기가 된다.

64. 아치형 만들기

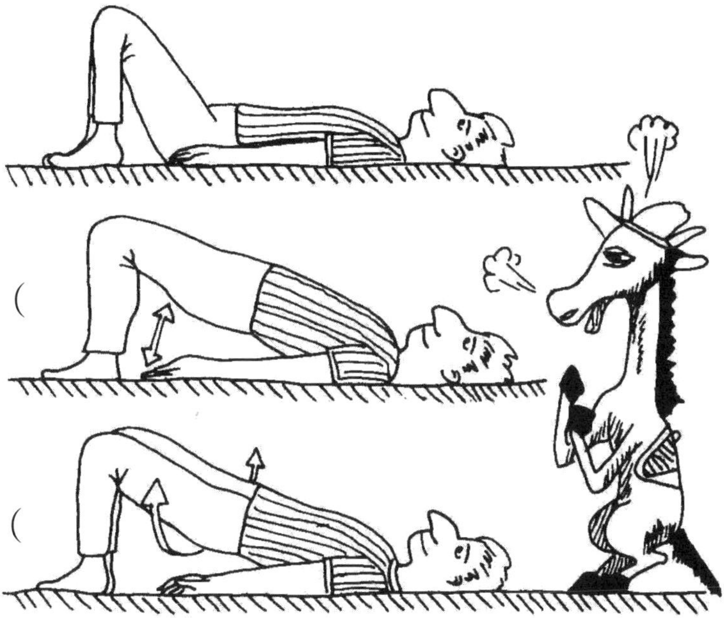

1. 무릎을 서로 붙이고 서서 발바닥을 방바닥에 대고 눕는다.
2. 둔부를 들고 어깨와 팔꿈치로 몸을 지탱한다.
3. 손바닥은 방바닥에 댄다.
4. 우선 (가) 허리를 위아래로 10번씩 움직인다.
5. (나) 허리를 위아래로 10번씩 움직인다.
6. 마지막으로 왼쪽으로 5번, 오른쪽으로 5번씩 돌린다.

* 성기는 위로 들어 올리는 기분으로 앞으로 내민다.

* 항문은 죄는 기분으로 한다. (3분)

65. 기교에 능해진다

— 여성은 스스로 절정감을 느낄 수 있다

둔부의 힘이 약한 사람은 섹스에 약하다고 한다.

이것은 대전근이 발달하지 않으면 허리운동이 약해지고, 성기의 위치를 자유자재로 이동하여 상대에게 모든 각도에서 자극적인 압박을 가하는 테크닉이 뜻대로 되지 않기 때문이다.

"어떻게 해서든 기교를 높이고 싶은데……" 하는 사람은 꽤 많다. <엎드려 두 발 올리기>는 광배근 아래에서 대전근에 이르는 성기 영역 전체를 강화시키는 운동법이다.

둔부가 발달하고 자유로운 운동을 할 수 있도록, 사정을 수반하는 일 없이 압박 자극만으로 여성을 오르가즘으로 이끌고 성교 시간을 연장할 수 있다. 자극을 주는 각도가 다르기만 해도 새로운 감각이 생기기 때문이다.

이 운동은 여성이 해도 효과가 현저하다. 둔부의 강화로 상대방의 움직임에 맞추어 자기 성기를 자유로운 위치로 이동시킬 수 있으므로, "둘이 완전한 성행위를 했다!"는 깊은 만족감과 확신을 얻을 수 있다.

또 둔부가 강화되는 동시에 질 내부의 근육을 강화시킬 수 있기 때문에 성교 중의 오르가즘이 높아지는 한편 상대에게도 강한 압박을 줄 수 있게 된다.

이 운동은 아울러 부신이 강화되어 스태미나가 길러지고, 또 변비도 없어진다.

65. 엎드려 두 발 올리기

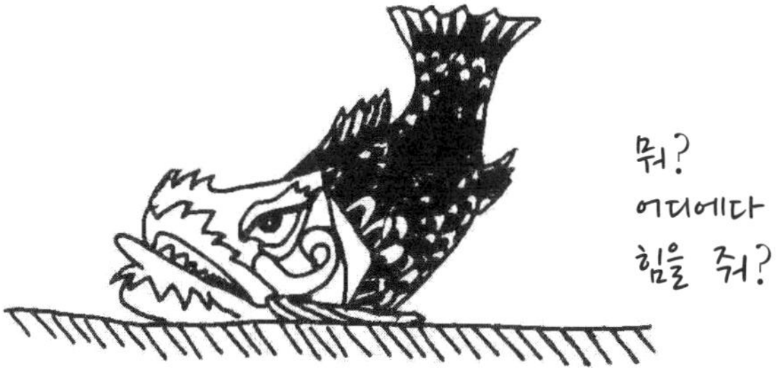

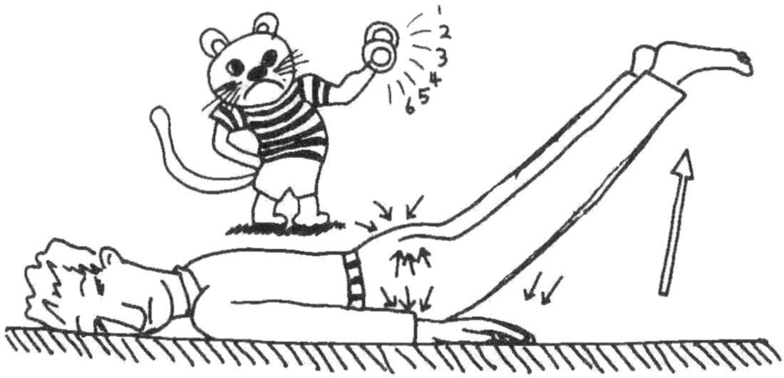

1. 엎드려서 팔을 방바닥에 댄다.
2. 두 발을 합쳐서 뒤로 흔들어 올린다.
3. 되도록 높은 위치에서 6초 동안 가만히 있는다. (이때 항문에 꽉 힘을 준다)
4. 천천히 내린다.
5. 5번 반복하고 나서 잠시 쉰 다음, 다시 5번 한다.

* 등은 쭉 편다.
* 손바닥으로 바닥을 세게 밀 것.
* 성기에 힘을 줄 것. (5회×2)

66. 밀착도를 높인다

— 남성은 죄는 힘이 약하다

내전근은 성행위 때 밑에 있는 사람의 다리가 위에 있는 사람의 몸에 닿았을 때 작용하는 근육이다.

대개의 경우, 아래의 위치를 취해서 다리를 휘감는 것은 여성인데, 만약 여성의 내전근이 약해서 활력이 없고 긴장과 유연성이 결핍되어 있으면 꼭 휘감을 수 없어 성교 중 경련을 일으키든가 근육이 아프든가 한다.

엉덩이 내전근을 강화시키면 서로의 몸의 밀착도가 강화되고, 여성은 성기 영역 전체를 남성의 성기 영역에 강하게 눌러댈 수 있다.

이 자세로 허리의 상하운동을 하면 음핵이 심하게 자극을 받아 절정 상태에 쉽게 도달한다.

남성이 다운되는 것은 실은 내전근의 죄는 힘에 의한 것이다.

내전근과 질의 괄약근은 동시에 작용하므로 여성이 트레이닝을 할 때에는 상대의 페니스가 자기 질 내부에 있어 질 괄약근 및 질 벽에서 포착하고 있는 것이라고 상상하고 행하면 좋다.

남성의 경우에는 다리를 죄는 힘이 강화되는 외에 페니스를 내미는 힘이 강해진다. 내전근은 다리 전체를 안쪽 상방으로 행하려는 힘을 지배하기 때문이다.

따라서 트레이닝할 때에는 페니스 부분이 앞에 늘 있다고 의식하면 좋다.

66. 무릎죄기와 넓히기

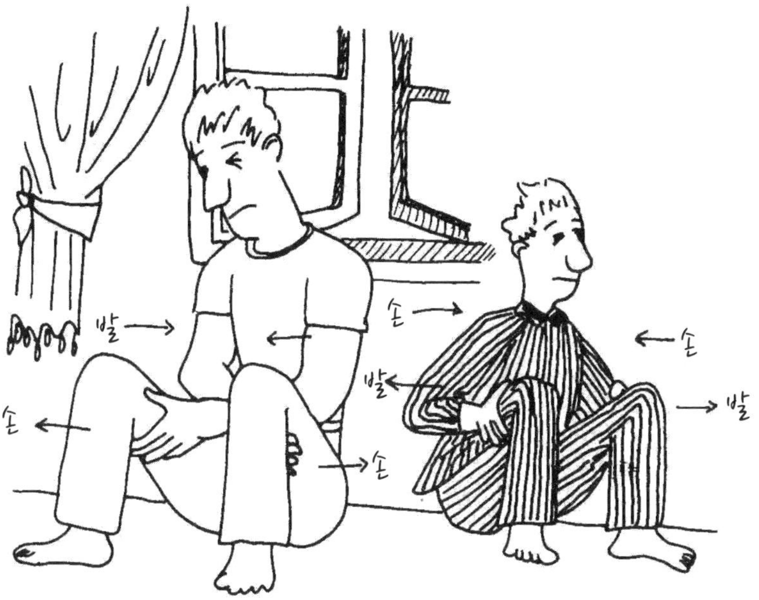

1. 방바닥에 무릎을 세우고 어깨넓이보다 약간 넓게 벌리고 앉는다. 오른손은 왼쪽 무릎 안쪽에, 왼손은 오른쪽 무릎 안쪽에 댄다.
2. 벌리고 있던 무릎을 오므리는데, 두 손으로 저항을 가하여 무릎에 힘이 가해지도록 한다.
3. 오므렸으면, 이번에는 무릎을 벌려 가는데, 두 손을 바깥쪽에서 꽉 누른다.
4. 5번 반복하고 나서 잠깐 쉬고, 다시 5번 한다.

* 손의 저항을 세게 하여 천천히 한다.

* 성기에 힘을 준다.

* 두 무릎 사이에 베개를 끼고 바깥쪽에서 죄어도 좋다.

67. 성(性) 신경을 단련한다

— 항문과 스태미나는 밀접한 관계가 있다

"항문의 힘이 센 사람은 스태미나가 강하다." 라고 흔히들 말한다. 무슨 이유일까?

성교 초기의 단계에서는 발기신경이 작용하여 음경을 발기시키는 동시에 사정관 폐쇄근이라는 사정을 방지하는 근육을 지배하여 정액이 몸 밖으로 배출하는 것을 억제한다.

사정신경의 힘이 강화되어 발기신경의 지배를 극복하면 뇌에서 절정감이 생겨 사정관 폐쇄근이 단번에 전부 열린다. 그 결과 사정관 내부에서 강한 압력이 가해져 있던 정액이 힘차게 밖으로 튀어나간다.

조루증이 있는 사람이나 스태미나가 없는 사람은 사정관 폐쇄근이 약해서 곧 체액의 배출을 하고 만다.

사정을 관장하고 있는 근육도 항문의 괄약근이나 방광의 괄약근과 같이 의지의 힘으로 자유롭게 조절하는 것이 가능하다.

이 괄약근들은 매일의 훈련으로 자연히 힘을 주는 방법이 습득되고 있지만, 사출방지근은 사춘기가 되기까지는 방치된 채 쓰이지 않으며, 또 쓰이는 경우에도 대소변을 볼 때처럼 마음대로 사용할 기회가 없다.

다행히도 항문수축근, 배뇨괄약근, 사정관폐쇄근은 서로 밀접한 관계에 있어 "항문을 수축시켜라" 고 하는 중추신경의 지령에 모두가 같은 반응을 일으키는 것으로 알려져 있다. "사정할 것 같으면 항문을 꽉 죄어라." 라고 하는 것은 이 때문이다.

67. 다리 꼬고 힘주기

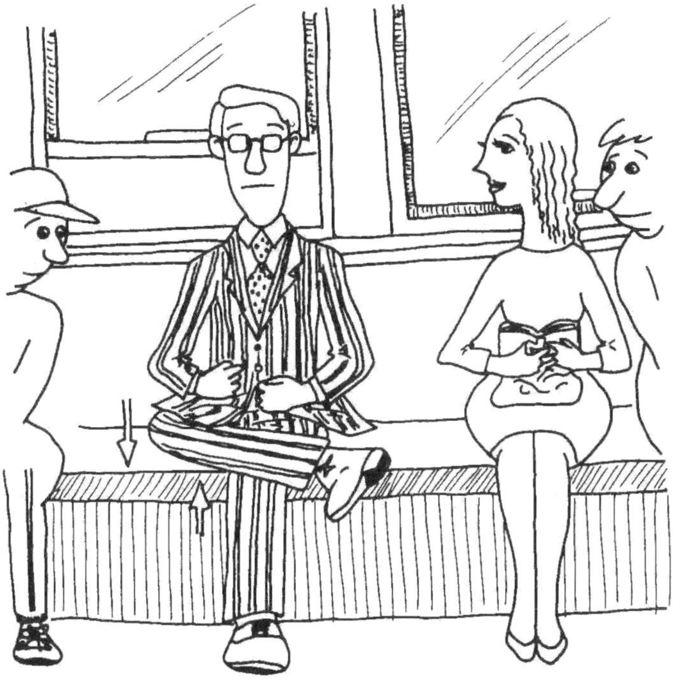

1. 좌석에 앉아 책상다리를 한다.
2. 윗다리는 밑에 있는 다리 쪽으로, 밑에 있는 다리는 위쪽으로 힘을 준다.
3. 6초간 힘을 준 뒤 힘을 늦춘다.
4. 5번씩 2회 반복한다.
5. 다리를 서로 교대하여 책상다리하고, 5번씩 2회 반복한다.

* 항문을 꽉 쥔다.
* 성기의 근육도 동시에 움직이듯이 한다. (5회×2)

68. 성선(性腺)의 이상을 고친다

— 허리의 결함은 불능을 초래한다

손을 뒤로 돌리고 몸을 뒤로 젖히는 동작은 섹스의 체위와 아주 비슷하며 성선 자극의 이상을 조정한다.

성선 자극이란 귀에 익은 말이 아니지만, 허리의 벨트라인 부분에는 선골신경총(仙骨神經叢)이 있어 여기서 외음부에 이르는 음부신경이 나와 있다. 또 자율신경총에 섹스와 관계가 깊은 골반신경이 선골부에서 발생하여 섹스의 기능을 지배하고 있다.

교통사고 등에서 허리를 강타 당했을 경우 불능해지기 쉬운 것은 이들 신경이 마비되기 때문이다.

매일의 생활에서 허리가 굽어지기 쉬운 사람은 섹스를 지배하는 신경에 장애가 생겨 있으므로 성욕이 약하다.

<위아래로 팔굽히기>는 등허리의 신경총을 자극하고 뒤틀림을 조절하는 운동이다.

등뼈가 쭉 늘어나 뼈가 삔 것을 교정하는 데도 효과가 있으며, 그 밖에도 코막힘, 변비, 안면신경통에도 좋다.

폴리네시아 지방에서 행해지고 있는 림보 춤은 역시 이 자세를 취함으로써 섹스강화에 효과적이다. 문명이 발달되어 있지 않는 나라에 많은 지혜가 남아 있는 점이 흥미롭다.

맨발로 걷는 일, 알몸으로 일광욕을 하는 일, 밤에는 일몰과 함께 자고 동트자마자 활동하는 일 등은 동물로서 본래의 자세지만, 우리는 너무 문명에 익숙해져서 자연으로 돌아가는 것은 잊혀 있는 것 같다.

68. 위아래로 팔굽히기

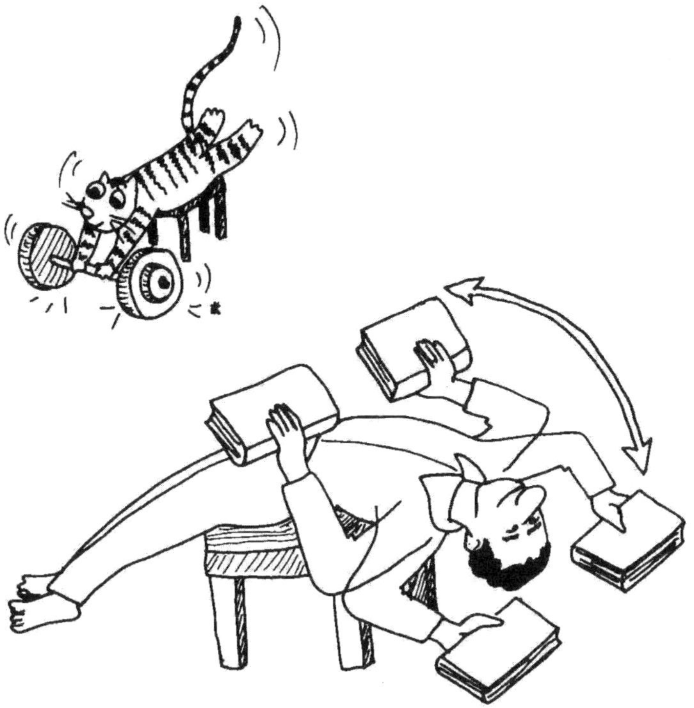

1. 의자 위에 등을 대고 팔꿈치를 뒤로 굽혀 몸을 젖힌다.
2. 두 손에 약간 무거운 것(책 같은 것)을 들고 팔꿈치를 굽힌 채 복부까지 가져간다.
3. 10번씩 3회 반복한다.

* 몸을 젖힌 채 팔죽지만 앞뒤로 움직인다.
* 성기 전체를 앞으로 내민다.
* 림보 춤 체조도 좋다. (10회×3)

69. 쾌미감을 높인다

— 남성을 위한 성의 세 가지 포인트

운동을 하기 전에 준비운동으로 몸을 익히는 것을 알고 있는 사람은 많지만, 섹스 전에 준비운동을 실행하고 있는 사람은 거의 없다.

그것은 지금까지 어떤 종류의 운동이 있으며, 어떤 효과가 있는지 전혀 소개되어 있지 않기 때문이다.

섹스 전의 준비운동에는 세 가지 효용이 있다.

첫째, 생식기 주변에 혈액순환을 높이고 심장의 기능을 익숙하게 한다. 흔히 성교 중 심장마비를 일으켜 복상사(腹上死)하는 일이 있는데, 이것은 급격한 혈액의 공급에 비해 심장이 미처 따라가지 못하기 때문이다.

둘째, 항문의 괄약근을 조절함으로써 너무 사정이 빠른 고민을 해결할 수 있다. 이것은 사정 직전에 반사적으로 항문을 수축시키면 사정이 억제되어 시간을 연장할 수 있게 하기 때문이다.

셋째, 허리의 교묘한 운동을 잘 할 수 있다—성교의 교졸(巧拙)은 말할 나위 없이 허리의 움직임이 결정하는 것이다. 너무 지나치게 의식하면 딱딱해져 도리어 상대를 즐겁게 하지 못한다. 상대의 상황을 보아가며 무의식적으로 허리가 움직이는 상태가 바람직하다.

이 세 가지 준비운동은 남성을 위한 성의 3대 기법이라고도 할 수 있는 것으로 이 체조를 함으로써 여성을 즐겁게 하고 동시에 자기 자신도 즐길 수 있다.

69. 감도 트레이닝

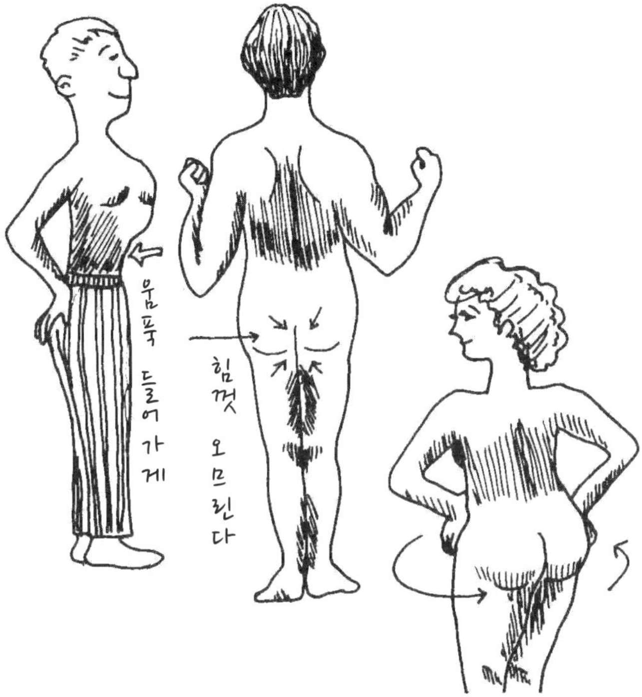

1. 두 발을 맞붙이고 선다.
2. 숨을 완전히 내쉬면서 오므린다. 10초 동안 가만히 있는다.
3. 항문을 꽉 죈다. 10초 동안 가만히 있는다.
4. 허리를 돌린다. 5번씩 2회 반복한다.

* 성교 직전에 알몸으로 하면 좋다.

* 성기를 앞으로 내민다.

* 성기의 근육을 움직인다는 의식을 갖는다.

* 허리를 돌릴 때는 무릎을 움직이지 말 것 (3분)

70. 성의 욕구 도를 촉구한다

— 왜 쇠퇴해지는가?

피로해지면 등허리의 힘이 빠져 몸이 점점 굽어져 등이 구부러지고 턱이 앞으로 나온 자세가 된다.

이것은 무슨 이유일까?

우리는 의식하지 못하고 있지만, 작은골에서 몸의 골격근에게 "자세를 유지하라"는 지령이 쉴 새 없이 내려지고 있어 근육은 계속 긴장하고 있다.

과음했을 때는 알코올 때문에 작은골의 중추가 마비되므로 올바른 자세를 취할 수 없어 비틀거리게 된다. 지령을 받은 근육은 수축하지만, 계속해서 점점 젖산성의 피로물질이 생기므로 긴장력이 쇠퇴하고 마침내는 몸도 지탱하지 못하게 된다.

이렇게 앞으로 구부러진 자세가 되면 가슴이 압박되어 더욱 피로를 촉진하는 악순환에 빠진다.

이런 상태가 습관화된 사람은 늘 등이 굽어 있어 남에게 나쁜 인상을 준다. 그뿐 아니라 섹스의 욕망이 저하되어 임포텐츠와 결부된다.

이럴 때는 손을 사용한 <물구나무서기>에 의해 허리를 강화시키고 부신기능을 회복시키면 좋다.

또 이 방법은 뇌에 대한 혈액순환을 좋게 하며 연수(延髓), 갑상선을 자극하기 때문에 섹스 강화에 좋은 역할을 한다.

덧붙여서 내장에 이어지는 신경계를 활발하게 하기 때문에 각 장기, 특히 위, 장, 간장에 뛰어난 효과가 있다.

70. 물구나무서기

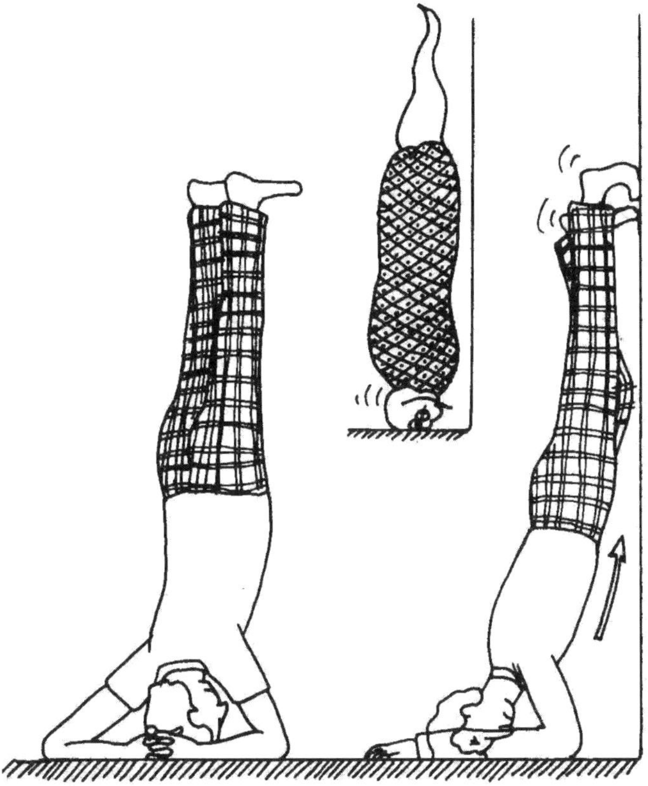

1. 거꾸로 서서 머리로 몸을 지탱한다. 이것을 못하는 사람은 양복장 이나 벽을 향해 그림과 같이 다리를 차츰 올려 간다.
2. 머리가 바로 밑에 왔을 때 10초 동안 쉰다.

*허리는 쭉 펼 것. (10초)

71. 쾌감을 배증시킨다

— 감도(感度)는 어디서 단련되는가

성교에 대해 열의가 없고, 자극을 주어도 반응을 나타내지 않으며, 절정 상태가 있었는지, 오르가즘에 달했었는지에 전혀 무관심한 여성이 있다.

"억지로 하게 한다", "상대가 너무 난폭하다"는 따위의 심리적인 이유와 섹스에 관련된 근육의 훈련이 되어 있지 않아 기교가 서투르다는 육체적인 이유를 곧잘 드는데, 현실적으로도 중추계의 고장 때문에 성감을 못 느낄 때가 많다.

이 같은 여성은 성감대라 불리는 귓불, 유방, 둔부 등을 자극해도 거의 관심을 보이지 않는다.

본래 이런 부분을 자극하면 그 자극이 척추나 뇌의 중추에 도달하여 동위(同位)의 신경의 지배를 받고 있는 성기에 반사된다. 그 결과 지각이나 운동이 유발되어 호르몬 분배에도 영향을 주게 된다.

감도가 훈련되어 있는 여성일수록 반응은 민감하고 빠르다. 그런데 한 군데라도 지배신경 도중에 마비가 일어나 있으면 전체의 기능이 이상을 일으킨다. 의외로 많은 것이 허리의 마비다.

이 부분에는 부신이 있어 피질의 망상체(網狀體)에서 성 호르몬인 안드로겐이 분비된다.

여성의 몸을 촉진(觸診)하여 굳어 있는 부분을 풀어 주는 것은 남성의 역할이다. 허리를 중심으로 림프 마사지를 시행하여 여성의 성감도를 향상시킬 수 있다.

71. 전신 림프 마사지

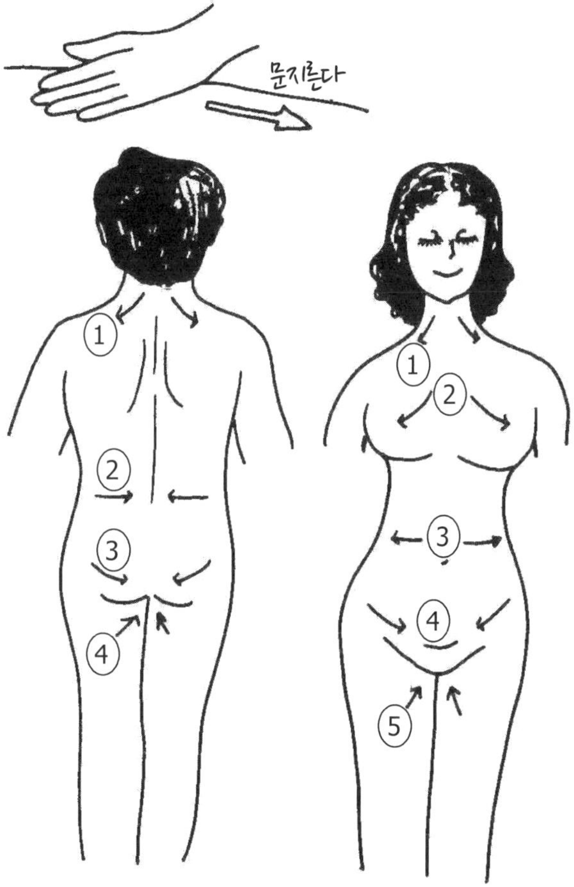

1. 그림의 순서와 방향으로 림프 마사지를 시행한다.
2. 허리의 벨트라인은 특히 정성들여 손가락으로 누른다.

* 손가락은 몸에서 떼지 않고 항상 몸 위를 연속적으로 미끄러져 나가게 할 것. (3분)

72. 부신 호르몬의 분비를 촉진시킨다

— 엎드리는 것은 건강에도 좋다

헬스클럽에 가면 레그 컬(Leg curl) 머신이라 하여 받침대 위에 엎드려 발목에 부하(負荷)를 걸고 무릎을 굽혔다 폈다 하는 운동기구가 있다. 이 운동은 대퇴사두근이라는 넓적다리 뒷부분을 발달시키는 종목인데 섹스 강화에 아주 효과가 크다.

운동할 때마다 사타구니가 죄어지고 동시에 둔부에서 허리에 걸쳐 근육이 자극을 받으므로 부신 호르몬의 분비를 촉진시킨다.

동물에 가까운 자세는 대개 스태미나에 좋다.

갓난아기도 혼자서 엎드리는 자세를 취하는 것을 볼 수 있다. 개나 고양이가 잠에서 깨면 곧잘 등을 쭉 뻗으면서 기지개를 펴는데, 이것은 굽어져 있던 등뼈를 펴기 위해서 본능적으로 그런 자세를 취하는 것이다.

인도의 요가도 동물의 포즈에서 힌트를 얻은 것이다.

네 발로 기고, 등골을 펴고, 머리를 일으켜 세우거나 기지개를 켜거나 하면 기분이 좋다.

네 발로 기는 것은 혈액, 림프액의 순환을 원활하게 하고 내장을 정상적으로 회복시키는 작용을 가지고 있다.

그런데 이 <다리 굽혔다 펴기>는 다리, 허리, 항문의 근육을 강화하고 엎드림으로써 정소(精巢)를 자극하여 성 호르몬의 분비를 촉진시켜 스태미나를 강화시킨다.

자기 전에 3분간 등뼈를 마음껏 펴는 것은 육체와 정신을 강화하는데 효과적이다.

72. 다리 굽혔다 펴기

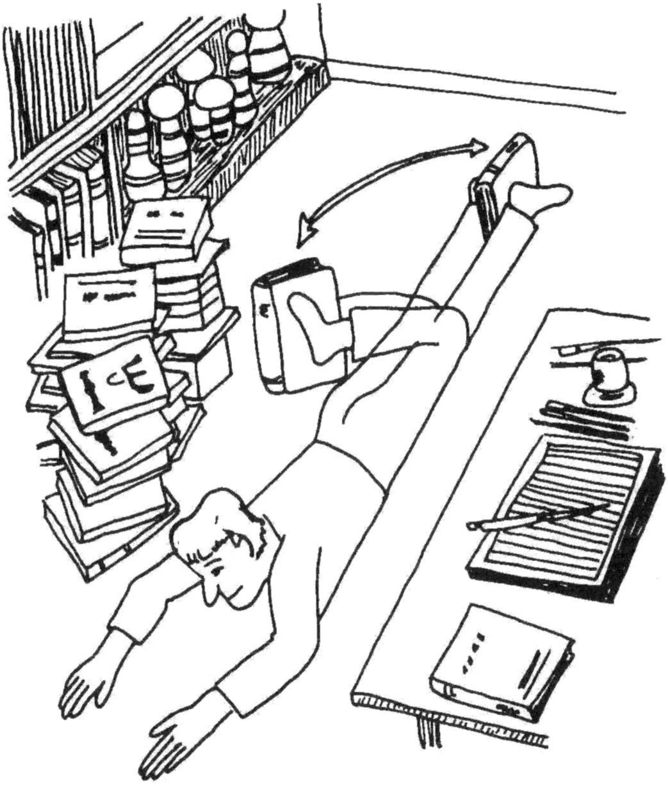

1. 엎드려 눕는다. 팔을 앞으로 쭉 편다.
2. 두 발 사이에 좀 무거운 책을 끼고 무릎을 굽혔다 폈다 한다.
3. 반복해서 10번씩 3회 반복한다.

* 두 다리는 되도록 둔부와 가깝게 되도록 한다.

(10회×3)

강정(强精) 식품의 정체를 폭로한다

아프리카에서 서식하는 요힘베라는 교목의 껍질에서 얻어지는 요힘빈이라는 것이 있다. 그 효과는 성기의 혈관을 확대시켜 충혈도를 증가시킴으로써 발기력을 향상시켜 준다. 요힘빈과 비슷한 효능을 가진 물질이 음양곽(淫羊藿)이라는 풀에 함유되어 있어 그것을 양이 먹으면 발정한다고 한다.

그런데, 우리나라 사람들은 정력에 좋다는 것은 닥치는 대로 섭취하는 경향이 있는 것 같다. 그래서인지 개구리가 씨가 마르고 뱀이 수난을 당하며, 심지어 토룡탕이라고 해서 지렁이까지 먹어댄다. 이런 것들을 먹음으로써 정력이 증강된다고 믿기 때문이다.

그러나 이들 식품에 설사 그러한 효능이 있다고 하더라도 아주 일시적인 것이다. 우리의 몸은 그 같은 특수한 물질의 약리작용에 대해서 금방 익숙해져 불감증이 되기 때문이다. 따라서 섹스의 스태미나를 기르기 위해서는 항상 영양, 특히 단백질의 충분한 섭취와 아울러 계속적인 트레이닝이 중요하다.

그런데 이러한 소위 강정식품이라는 것은 모두 먹으면 섹스에 강해진다는 심리적인 암시를 주는 데는 효과가 있다. 그것은 섹스의 스태미나란 심리적 조건 여하로 강해지기도 약해지기도 하는 미묘한 점이 있기 때문이다.

어쨌든 섹스에 강해지는 음식이란 없다. 식품회사나 제약회사에서 소위 강정식품이니 정력제니 하는 것들은 대부분이 발기중추를 자극시켜 일시적으로 성욕을 불러일으키게 하는 등의 효과가 있을 뿐이지 진정한 섹스의 스태미나를 증강시켜 주지는 못하는 것이다.

PART 5.

내장은 시나브로
약화되어 가고 있다

73. 만성 위약(胃弱)을 고친다

— 위와 스트레스의 관계

위하수라면 위가 축 늘어지고 그야말로 시원찮은 상태를 연상하는데, 사실은 건강인이라도 공복 때에는 위가 축 늘어진다. 만성 위병인 사람은 위를 자극하는 신경과 근육의 활동이 약화되어 있어 충분한 분절운동(分節運動, 내용물을 소화액과 혼합시키는 운동)이나 연동운동(連動運動, 내용물을 장으로 보내는 운동)을 하지 못하는 사람이다. 식사를 하면 늘 갑갑하고 구역질이 나는 것은 이 때문이다.

위의 자율신경은 가장 스트레스를 받기 쉽다. 정신적인 중노동, 불규칙한 생활, 불안과 불만 등의 이유로 그야말로 비즈니스맨의 50퍼센트가 위가 나쁘다는 만성 증세를 가지고 있고, 나머지 50퍼센트도 가끔 위의 컨디션이 나빠 쉬고 싶을 때가 있다고 호소하고 있음이 통계에도 나타나 있다.

위를 자극하여 그 기능을 활발하게 하려면 <다리 뻗쳐 올리기>나 <누웠다 일어나기>(28) 운동법이 가장 효과적이다. 복근을 단련하는 운동은 위에 대해 압박과 이완을 번갈아 주기 때문에 위의 신경과 근육이 기능을 회복한다. 위가 갑갑하다, 식욕이 없다, 가슴이 답답하다는 등의 증세를 고치는 데 그 효과가 크다.

우리 일상생활은 책상에 마주앉거나 차를 운전하거나, 등을 굽혀 위를 약화시키는 기회가 너무 많다. 매일 운동을 하느냐 하지 않느냐에 따라 같은 스트레스를 받아도 아무렇지도 않은 위장이 조성되는 것이다.

73. 다리 뻗쳐 올리기

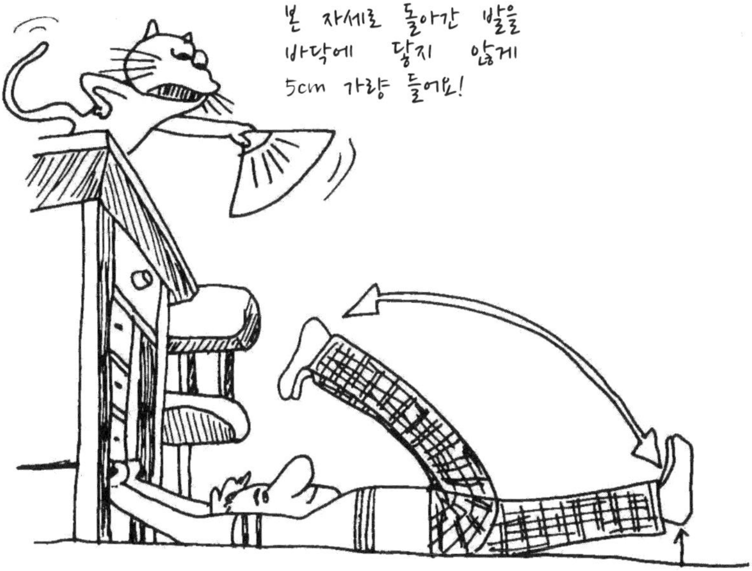

1. 방바닥에 눕는다. 두 팔을 머리 위에 얹고 양복장 끝이나 책상 다리 등을 붙잡고 있으면 좋다.
2. 두 다리를 붙이고 머리 위로 올린다.
3. 천천히 내리는데, 다리가 바닥에 닿으면 절대 안 된다. 5cm쯤 들고 있는 자세로 3초 동안 가만히 있는다.

* 다리를 내릴 때는 1cm씩 천천히 의식하듯 내린다.

(각 10회×3)

74. 위가 쑤시는 것을 고친다

— 건강한 사람은 3초면 소화시킨다

"3초와 15분의 차"라는 말이 있다. 같은 양의 식사를 했을 때 몸의 컨디션이 좋거나 공복인 때에는 겨우 3초면 소화시켜버리고 마는 데 대해, 무슨 걱정거리가 있으면 소화액이 전혀 분비되지 않아 분해시키는 데 15분이나 걸린다는 실험이다.

특히 위는 예민하여 스트레스를 받기 쉽고, "식사가 목에서 넘어가지 않는다", "위 속이 갑갑하고 아프다", "쿡쿡 쑤신다"는 등의 통증을 일으키기 쉽다.

분주한 생활을 보내고 있거나, 근심 걱정이 많은 사람, 또는 자기가 마무리하지 못한 업무를 한시바삐 처리하지 않으면 견디지 못하는 등등의 사람은 위궤양(위 속에 염증이 생기고 헌다)에 걸릴 확률이 아주 많다.

특히 최근에는 정신적인 스트레스나 고민이 위의 신경을 자극하여, 위벽을 이루고 있는 불수의근(不隨意筋—平滑筋層)을 갑자기 수축시켜 경련을 일으켜 아플 때가 많다. 이것을 위경련(위신경증)이라고 한다.

아픈 것도 2, 3분간의 가벼운 경증에서부터 한두 시간이나 계속되기도 하여, 명치, 옆구리, 배꼽 위가 심하게 아프며, 더 심해지면 쇼크로 쓰러지는 일도 있다.

이러한 상태가 되면, 림프 마사지로 경련을 일으키고 있는 근육에 자극을 주어 발작을 멈추게 하고, 다음에는 위에 이어져 있는 손바닥, 등뼈, 양쪽의 근육을 차례차례로 마사지해 나가면 된다.

74. 명치의 림프 마사지

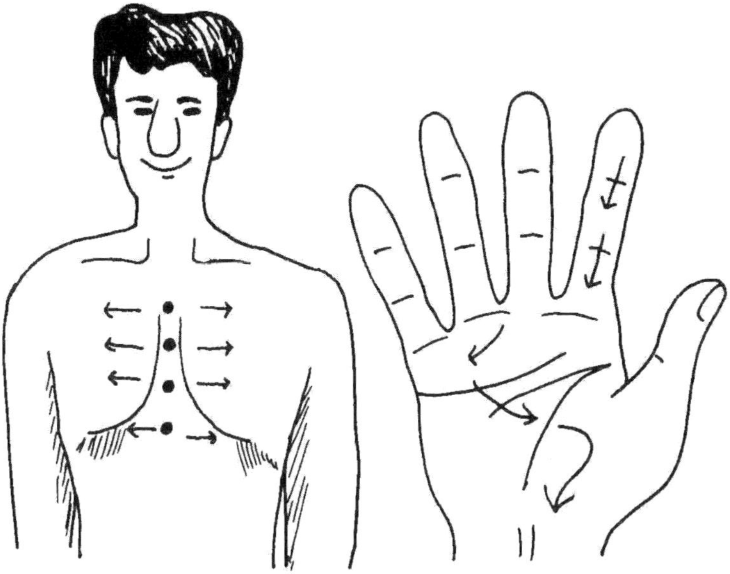

1. 명치에 오른손 검지·중지·약지 세 손가락을 대고 누른다.
2. 그대로 왼쪽으로 약 3cm쯤 근육을 쥐고 간다.
3. 반복해서 5번 한다.
4. 그 1cm 위를 같은 모양으로 5번 한다.
5. 역시 2cm, 3cm 위, 4cm 위를 5번 반복한다.
6. 왼손도 같은 방법으로 하면 된다.
7. 다 끝나면 손바닥으로 전체를 마사지한다.

* 대흉근을 손가락으로 꼭 쥘 것. 압통점은 정성들여 반복한다. 그림과 같이 왼손 엄지와 검지로 오른손을 마사지해도 좋다. (3분간)

75. 식욕부진을 바로잡는다

— 식사법을 바꿔도 효과는 없다

식욕이 부진한 것을 고치는 방법은 많다.

여름을 타서 식사를 잘 못하는 사람은 레몬즙을 밥이나 두부, 야채, 생선 등에 쳐서 먹으면 좋다.

더울 때는 혈액의 대부분이 피부의 표면을 흘러 체열을 발산시키는 데 쓰이므로 위의 활동이 둔해진다.

만성 식욕부진은 복근운동을 하여 위장을 자극시키면 좋다. 몸을 트위스트시킴으로써 각도를 바꾼 진동이 위장에 전달되므로 위장의 근육운동이 활발해지고 또 소화효소의 분비가 촉진되므로 위장에 남아 있던 음식이 빨리 소화된다.

등허리의 림프 마사지도 효과가 있다. 뇌의 시상하부(視床下部)에 식욕 중추가 있고, 혈액 속의 영양소의 증감에 따라서 공복감이나 만복감을 느낀다.

식욕 중추는 흥분을 대뇌 가장자리에 전송하여 식행동(食行動)을 일으키게 하는데, 이 중추는 복직근의 상부 등허리를 지배하는 신경과 관계하고 있으므로 이 근처에 근경직(筋硬直)이 있을 때에는 마비되기 쉽다.

과로, 수면부족, 걱정거리나 불만 등 정신적으로 긴장했을 때는 흔히 식욕이 없어지는데, 이것은 식욕중추의 기능이 약화되어 있기 때문이다. 이럴 때는 운동범위가 큰 종목을 행하여 신진대사를 촉진시키면 좋다. 기분전환이나 스트레스 해소 효과도 크므로 여러 모로 좋다.

75. 트위스트 싯업(twist sit up)

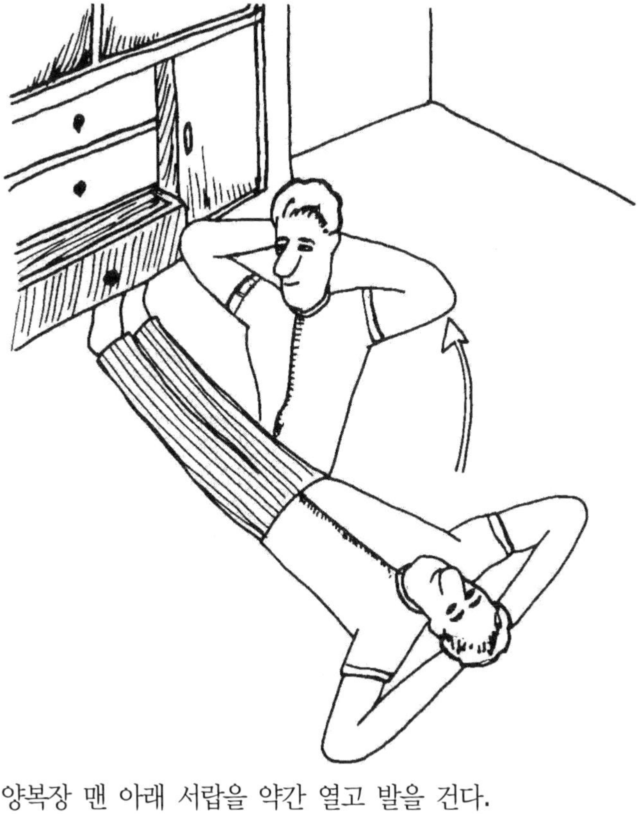

1. 양복장 맨 아래 서랍을 약간 열고 발을 건다.
2. 머리 뒤로 손을 가져가 상체를 일으키는데, 이때 허리를 꼬며 옆으로 향해 일어선다.
3. 오른쪽으로 5번 한 후 같은 모양으로 왼쪽으로도 5번 비튼다.
4. 10번씩 세 번 반복한다.

* 몸을 본래의 자세로 돌릴 때에는 천천히 1cm씩 의식하면서 한다.

(10회×3)

76. 간장을 단련한다

— 증세가 없어도 스스로 진단할 수 있다

간장은 심장과 같이 뛰거나, 위와 같이 쿡쿡 쑤시거나 하지 않으므로 좀처럼 이상을 알 수 없다. 자각증세가 없으므로 의사가 진찰했을 때는 이미 병세가 악화되어 있는 일이 많다.

간장의 작용은 유독물질의 분해, 알코올 분해에서 시작되어 담즙의 분비, 영양의 저장, 글리코겐의 생성과 처분, 요소·요산의 생성, 혈구의 파괴작용 등 대개 50종류 이상의 화학변화를 일으키고 있다. 따라서 간장이 좋지 않으면 신체 전부가 뒤틀리는 결과를 초래하는 셈이다.

곧잘 콧등이 빨간 사람이나 손바닥이 복숭아 빛처럼 되어 있는 사람은 간장이 망가져 있다고들 하는데, 자기 스스로 간단히 간장의 상태를 조사하는 방법으로는, 반듯이 누워 오른쪽 늑골 밑 부분을 손끝으로 눌러 보는 일이다.

이 때 손끝에 자연스럽게 배가 눌리면 좋지만, 아픔을 느끼든가 응어리가 있는 경우에는 간장이 굳어져 있으므로 운동요법으로 유연성을 되찾도록 해주면 된다.

이 요법은 상반신을 일으켜 주먹으로 두드리든가 쓰다듬으면 좋다고 한다. 그러나 이것보다 더 효과적인 방법으로는 <스트레이트 풀 오버>가 있다.

이 운동은 횡경막을 움직임으로써 간장의 신축성을 촉진시키고, 신선한 산소와 영양소를 보냄으로써 신진대사가 촉진되어 간장 기능이 향상된다.

76. 스트레이트 풀 오버

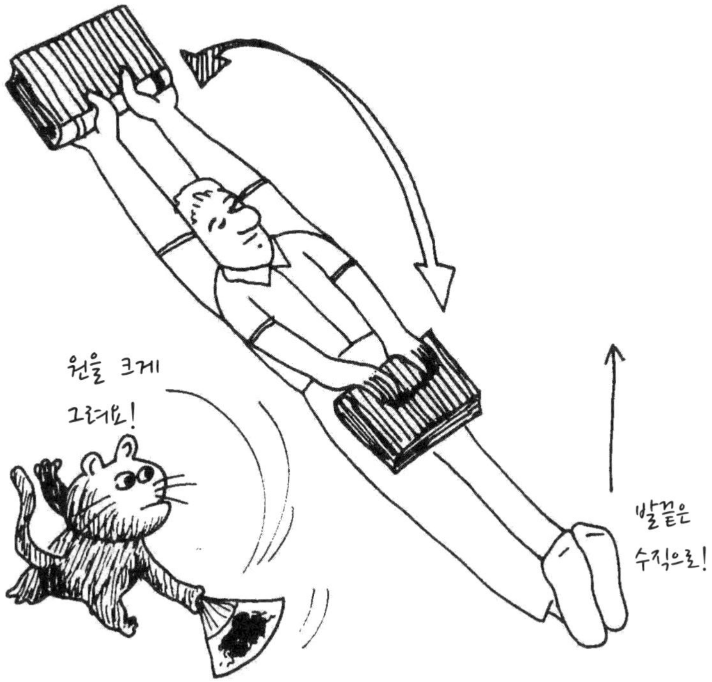

1. 방바닥에 일직선으로 눕는다. (발바닥이 천정을 보는 기분으로 아킬레스건을 편다)
2. 약간 무거운 책을 두 손에 들고 되도록 큰 원을 그려 머리 위에서 배로 가져간다.
3. 숨은, 위로 손이 갈 때 잔뜩 들이쉬고 내릴 때 토한다.

* 손에 든 책은 방바닥이나 배 위에 놓지 말고 줄곧 허공에 띄워 놓는다. 손이 위로 갈 때, 두 손등을 합치면 몸이 더욱 뻗어진다. 책상 위에 누워 머리에서 끝이 허공에 뜨면 강도가 강해진다.

(10회×3)

77. 내장을 강화시킨다

— 주사와 약이 악화를 부채질한다

심장병이나 신장병으로 고민하는 사람들이 많다.

이 장기(臟器)는 한번 악화되면 치료가 힘들고 장기간의 요양을 요하는 경우가 많기 때문에 그에 따른 가족의 부담도 대단하다.

미국에서는 심장병 환자에게 자전거의 페달을 밟게 하는 운동을 시켰더니 대단히 병세가 좋아졌다는 보고가 있다.

이것은, 적당한 발바닥의 자극은 내장에 좋은 영향을 준다는 하나의 예이다.

사람의 육체는 본래 자연적인 회복력을 갖추고 있다. 그런데 현대의 일상생활은 템포가 빨라 충분한 휴식이나 자연치유력에 맡기지 않고 대신 주사나 약물을 투여함으로써 증세를 억지로 눌러 버리려는 경향이 있다.

그러나 내장의 경우, 이런 요법으로는 몸의 진정한 회복을 바랄 수 없다. 내장기관은 평소에 자극을 주어 그 기능을 강화시켜 주는 것이 필요하다.

이 내장 강화의 트레이닝으로는 <발뒤꿈치 올렸다 내리기>가 아주 적당하다.

이 운동은, 자기의 발바닥을 자극할 수 있다는 것, 또 내장 강화를 하면서 아킬레스건을 강화시키고 다리를 날씬하게 만든다는 점에서 최고의 운동법이다.

77. 발뒤꿈치 올렸다 내리기

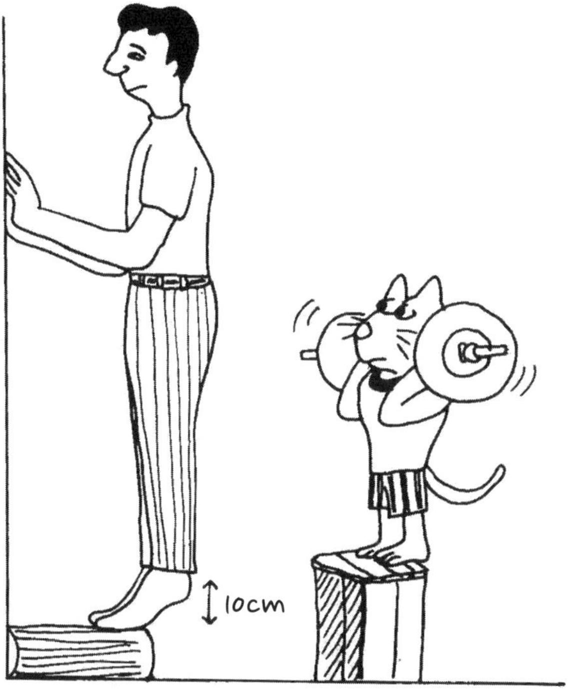

1. 벽 앞에 약간 높은 받침대(두께 3cm 정도의 책이라도 좋다)를 준비한다.
2. 두 손을 가볍게 벽에 대고 받침대 위에서 뒤꿈치를 올렸다 내렸다 한다.
3. 발끝만이 받침대에 걸리고 뒤꿈치와 함께 발의 절반은 밖으로 나간다.

* 무릎을 굽혀서는 안 된다.
* 되도록 발끝으로 꼿꼿이 선다. (20회×3)

78. 장(臟)을 단련한다

— 우유나 물을 마시는 것만으로 왜 설사를 하는가?

"장이 과민한 탓인지, 좀 찬 것을 마신다든지, 수영장에 가서 물에 들어가기만 해도 컨디션이 나빠집니다."

그런가 하면 우유나 아이스크림은 물론 빵이나 케이크를 먹어도 설사를 하는 사람이 있다. 무슨 이유일까?

인간의 작은창자 내부는 미세한 주름 모양으로 되어 있어서 표면의 세포 하나하나에 20~30개의 솜털이 나 있다. 이들 요철(凹凸)의 겉면적을 합하면 대강 200제곱미터 가량 된다.

이만한 넓이가 있음으로써 아침, 점심, 저녁의 배불리 먹는 식사를 소화시킬 수 있는 것이다.

소화액 속의 효소는 작은창자를 통과하는 내용물에 따라 다시 더 가늘게 분해한다. 분해된 영양소는 거의 90퍼센트가 작은창자에서 흡수된다. 이런 작용은 누구에게나 다 마찬가지다.

그러나 현실적으로는 장이 튼튼한 사람과 약한 사람과의 차이가 생긴다.

장이 약한 사람은 효소의 활동이 충분하지 않으며 내용물을 보내는 연동운동이 약하다는 점에 그 원인이 있다.

이런 사람은 <앞으로 발 뻗치기>로 약화된 위와 장을 자극시켜 복근을 강화시킴으로써 연동운동을 활발하게 하고, 아울러 초조한 기분을 전환시켜 소화효소의 분비를 촉진시켜야 한다.

이것은 허리를 가늘게 하는 데에도 도움이 된다.

78. 앞으로 발 뻗치기

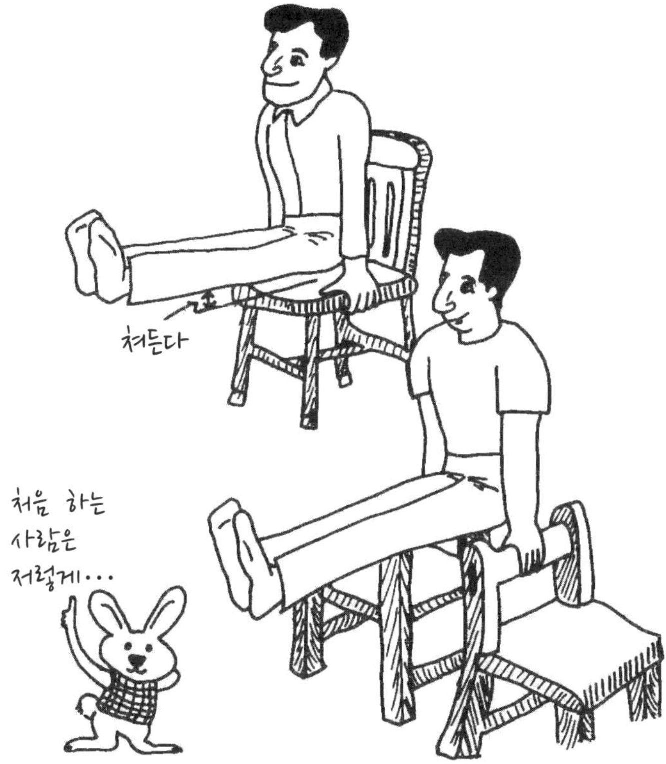

1. 두 개의 의자 사이에 서서 두 손으로 몸을 지탱한다.
2. 두 다리를 천천히 앞으로 올려 간다.
3. 직각이 되면 6초 동안 가만히 있는다.
4. 5번 반복한다.

* 두 팔을 펴고, 중심이 뒤로 가는 듯한 느낌이 좋다.

* 초심자는 의자에 앉아 다리를 뻗는 방법부터 시작하면 좋다.

(6초×5)

79. 변비를 고친다

— 음식이 배출되기까지의 과정

자기가 먹은 것이 배출되기까지의 시간은 얼마나 걸릴까?

먹은 것에도 관계가 있겠지만, 그 시간은 평균 48시간이며, 설사할 때는 몇 시간밖에 안 걸리고, 변비 때는 72시간, 즉 사흘 동안이나 머물러 있는다. 이렇게 되면 살갗에 부스럼이 생겨 복부의 팽만감과 함께 기분이 상쾌해지지 않는다.

입에서부터 항문까지의 길이는 약 6미터이다. 먹은 것은 식후 7, 8시간 내에 대장(큰창자)으로 들어간다. 대장을 지나고 있는 동안 내용물에서 수분이 회수되어 더욱 굳어지는데, 변비는 배출되기까지의 시간이 너무 길어 횟수가 줄든가 너무 굳어서 배출이 곤란해진 것을 말한다.

변비의 원인으로는 빵이나 버터, 생선, 두부, 감자 등 섬유질이 적은 것을 줄곧 먹어 생길 때와, 매일 제 시간에 배변을 하지 않든가, 아니면 변을 참고 있음으로써 생기는 습관성 변비, 여행 등으로 환경이 바뀔 때 생기는 신경성 변비를 생각할 수 있다.

치질이나 위장이완, 자율신경실조증 등의 병에 의해서 일어나는 경우도 있다.

변비를 막으려면 <다리 뻗쳐 올리기>(72)로 복부를 자극하고 대장 근육의 연동작용을 도와주어야 하지만 직접 림프 마사지로 굳어진 배를 문질러 풀어 주면 좋다.

화장실에서 손가락을 등뼈 쪽으로 돌려 등의 중앙에서 미저골까지 자극하면 약 30초 사이로 변의를 느끼게 된다.

79. 하복부의 림프 마사지

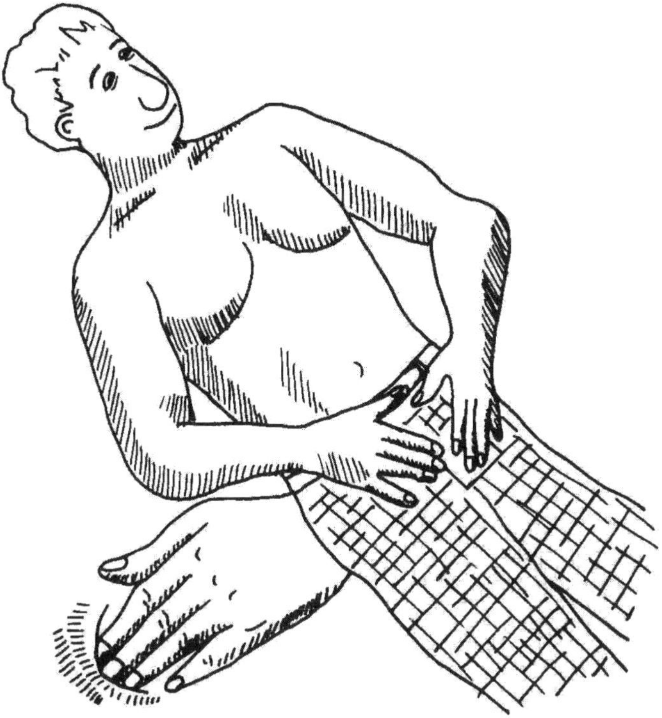

1. 손끝으로 경화부를 찾으면서 아래로 마사지한다.

2. 경화부는 손바닥으로 정성껏 잘 문질러 푼다.

* 손은 따스한 편이 좋다.

* 배 근육은 완전히 기운을 빼고 부드럽게 해둔다.

* 무릎을 세워도 좋다.

* 선 채로 해도 좋다. (30초)

80. 갑작스런 복통을 고친다

— 위경련은 위에 문제가 있는 것은 아니다

식후 곧 달리든가 하면 옆구리가 아파진다. 소화를 위해 쓰여야 할 혈액이 근육의 운동에 쓰여 위장운동의 컨디션이 나빠지기 때문이다.

배꼽 주위가 아픈 것은 주로 소장(작은창자)에 원인이 있고, 하복부가 아픈 것은 대장(큰창자)에 그 원인이 있다.

아픔은 말초의 지각신경이 자극되어 뇌의 중추에 지각으로써 전달되었을 때 비로소 느껴진다, 현장에서는 근육이 마비되어 있는 일이 많다. 위경련의 경우에도 위가 정말 경련을 일으키고 있는 것이 아니라 복직근이 경련하는 경우가 많다.

림프 마사지는 경련의 원인으로 일어나는 복통에 모두 효과적이다. 복통을 일으키고 있는 사람은 누구나 모로 누워 아픈 부분에 손을 대지만, 이것은 본능적으로 근육의 긴장을 이완시키고 편하게 해주려는 동작이다.

변비나 설사도 장의 경련이 원인으로 생기는 일이 많으므로 림프 마사지가 효과적이다.

옛날에는 의사가 "맹장이다" 하고 곧잘 절개수술을 했지만, 실제 맹장염을 일으키는 것은 50퍼센트 이하라고 한다. 맹장염인지 아닌지를 판정하는 기술이 발달됨에 따라 이 같은 경우는 없어졌지만, 림프 마사지로 아픔이 거짓말같이 사라지는 일이 많다.

그렇기는 해도 정말 맹장염이나 식중독, 결석증, 복막염 등의 경우에는 원인을 규명하여 대책을 강구해야 할 것이다.

80. 상복부의 림프 마사지

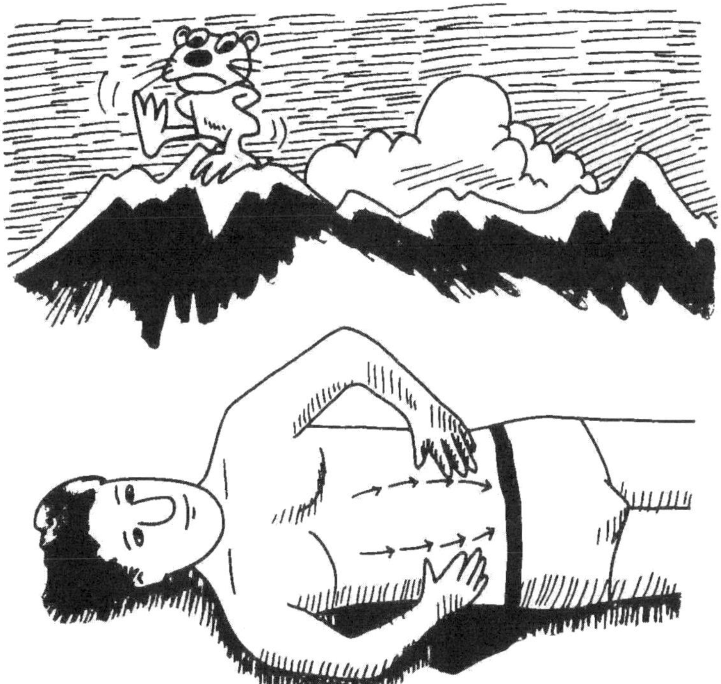

1. 몸을 눕히고 손으로 경화부를 찾으면서 마사지한다.
2. 경화부는 배꼽을 중심으로 상하 좌우에 분포돼 있어 산맥같이 솟아올라 단단한 경우가 있다.
3. 손끝으로 해서 아플 때에는 손바닥으로 조금씩 푼다.
4. 이따금 배 전체를 손바닥으로 문지른다.

(3분간)

81. 신장(腎臟)을 단련한다

— 하루에 1톤 반의 혈액이 처리되고 있다

신장은 횡경막 뒤의 등뼈를 중심으로 양쪽에 하나씩 콩 모양을 한 장기인데, 하루에 신장에서 처리되는 혈액은 어느 정도나 될까?

하루에 1.5톤의 혈액이 신장을 흘러 180리터(드럼통 하나)가 사구체(絲球體)로 여과된다.

체중보다 훨씬 많지 않나 하고 생각할지 모르나 혈액은 항상 돌고 있으므로 연 순환량을 계산하면 이런 숫자가 된다. 대단한 부담이 신장에 걸려 있음을 이해할 수 있으리라.

혈액 속에서 필요한 혈장(血漿) 성분을 회수하고, 불필요한 요소, 요산, 염류, 암모니아 등을 오줌으로 방출한다. 오줌의 양은 성인 남자가 약 1,500cc, 여과되는 양의 99퍼센트 이상이 체내에서 흡수된다. 신장기능이 나빠지면 오줌이 적어지고 단백질이나 적혈구가 오줌으로 나온다. 얼굴이 붓고 혈압이 높아지며, 피로해지는 등의 증세가 나타난다.

신장기능을 지배하는 신경총(神經叢)이 허리의 선골부에 집합해 있기 때문에 요추를 교정하는 운동법이 신장 강화에 효과가 있다. <다리 벌리기>를 엎드려서 하면 하부 고유 배근의 선극근, 특히 요조근을 자극시킨다.

반듯이 누워서 하면 내전근, 박근을 자극시킨다. 어느 경우나 신장의 자율신경의 조정에 효과가 크다.

81. 다리 벌리기

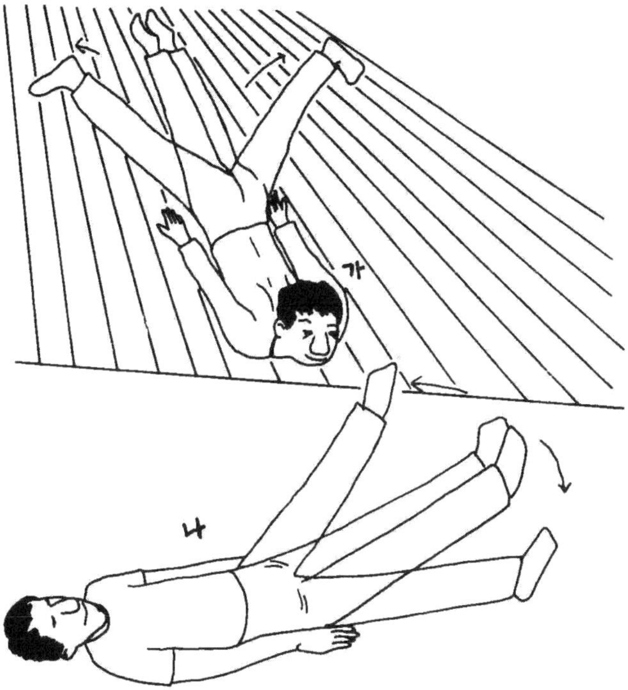

가) 플론 레그 스플릿

1. 엎드려 누워서 발을 벌리며 위로 일으킨다.
2. 다리를 완전히 벌린 자세로 6초 동안 가만히 있는다.

나) 라잉 레그 스플릿

1. 반듯이 누워 두 다리를 든 상태로 두 넓적다리를 여닫는다.
2. 개폐를 10번 되풀이한다.

* 두 다리를 되도록 크게 버틸 것.

(6초×5)

82. 당뇨병을 고친다

— 당(糖)은 온갖 성인병의 바탕이 된다

당뇨병 환자가 늘어나고 있다.

대부분의 당뇨병은 자칫 성불능이 되기 쉽다. 그래서 중년 남성이 성불능을 호소하게 되면 일단 테스터를 소변에 찍어 당뇨를 조사해 보는 게 좋다고 의사들은 권한다.

이 당뇨병이 무서운 것은 일생을 두고 낫기 힘든 병이란 점과, 당이 중성 지방으로 변화하여 혈관에 침전한 결과 합병증이라 하여 고혈압, 뇌졸중, 심근경색 등의 성인병을 만들어내는 데 있다.

당뇨병의 원인으로는 운동부족과 영양과잉에 의해 일어나는 것, 정신적인 과로, 스트레스에 의한 호르몬분비의 이상에 의한 것, 셋째로 선천적으로 췌장에 결함이 있을 때를 생각할 수 있다.

그 증세로는, 목이 마르다, 오줌이 자주 누고 싶다, 섹스가 전연 안 된다는 예가 압도적으로 많다.

어느 병원에서나 식사를 엄격하게 조절하는 외에도 운동요법을 권장하고 있다.

운동은 칼로리를 소모시키고, 과도하게 살찐 체중을 줄이기 위해 좋으며, 때로는 약제 등을 전혀 쓰지 않고 회복되는 것도 가능하기 때문이다.

우선 식사요법과 운동요법으로 표준체중에 접근시켜야 한다. 특히 이 <가슴 밀기>를 주로 하여 운동법을 즐기면서 하는 연구가 필요하다.

82. 가슴 밀기

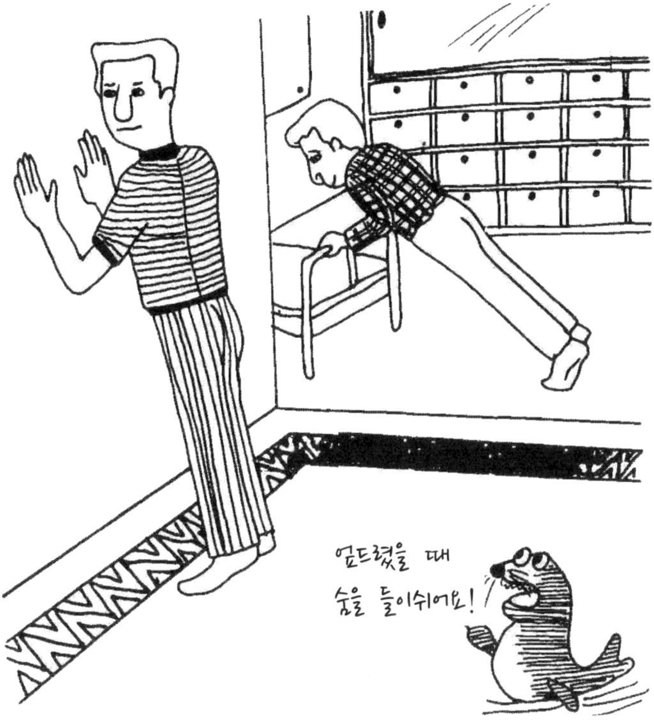

1. 벽이나 침대 끝에 손을 얹는다.
2. 50cm쯤 다리를 뒤로 내린다.
3. 팔을 굽히고 가슴을 벽이나 침대 끝에 댄다.
4. 얼굴은 처음 5번은 왼쪽으로, 그 다음 5번은 오른쪽으로 돌린다.
5. 잠깐 쉬고 30번 반복한다.

* 엎드렸을 때는 잔뜩 숨을 들이마신다. 방바닥에서 해도 좋고, 한쪽 다리를 들고 해도 좋다. (10회×3)

83. 심장을 튼튼히 한다

— 그것은 정말 단련하기 힘든 것인가

당신이 만약 80년 동안을 산다고 한다면 자기의 심장이 몇 번이나 박동하는지 상상할 수 있을까? 인간이 80세까지 살면 자그마치 약 28억 회나 진동한다는 계산이 나온다.

심장은 한 번의 수축에서 50~80cc, 1분간에 3~5리터, 심한 운동을 했을 때는 그 10배의 양이나 송혈(送血)할 수 있어 24시간에 900리터의 혈액을 순환시키고 있다.

"심장이 약하면 즐거움이 반감된다." 고들 흔히 말하는데, 확실히 그렇다고 생각한다.

복잡한 출퇴근 시간, 매일 계단 오르내리기, 사고 때에 일어나는 쇼크 등 잠깐 동안 생각하기만 해도 심장이 약한 사람의 고생은 보통이 아니다. 더구나 지금까지 심장은 가장 단련하기 힘든 장기로 인정되어 왔다.

그렇다면 심장을 단련하기 위해서는 어떤 운동이 효과적일까?

간단히 말하면, 산소를 많이 요구하는 운동, 즉 근육의 부분으로는 대흉근, 광배근, 대퇴근 등 볼륨이 큰 근육을 발달시키는 운동이 좋다.

그 중에서도 이 <턱걸이>는 심장의 관동맥의 활동을 활성화하여 영양소와 산소의 순환을 원활하게 할 뿐 아니라 심장근육의 신진대사를 활발하게 하는 최고의 운동법이라고 할 수 있다.

83. 턱걸이

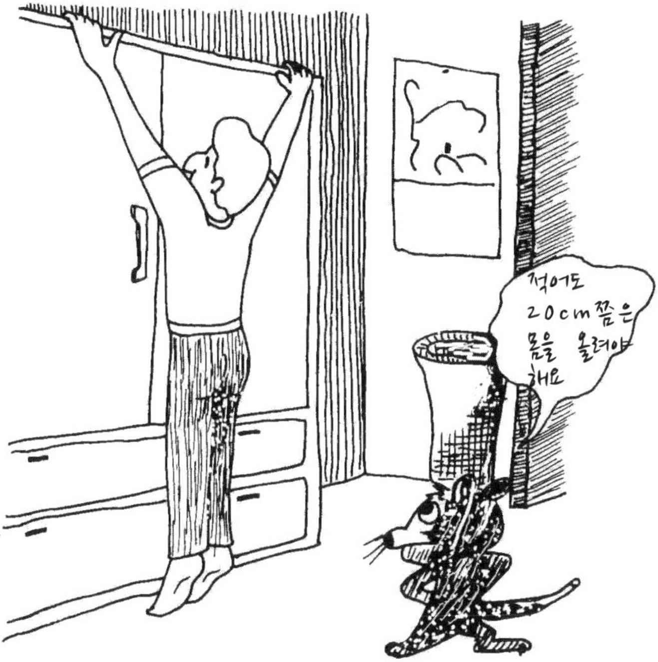

1. 장롱이나 철봉에 넓게 손을 댄다.
2. 매달릴 듯이 체중을 건다.
3. 팔에 힘을 주고 몸을 올린다.
4. 발은 바닥에 닿거나 닿지 않거나 상관없지만, 되도록 팔에 힘을 준다. (발이 뜨면 더욱 좋다)
5. 몸을 약 50cm 위로 올리면 좋다.

* 발을 밑으로 내렸을 때, 발에 힘을 주지 말고 축 늘어지듯이 할 것. 철봉이나 링에 의한 매달림도 마찬가지의 효과. 장롱에 대해서 등을 돌리고 해도 좋다. (20회×3)

84. 협심증을 고친다

— 운동을 해서는 안 된다고 하는 것은 거짓말이다

협심증, 심장판막증, 심장비대증, 부정맥(不整脈), 고혈압, 극도의 비만증, 혈당치가 변동하기 쉬운 당뇨병 환자나 폐질환이 있는 사람은 운동하는 것을 금지시키고 있다.

특히 협심증이 있는 사람은 철저히 못하게 한다. 그러나 이러한 사람들이야말로 적당한 운동으로 병을 회복시키도록 해야 한다.

협심증은 심장의 근육을 기르고 있는 관상동맥에 장애가 있기 때문에 심근에의 산소나 영양공급이 나빠져 심장에 발작적인 통증을 일으키는 것이다.

급격한 기온의 변화, 급격한 운동, 정신적인 쇼크, 과식, 지나친 흡연 등이 원인이 되어 일어나는데, 몸에 갑작스런 자극을 주지 않기 위해서도 서서히 트레이닝해 두는 것이 바람직하다.

심장병 환자가 특히 주의하지 않으면 안 될 것은 과식과 장시간의 전굴(前屈) 자세이다. 과식은 내장 자체에 부담을 주고 그것이 원인으로 생기는 동맥경화나 변비가 악영향을 끼친다.

또 심장을 보호하기 위한 전굴자세는 목, 어깨에 응어리를 만들어 이 압박감이 호흡을 괴롭게 만드는 것이다.

이 응어리를 풀려면 목과 흉부의 림프 마사지가 효과적이다. 경부(硬部)의 심장지배신경의 이상을 고치는 것이 협심증의 회복과 결부된다는 것을 어느 의사는 보고하고 있다.

84. 목의 림프 마사지

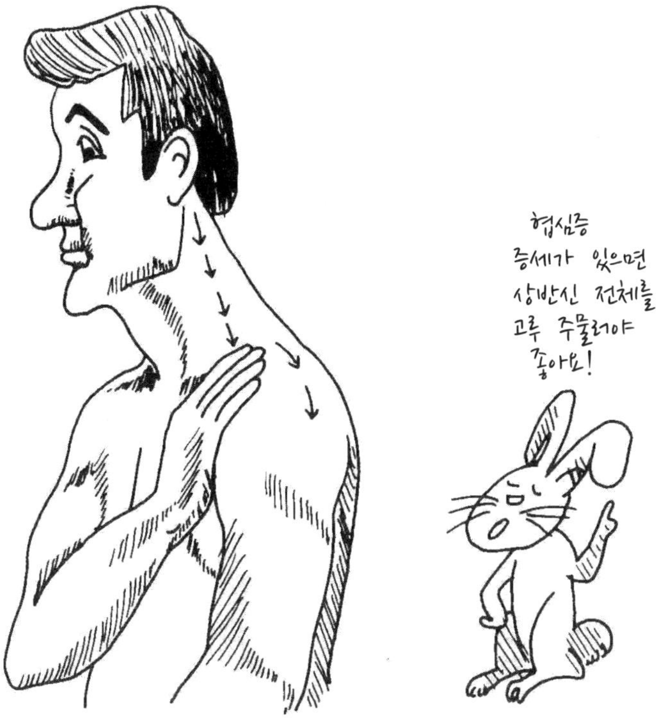

1. 후두부에서 목 아래를 향하여 엄지로 정성껏 마사지한다.
2. 특히 목 뒤쪽이 굳어져 있다.
3. 어깨, 가슴을 같은 모양으로 촉진시키면서 마사지한다.
4. 등에서 견갑골을 같은 방법으로 한다.

* 협심증이 있는 사람은 호흡이 곤란해지는 일이 많으므로 천식의 경우와 같이 상반신 전체를 풀어 간다. (5분)

85. 고혈압을 고친다

— 활발한 운동은 혈압을 저하시킨다

미국의 조셉 마스트로 파울로 박사의 연구에 의하면, 가벼운 운동은 혈압을 그다지 내리게 하지 않지만, 활발한 트레이닝은 혈압을 저하시켜 안정된 혈압을 유지시킨다고 한다.

브루노 볼키 박사도 같은 보고를 하고 있다. 실험자는 53세의 남성, 최고혈압 184, 최저혈압 110이며, 약 3년간 치료했으나 효과가 없었다고 한다. 이 환자에게 3개월의 트레이닝 계획서를 주어 그 경과를 관찰했다. 그 결과 근작업능력(筋作業能力)을 증가시키고 혈압은 140~90으로 내려간 것이다.

고혈압을 원인별로 보면, 신장병이나 동맥경화증에 의한 경우와, 정신적인 불안정에서 오는 본태성 고혈압의 경우가 있어 병세에 따라 신중한 판단을 필요로 하는데, 미국의 두 박사의 보고와 같이 트레이너의 관리 아래 운동을 시작하는 편이 좋은 결과를 얻을 수 있다.

우선, 손발의 말초를 림프 마사지로 잘 풀고, 어깨의 트레이닝 <뒤로 팔 내리기>를 행한다. 약간 무거운 책을 쥐고 목 뒤로 내린다. 10번씩 세 번 반복하면 뭔가 좀 가벼워진 것 같은 느낌이 든다. 이어 <팔 뻗치기>(10), <몸 굽히기>(14) 등 제1장에서 든 운동을 한다. 적당한 운동은 혈관을 싱싱하게 하고 탄력을 다시 찾는 계기가 된다. 운동부족이 오히려 눈사람 모양으로 동맥경화를 만든다고 생각하면 될 것이다. 이 <뒤로 팔 내리기>를 하면 어깨 결림이 낫고 피로가 가시며 어깨가 넓어지기도 한다.

85. 뒤로 팔 내리기

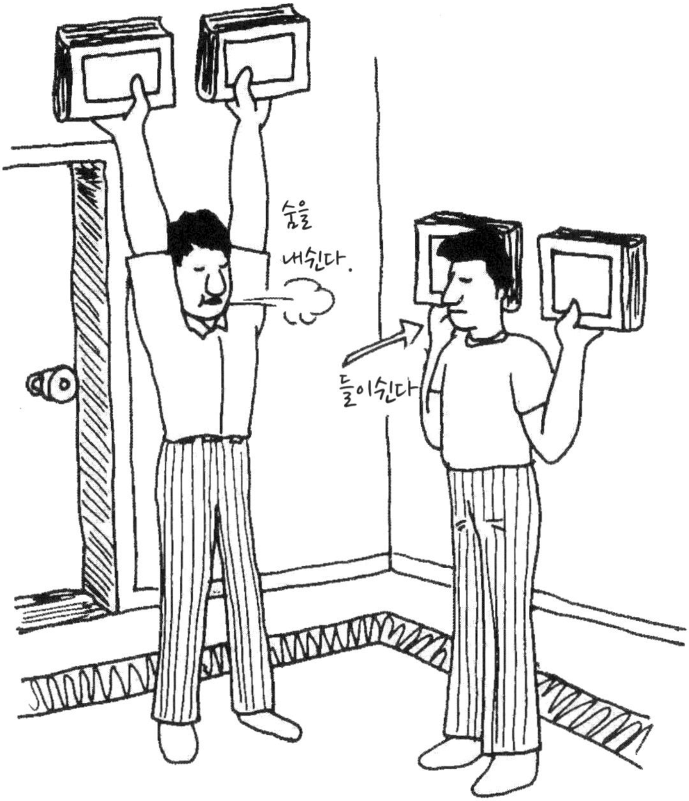

1. 어깨 넓이만큼 두 발을 벌리고 선다.
2. 약간 무거운 것(책 같은 것)을 양손에 들고 높이 들어올린다.
3. 팔을 굽히고 목 뒤 어깨 위치로 책을 내려놓는다.
4. 내렸을 때 손바닥은 되도록 바깥쪽으로 돌린다.

* 팔을 올렸을 때 숨을 내쉬고, 내렸을 때 잔뜩 들이마신다.

(10회×3)

86. 빈혈을 고친다

— 산소의 요구량에 결함이 있다

빈혈증이 있는 사람은 감기에 걸리기 쉽고 곧 피로해지며 섹스에도 약하다는 통계가 나와 있다.

혈액을 검사하여 적혈구 수가 1cc 중 500만 이하, 혈색소 100cc 중 13그램 이하라는 숫자가 나오면 빈혈이라 판정되는데, 빈혈의 원인은, 산소를 나르는 역할을 하는 적혈구나 혈색소가 부족한 진성 빈혈증과, 적혈구는 존재해도 혈액이 많이 돌지 않기 때문에 생기는 뇌빈혈의 두 가지를 생각할 수 있다.

어느 경우에나 몸이 요구하는 만큼의 산소가 공급되지 않기 때문에 피로해지기 쉽고 스태미나가 떨어지는 것이다.

빈혈을 예방하려면 식사 때의 주의로, 적혈구의 주성분인 단백질을 하루 70그램 이상 섭취하고, 혈색소를 만드는 철의 함유량이 높은 간, 굴, 당근, 잣, 생선 등의 음식물을 많이 섭취한다.

보다 적극적인 요법으로는 빈혈방지 비타민인 비타민 B12, 엽산(葉酸)이 많은 간, 효모, 시금치 등을 섭취하는 것이 중요하다.

빈혈이 무서운 것은 현기증이나 어지럼증, 귀울림 현상이 일어나 자칫 위험한 장소에서도 쓰러지고 만다는 데에 있다.

이것을 막기 위해서는 가벼운 운동으로 신진대사를 높이면 그 효과가 크다. 또 긴급할 때는 목 뒤를 마사지하면 혈액순환이 좋아지고, 머리에 신선한 혈액이 보내져서 빈혈에서 회복될 수 있다.

86. 귀 뒤의 마사지

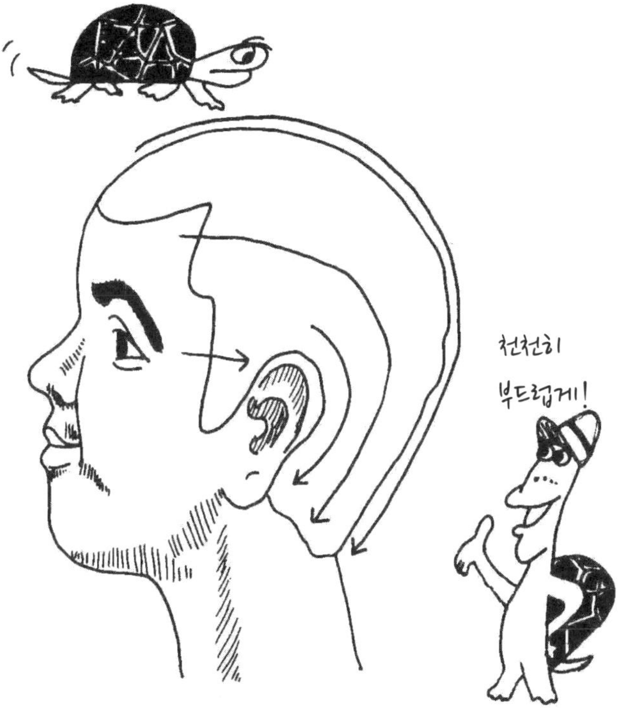

1. 귀 뒤에서 귓불 뒤까지 중지로 눌러 간다.
2. 눈 끝에서 관자놀이로 같은 모양으로 누른다.
3. 이마 중앙에서 뒷머리 끝까지 같은 모양으로 누른다.
4. 머리의 중심점을 같은 식으로 누른다.
5. 좌우 같은 식으로 반복한다.
6. 목을 마사지한다.

* 너무 세게 누르지 말 것. 각각 4, 5초씩 천천히 할 것
* 압통점이 있는 데는 마사지로 잘 푼다.
* 1~6의 순서로 림프 마사지를 실시해도 좋다. (3분)

87. 튼튼한 폐를 만든다

— 하품은 본능적인 건강 관리법이다

아이들이 하품을 하면 부모나 선생님들 가운데 흔히 핀잔을 주는 사람이 있는데, 하품을 하는 원인을 알고 있다면 야단치지 못할 것이다.

인간의 몸은 탄산가스의 농도가 어느 일정량 이상이 되면 턱의 근육에 있는 근방추(筋紡錐)라는 감각기가 자극되어 연수(延髓)의 호흡중추에 전달된다.

그리하여 "하품을 하여 가스를 교환하라" 는 지시가 근육에 전해지게 되어 있다.

하품은 신선한 산소를 구하는 몸의 요구인데, 단번에 토해내는 공기의 양은 400~500cc이며, 아무리 깊이 호흡해도 일정량의 공기가 폐에 남는다. 이것을 잔기(殘氣)라고 부르는데, 이 잔기가 적으면 적을수록 신선한 산소가 체내에 공급된다.

스포츠가 몸에 좋은 이유 중 한 가지는 이 잔기를 대량으로 토해 낼 수 있는 점에 있다. 그러나 운동을 하지 않더라도 대부분의 잔기를 완전히 토해 내고 폐활량을 크게 하는 방법이 이 <숨쉬기>이다.

이 호흡법의 특징은 깊이 길게 숨을 내쉬는 데 있는데, 이 호흡법을 마스터하는 것만으로 폐활량이 4,000~5,000cc로 오르게 된다. 게다가 이 호흡은 내장 각 부에 좋은 자극을 주며, 특히 위에는 효과적이므로 위가 약한 사람은 아침을 택해 신선한 공기를 마시는 이 호흡법을 계속하면 눈에 뛰게 위가 튼튼해진다.

87. 숨쉬기

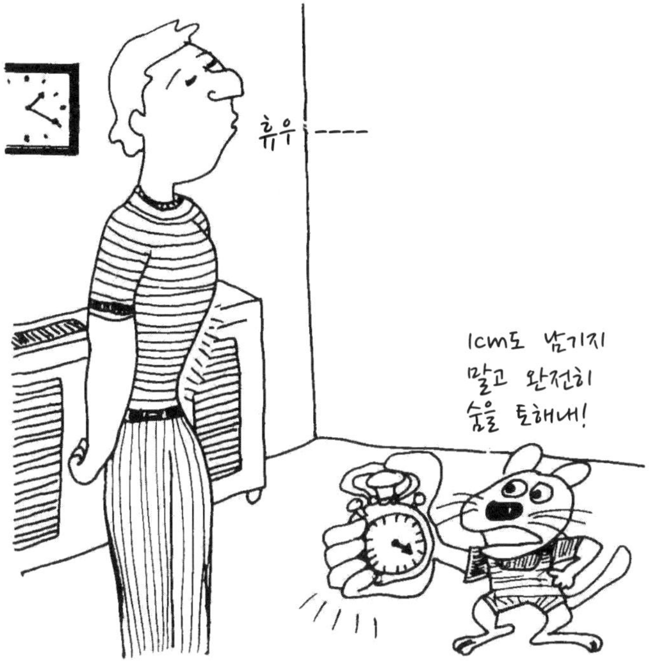

1. 가슴 가득히 공기를 들이마신다.
2. 15초가 지나면 천천히 토해 낸다.
3. 다시 가슴 가득히 숨을 들이마신다. 15초가 지나면 또 천천히 토해 낸다. 배를 오므려 등에 붙이는 느낌이 들도록 숨을 완전히 토해 낸다.
4. 다시 5초간 토해 낸다. 5초 동안 들이마신다.
5. 반복해서 세 번.

* 도중에서 토해 내는 것을 멈춰서는 안 된다.

* 1cc도 남김없이 완전히 토해 낸다. (30초×3회)

88. 천식을 해소한다

— 발작은 근육의 경화로 일어난다

천식은 고된 것이다. 가래가 나올 듯하면서 나오지 않고 숨이 막혀 버리는 것이 아닌가 여겨질 정도이다.

천식의 원인은 공기 속의 오염물질, 꽃가루, 털, 식품, 약품 등 뭔가 특별한 물질에 대한 과민증이 있어 그것이 몸에 작용하면 히스타민이라는 물질이 생겨 기관지로 가는 부교감신경을 자극하여 그 결과 기관지의 근육이 경련하고 발작을 일으킨다.

천식도 며칠 내로 끝나는 경우도 있고, 심하면 한 달 이상 계속될 때도 있다.

낮에는 아무렇지도 않지만, 밤이 되면 괴로워하는 사람이 많다. 이것은 부교감신경이 밤에 많이 활동하기 때문이다.

천식의 예방으로는 감기가 유인(誘因)이 되므로 감기에 걸리지 않도록 할 것, 심신의 과로를 피하고 체력을 기를 것 등이다.

또 동물을 기르는 사람은 동물의 털, 취기(臭氣) 등으로 일어나는 일이 있으므로 주의가 필요하다.

이 천식의 발작이 일어났을 때는 근육이 굳어지고, 호흡을 해도 충분히 근육이 이동하지 않으며 호흡의 차가 적어진다. 그래서 괴로우므로 또 급히 숨을 쉬게 된다.

이 반복으로 호흡중추와 그에 이어지는 신경이 마비된다. 이에 대한 요법으로는 기관지의 림프 마사지로 근육의 경화를 제거해 주는 것이 적절하다. 그렇게 함으로써 호흡이 편해지고 기분이 안정된다.

88. 기관지 림프 마사지

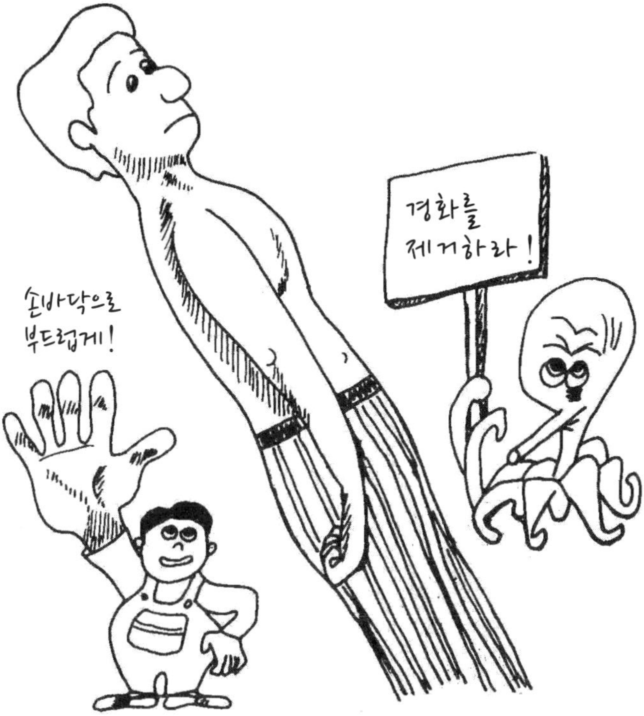

1. 후두부에서 목에 걸친 경화 부분을 풀어 준다.
2. 어깨에서 등까지의 경화를 풀어 주며, 특히 견갑골 부분을 정성껏 마사지한다.
3. 허리의 경화를 풀어 준다.
4. 반듯이 누워 가슴의 경화를 풀어 준다.
5. 명치에서 배까지의 경화를 풀어 준다.

* 손바닥으로 부드럽게 한다.

* 가볍게 마찰한다. (15분)

89. 감기를 쫓아버린다

— 감기약은 일시적인 진정제에 불과하다

최근의 감기는 신형 바이러스가 많은 것 같다. 그런 만큼 이미 있는 감기약을 먹어도 그다지 효과가 없다. 몸의 컨디션이 좋으면 감기에 걸려도 하루만 누워 있으면 나아버리는데, 체력도 없고 몹시 피로해 있는 현대인에게는 감기가 큰 적이다.

동양의학에서는 밖으로부터의 사기(邪氣)가 몸 안으로 들어와 감기를 일으킨다고 예부터 전해져 왔는데, 인플루엔자가 바이러스임이 밝혀져 그것이 옳다는 것이 증명되었다.

왜 감기에 걸리는가? 그것은 외기(外氣)의 사소한 추위나 냉기, 습기 등에 몸이 적응하지 못하고 스트레스 증세를 일으키기 때문이다. 흔히 감기에 걸리면 목욕이나 운동으로 땀을 흘리면 낫는다고들 하지만, 이것은 경우에 따라 다르다. 감기가 과도하게 진행되었을 때는 트레이닝 중에도 땀이 나지 않고 몸이 피로해지기만 할 뿐이다.

이 바이러스가 처음에 들어오는 곳이 기관지 위쪽이다. 기침이 나오는 것은 이물(異物)을 내쫓는 배설작용이며, 열이 나는 것은 침입한 세균에 대항하기 위해 체내의 화학반응이 촉진되는 결과이다.

대흉근의 림프 마사지는 기관지로부터 폐에 걸쳐서의 혈액, 림프액의 흐름을 촉진시키고 신진대사를 활발하게 한다.

이 때문에 폐의 기능이 높아지고 스트레스에 대항하는 기능이 왕성해지며, 그 외에도 직접적인 진동이 기관지에 흡착한 이물을 배제하는데 효과가 있다.

89. 대흉근의 림프 마사지

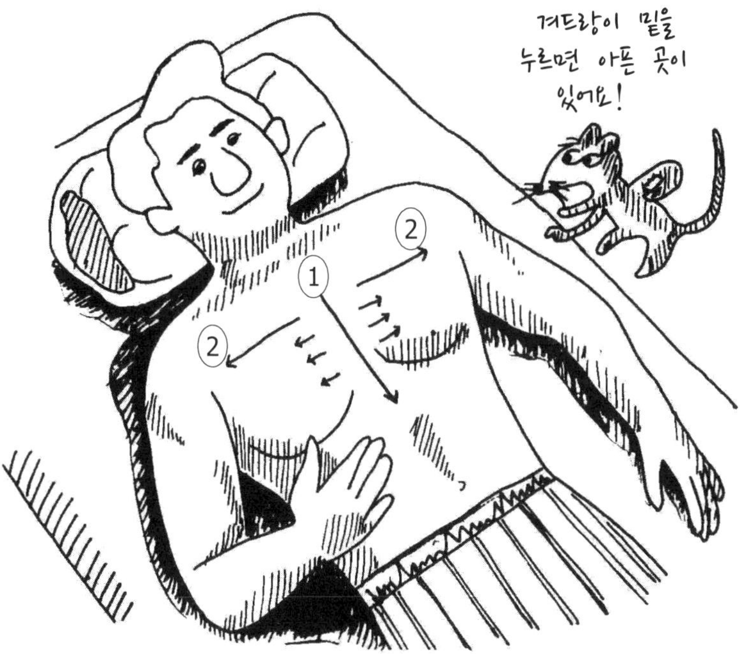

1. 누워서 대흉근에 힘을 꾹 준다. 6초 동안 2회 반복한다.
2. ①의 방향으로 오른손 중지, 약지, 검지로 마사지해 간다.
3. ②의 방향으로 같은 방법으로 마사지한다.
4. 대흉근 위쪽을 마사지한다. 이 부분에 압통점이 있으므로 충분히 풀어 준다.
5. 대흉근을 안쪽에서 바깥쪽으로 마사지한다.

* 근육을 손가락으로 꽉 쥘 것.

* 마사지가 끝나면 가볍게 손바닥으로 문질러 준다. (3분)

90. 코막힘을 고친다

— 코는 흘리는 것이 아니라 멈추게 할 것

코가 막혔을 때는 답답하다. 머리가 무겁고 아무 일도 할 생각이 나지 않는다. 기억력이 나빠지는 수도 있다.

그것은 사람이 생활하는 데 필요한 산소가 부족하기 때문이다.

코의 구조는 의외로 복잡하여 몇 가지 뼈가 연결되어 기관지, 입, 눈, 귀로 서로 통로를 이루고 있다.

뼈의 여기저기에 굴이 있어 염증을 일으켰을 때 고름이 차기 쉽다. 콧구멍은 두 개가 있어, 내부에도 세로로 된 칸막이에 의해서 좌우 두 개의 유통경로가 있는 것은 자연의 조화라고는 해도 교묘한 안전장치라 할 수 있다.

코의 역할은 공기를 따스하게 하고, 제일 알맞은 온도, 습도로 만들어 폐로 보내는 일, 공기 속의 먼지나 세균류를 섬모(纖毛)나 점액으로 포획하여 코딱지나 코와 함께 몸 밖으로 배출시키는 데 있다. 하루에 코에서 증발되는 수분은 약 1,000cc라 한다.

코가 막힐 때는 코 주위를 압박하는 외에 머리 뒤쪽의 림프 마사지가 효과가 있다.

발의 바깥 복사뼈나 정강이의 근경직(筋硬直)도 관계가 깊다. 코를 지배하는 신경과 동위(同位)에 있기 때문이다.

감기가 원인인 경우에는 대흉근과 명치의 림프 마사지가 잘 듣는다. 코의 점막이 민감해져서 코가 흐르기 쉽게 된 것을 고치기 때문이다.

90. 후두근 림프 마사지

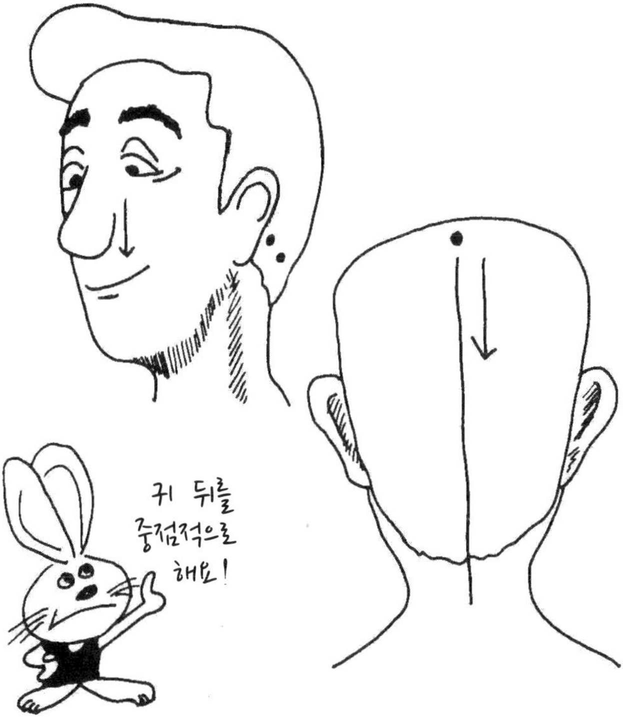

1. 양손의 인지와 중지로 코의 양쪽을 위로부터 밑으로 밀어낸다.
2. 귀 뒤를 머리털이 난 자리를 따라 마사지한다.
3. 뇌천(腦天)으로부터 똑바로 목덜미 쪽으로 마사지한다.

* 귀 뒤를 중점적으로 할 것.

(2분)

91. 치질의 통증을 제거한다

— 피의 흐름에 주의할 것

치질에 걸리면 아프다. 배변 시에는 찢어질 듯이 아픈데, 치질은 항문 주변 정맥의 흐름이 나빠진 데 그 원인이 있다.

정맥에는 역류 방지판이 붙어 있어, 이를테면 팔뚝의 혈관을 손가락으로 누르면 여기저기 부풀어 오른다. 이것을 정맥류라고 하는데, 항문에 정맥류가 생기면 염증이나 탈항(脫肛)을 일으키기 쉽다.

염증을 일으켜 부어오르는 것을 치핵, 항문 안쪽 피부가 밖으로 튀어나온 것을 탈항, 항문 주위에 파열 현상이 생겨 여기서 분비물이나 고름이 줄줄 흘러나오는 것을 치루(痔漏)라고 한다.

치핵과 탈항은 어렵지 않게 고칠 수 있지만, 치루는 의사와 상의하는 편이 낫다. 치질은 여성에게 많은데, 임신했을 때 하복부에 힘을 주어 나오기 때문이다.

운전사, 비즈니스맨 등 계속 앉아서 일하는 사람은 일하다가 이따금 일어서서 둔부의 혈액 흐름을 원활히 해야 한다.

다음과 같은 주의는 치질을 방지하는 데 효과가 있다. 운동 후 땀을 잘 닦아내고 젖은 채 오랫동안 있지 말 것, 변비를 피할 것, 과음은 정맥이 되돌아오는 간장에 부담을 주므로 조심할 것, 목욕을 자주 하여 항문 주위를 깨끗이 할 것 등이다.

치질에 걸렸을 때는 머리 맨 위에서부터 항문에 걸친 마사지가 아픔을 완화시킨다. 신맥선(腎脈腺)이라 해서 정맥의 흐름을 지배하는 신경계의 작용을 강화시키기 때문이다.

91. 항문 림프 마사지

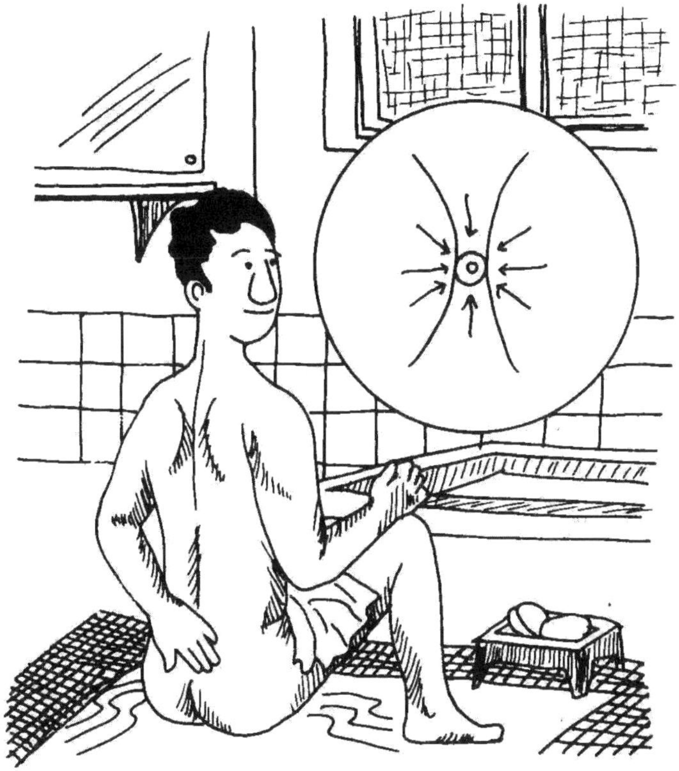

1. 머리의 뇌천으로부터 항문으로 이어지는 일직선을 등을 따라 마사지한다.
2. 특히 뇌천과 항문 주위를 열심히 한다.

* 항문은 바깥쪽으로부터 안쪽으로 향해 마사지한다.

(5분)

심장에 이상이 생기면

— 캐비지는 심장병에 듣는다

심장이 약한 사람은 맥주병 정도의 네댓 치쯤 되는 대나무 두 개를 만들어 이것을 방석 위에 놓고 그 위에 올라타서 발을 움직이면 좋다. 넘어지면 안 되므로 옆의 기둥이나 책상을 붙잡고(대나무를 옆으로 해서 타고), 발바닥이 움푹 팬 곳은 장심(掌心)이라 하여 심장과 신장이 이어져 있는 아주 중요한 곳이다.

심장이나 신장이 나쁜 사람은 대나무 막대기를 타면 아픔을 느끼는데, 그것을 참고 조금씩 매일 계속하면 차츰 아픔이 가신다. 이것은 나아지는 증거다.

또 스위스에서는, "캐비지가 제철일 때는 심장병 환자가 줄어든다"는 보고가 있는데, 아마 캐비지도 심장병에는 약효가 있는 모양이다.

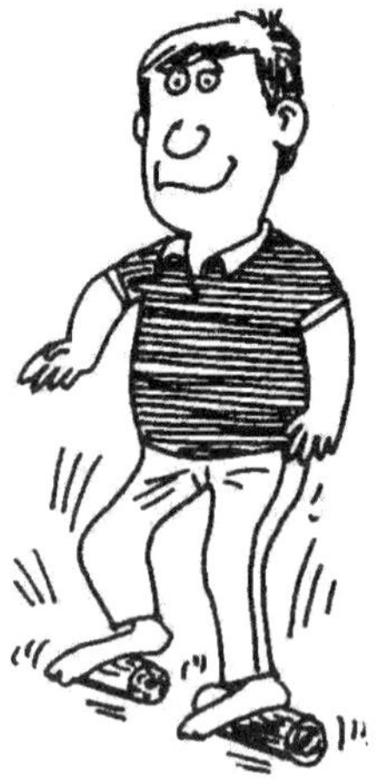

PART 6.

정신은 의지만으로
집중시키지 못한다

92. 기력을 솟게 한다

— 무기력의 원인은 어디에 있는가?

어쩐지 기분이 나지 않는다거나 아무리 해보아도 의욕이 나지 않는다. 책상에 마주앉아도 맥이 빠지듯 멍해진다 하는 등등은 샐러리맨이라면 거의 경험하는 일이다.

정신과 육체가 밀접한 관련이 있는 것은 당연하지만, 기분이 나지 않는다든지 쇠퇴해지든지 하는 것은 몸의 컨디션이 좋지 않을 때이다. 그때는 마음도 산란해지고 목소리도 작아진다.

사물에 대해서 적극적이 될 수 없는 원인은 체력의 쇠퇴에 있으므로 체력의 쇠퇴를 극복하는 방법을 취하면 된다. 그러나 쇠퇴한 체력을 회복시키는 데에만 급급한 운동은 악순환을 가져올 뿐이다.

기운이 없을 때를 잘 관찰해 보면 고개를 숙이고 자세가 앞으로 굽어져 있다. 이 때문에 공기가 잘 순환되지 않고 호흡량도 적어진다. 신선한 공기가 순조롭게 교환되지 않을 때는 몸에 더 부담을 주는 셈이 된다.

언제 어디서라도 간단히 할 수 있는 이 <앞으로 팔 벌리기>는 신선한 공기를 들이마시도록 흉곽을 크게 벌리고 척추의 기립근을 펴게 하고, 자율신경의 활동을 조절하고 혈액순환을 촉진시키는 효능을 가지고 있다. 이 때문에 흐리멍덩한 기분을 전환시켜 상쾌한 기분으로 만드는 것이다.

또 이 운동의 특징은 정신을 한곳에 집중시킴으로써 중추신경이 긴장되어 대뇌의 조절작용이 강화되고 전신에 활력이 넘치게 된다.

92. 옆으로 팔 벌리기

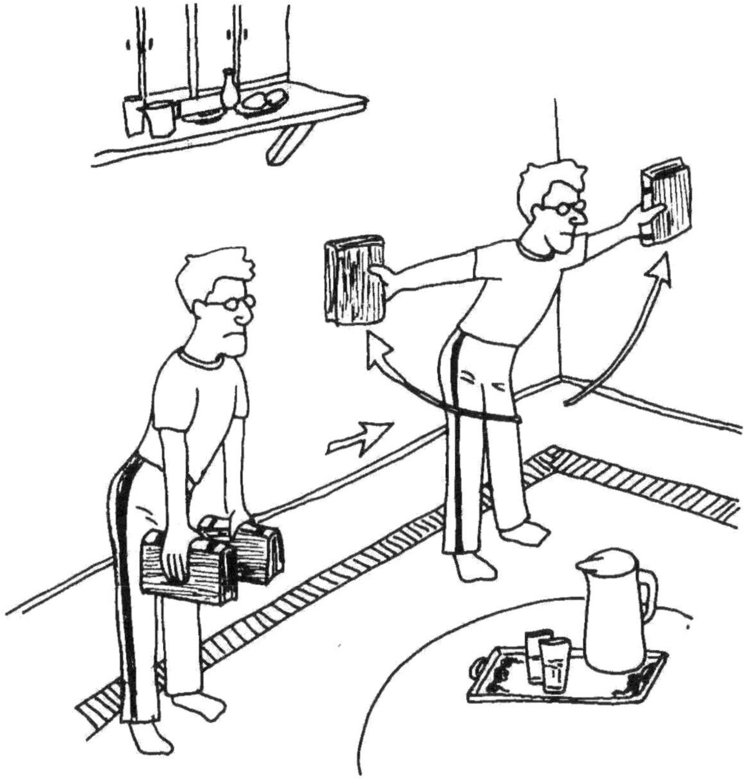

1. 상체를 앞으로 약간 기울게 하고 선다.
2. 양 손에 좀 무거운 책 등을 들고 앞으로 벌린다

* 등뼈는 똑바로 젖혀져 있어야 한다.

* 팔을 나란히 앞으로 내미는 방법도 입다.

(10회 ×3)

93. 강한 의지를 기른다

— 지능이 약하면 체력도 약하다

사람에게 있어 의지력은 자기를 가치 있게 규제하는 불가결의 요소이며, 보통 때의 언동 자체에도 커다란 영향을 주고 있다.

어떻게 하면 의지력이 강화될 수 있나 하고 심리학자들도 여러 가지 방법을 고안하고 있지만, 그 방법에 의하여 강해졌다는 이야기는 별로 듣지 못했다.

뭔가 운동으로 의지를 강하게 하는 것은 없을까 하는 질문을 종종 받는데, 애석하게도 그런 것은 없다.

그러나 운동선수는 대부분 의지력이 강하다는 것을 알 수 있다. 그것은 누구의 도움도 빌지 않고 자기 힘만을 의지하여 어려움을 극복해 나가기 때문일 것이다.

운동은 하면 반드시 보답이 있게 마련이다. 끈기가 없는 것이 자기 성질인 것처럼 여기고 있는 사람이 많은데, 사실은 체력이 없기 때문에 계속할 수 없는 경우가 압도적으로 많다.

지능이 낮은 어린이의 상당수가 체력이 약하다는 것이 증명되고 있다.

운동은 그 자체가 의지의 힘을 요구하는데, 의지력 강화를 위한 효과적인 운동을 한 가지 택한다면 <의자 들어올리기>이다.

팔의 이두근은 볼륨이 작기 때문에 노력에 비해 발달하기가 어렵다. 꾸준한 트레이닝의 연속이 필요하며, 성공했을 때에는 강한 의지가 생길 것은 틀림없다.

93. 의자 들어올리기

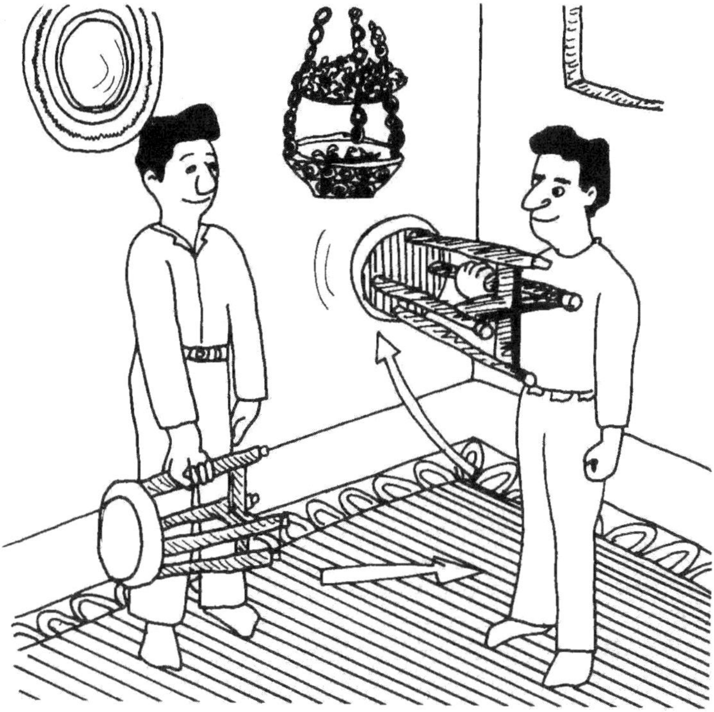

1. 의자 다리를 쥔다. 처음 7번은 팔이 직각이 될 때까지 들어올린다.
2. 그 다음 7번은 팔이 45도가 될 때까지 들어올린다.
3. 마지막 7번은 완전히 팔을 어깨까지 들어올린다.
4. 팔을 바꾸어 마찬가지로 7번씩 반복한다.

* 팔에 신경을 집중시킬 것.
* 지금까지와는 반대로, 즉 처음엔 어깨까지, 그 다음 45도, 끝으로 직각으로 하는 방법도 효과적이다. (21회×3)

94. 스트레스를 해소시킨다

— 왜 발끈하게 되는가

매일의 실생활에서 가장 골치 아픈 일은 인간관계가 아닐까?

동료와의 경쟁의식, 동료 사이에 나쁜 평판, 거래처와의 복잡한 관계 등, 그런 일에서 스트레스 증세를 일으키게 된다. 하루 종일 녹초가 되어 스트레스를 그대로 집으로 가지고 가서는 안 된다. 잠깐만 몸을 움직이면 놀랄 만큼 기분이 상쾌해진다.

발끈해진다는 표현이 있듯이, 마음이 짜증스러울 때는 몸의 혈액이 대부분은 뇌에 집중된다. 이것은 몸 전체의 혈액의 흐름을 지배하는 혈관운동중추가 작용해서 뇌로 가는 혈관을 굵게 하여 영양분이나 산소를 보내기 때문이다.

동시에 머리라는 높은 위치로 혈액을 나르기 때문에 심장의 펌프가 계속 가동한다.

이 상태가 계속되면 그만 스트레스 증세가 되어 노이로제, 위장장애, 심장병 등을 유발하게 된다.

운동은 손발 등 근육을 움직임으로써 혈액의 흐름을 바꾸고, 뇌의 흥분을 진정시키는 데 큰 효과가 있다.

0.5초 동안 주먹을 쥐는 운동을 1초 간격으로 4분간 계속하기만 하는 것으로도 팔로 가는 혈액의 양이 아무 일도 하지 않았을 때에 비해 30배나 증가한다. <앞뒤로 굽히기>는 동체(胴體)운동 계통에 속한다. 흉곽이 크게 확장되어 혈액의 흐름을 좋게 하는 데도 효과가 크다. 또한 동작이 크므로 기분도 상쾌해진다.

94. 앞뒤로 굽히기

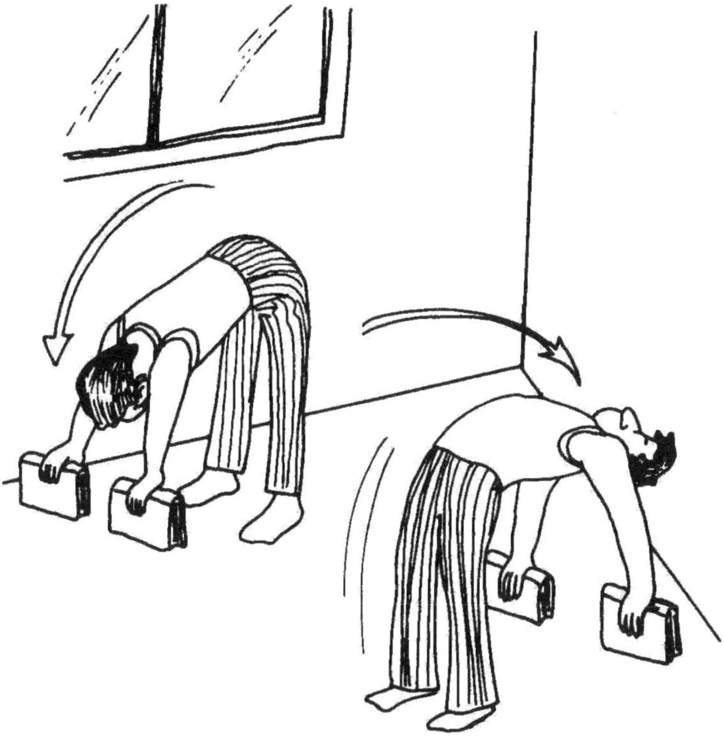

1. 양 손에 약간 무거운 책을 든다.
2. 두 손을 벌리고 앞뒤로 굽힌다.

* 동체를 충분히 굽힐 것.

* 책을 꽉 잡을 것.

(10회×3)

95. 충실감을 얻는다

— 자기의 어딘가에 자신을 붙일 것

운동은 얻기 힘든 삶의 충실감을 즉석에서 채워 준다. 건강한 몸은 하나의 재산이다.

젊어서 길러 놓은 체력은 나이가 들어 금은보화와도 바꿀 수 없는 큰 재산이 된다.

아무리 훌륭한 일을 하려 해도 체력이 뒷받침되지 않으면 결코 계속해 나갈 수 없는 것이다.

노인들 중에서도 기운이 좋은 사람은 반드시 근력이 있으며 정력적인 기분이 넘쳐 있는 사람이다.

그런데 왜 운동이 정신의 충실성에 효과가 클까? 그것은 예를 들면 다음 네 가지 결론으로 알 수 있다.

1. 하면 반드시 보답이 있다.
2. 고난을 극복하는 기개가 양성된다.
3. 노력하면 길이 열린다는 철학이 몸에 밴다
4. 체력의 여유가 매일의 인생에 여유를 가지게 한다.

<팔 밀어내기> 운동은 근력을 기르는 데 아주 좋은 운동이다.

95. 팔 밀어내기

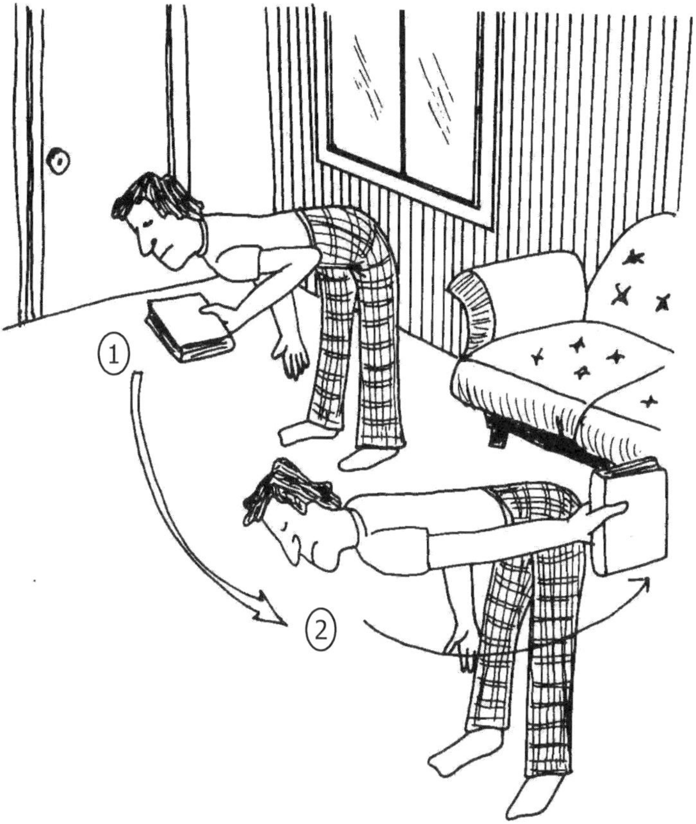

1. 상체를 직각으로 굽힌다.
2. 약간 무거운 책을 한 손에 쥐고 뒤로 팔을 뻗친다.
3. 손바닥이 바깥으로 향하도록 한다.

* 팔죽지를 움직이지 않도록 고정시킨다.

* 팔뚝만을 뻗쳐 힘껏 비튼다.

(10회×3)

96. 용기를 솟게 한다

— 기운이 넘치면 마음이 부드러워진다

용기란 남자에게는 하나의 동경의 대상이다.

버스 속에서 건달 같은 남자가 젊은 여성을 괴롭히고 있을 때 그것을 나무랄 수 있는가?

눈앞에서 여성의 핸드백을 강탈당했을 때 당신은 쫓아갈 수 있는가?

못하는 이유를 대부분의 사람들은 이렇게 말한다.

나와는 관계가 없는 일이니까, 쓸데없는 일에 말려들기 싫다, 라고. 그러나 과연 그럴까? 그것은 거짓말이다.

사실은 자기가 이길 자신이 없기 때문이다. 인간은 누구나 영웅 심리를 가지고 있다. 그러나 현실은 그것을 좀처럼 허용하지 않는다.

역시 건달은 무섭고, 불량배를 보고도 못 본 체하고 만다. 체력부족이 용기를 잃게 만들고 있는 것이다.

마음은 상냥하고 힘은 장사라는 말은 결국 힘이 세니까 마음이 부드러워지는 것이다. 자기에게 자신이 없는 사람일수록 칼을 휘두르거나, 남을 공갈하거나 하는 것이다.

때리는 힘이나 차는 힘이 효과적이라고 생각되겠지만, 여기 소개하는 <몸 굽혀 뛰기>는 그 이상의 효력을 발휘한다.

하반신 전체의 강화와 뛰는 힘을 기름을 목적으로 한 것이지만, 배짱이 두둑해지며 전에 없던 담력이 동시에 생긴다. 아울러 전신의 스태미나가 길러지며 순발력이 강화되기도 한다.

96. 몸 굽혀 뛰기

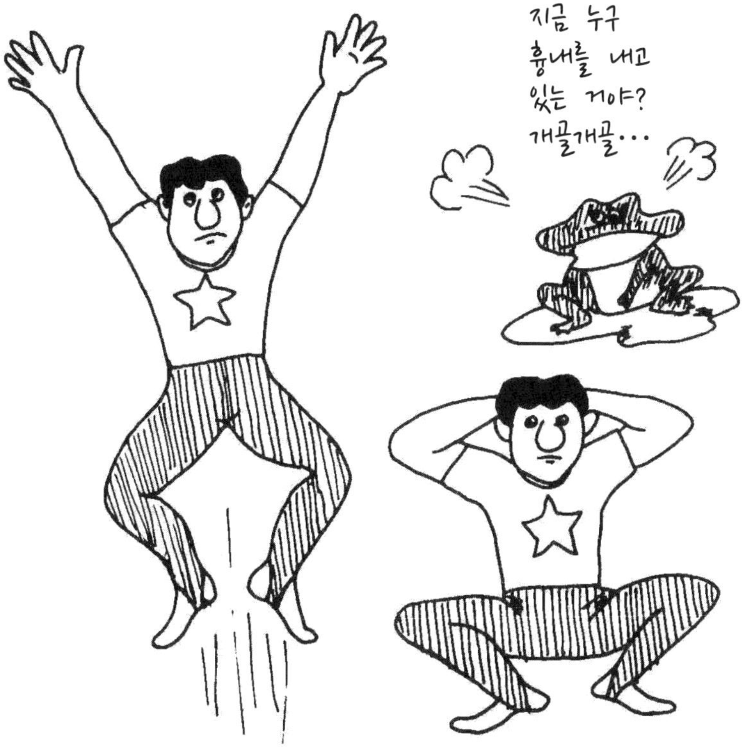

1. 머리 뒤에서 손을 맞쥐고 다리를 앉은 자세로 굽힌다.
2. 손을 쫙 펴며 높이 뛰어오른다.
3. 되풀이해서 10회씩 3번 반복한다.

* 숨이 찰 때는 가슴운동을 한다.
* 속도를 되도록 빨리 한다.
* 역기 같은 무거운 것을 들어도 좋다.

(10회×3)

97. 상쾌한 머리를 갖게 한다

— 글씨로 그 사람의 기력을 짐작할 수 있다

머리가 멍해지면 판단력이나 회전력에 커다란 지장을 초래한다. 이것은 피로나 수면부족이나 몸의 일부분의 결함에서 일어나지만, 그것들은 모두 대뇌피질 전중심회(前中心回)의 정체로 말미암아 나타난다.

이런 얘기가 있다. 피로하면 손끝에 힘이 빠져 글씨를 써도 잘 써지지 않는다. 필적 감정가는 써진 글씨로 그 사람의 기력의 정도를 안다고 한다. <손가락 펴기>는 대뇌피질을 교묘하게 자극하는 것을 목적으로 고안한 것이다. 머리가 멍해져서 피로해 있을 때 즉효성을 발휘하는 운동이다.

손끝의 빠르기는 손목에 8개, 손바닥에 5개, 손가락에 14개씩 작은 뼈가 꽉 차서 서로 강한 인대로 결부되어 움직이는 데에 있다. 펜을 쥐고 글씨를 쓰는 동작 한 가지에도 30개 이상의 관절과 50개 이상의 근육이 관계한다.

꼬집거나 쥐거나 짜거나, 피아노 건반을 두드리거나, 주판을 놓거나 하는 아주 복잡한 운동을 하고 있다.

또 손끝에는 층상소체라는 감압장치가 있어 정교한 물건의 미묘한 요철을 분간할 수 있는 세밀한 작업을 하고 있다.

"손에 땀을 쥐게 한다"는 표현이 있듯이, 평소에 우리는 그다지 신경을 쓰고 있지 않지만 손가락과 대뇌는 밀접하게 관련되어 있다. 이 운동은 아울러 손끝이 재빠르게 되고, 기력이 충실해지기도 한다.

97. 손가락 펴기

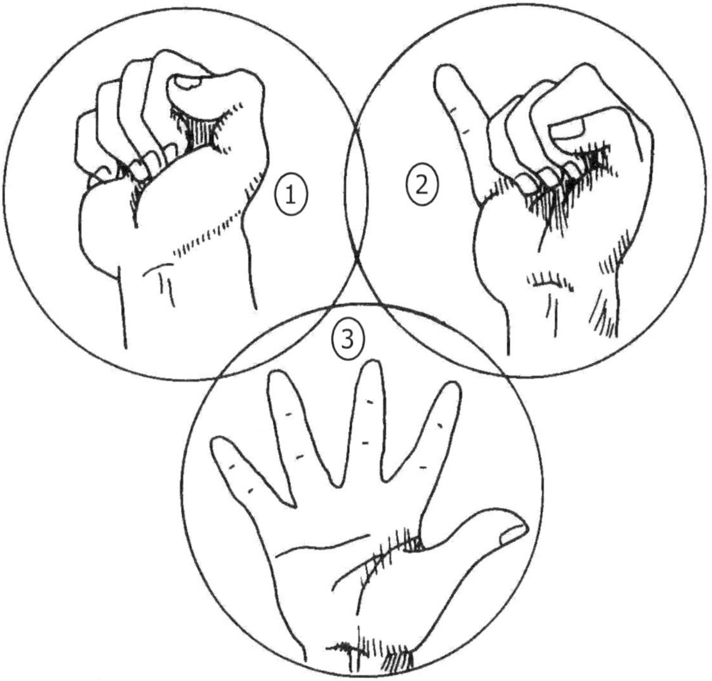

1. 좌우 두 주먹을 꼭 쥔다.
2. 새끼손가락부터 차례로 손가락을 펴 간다. 바깥쪽을 향해 되도록 세고, 빠르게 한다.
3. 다섯 개 다 펴고 손가락을 잔뜩 벌린다.
4. 다시 꼭 쥔다.

* 반드시 새끼손가락부터 시작할 것.

(10회×3)

98. 집중력과 침착성을 기른다

— 왜 정신은 분산되는가

집중력이 산만해짐은 정신의 분산을 뜻한다.

이것은 간단한 테스트로 알 수 있다.

항공기의 파일럿을 양성하는 항공대학의 적성검사에도 채택되고 있는 방법인데, 눈을 감고 제자리걸음을 쉰 번 반복하는 단순한 테스트이며, 정신이 분산되어 있을 때는 제 자리에 비해 놀랄 만큼 멀리 떨어져 있다고 한다.

또 한 가지는, 같은 방법으로 눈을 감고, 이번에는 일직선 위를 곧장 10미터 가량 걷게 하는 테스트이다.

사람에 따라서 오른쪽으로 가든가 왼쪽으로 가든가 그 자세는 갖가지이다.

<눈 감고 제자리걸음하기>는 이 실험을 바탕으로 한 운동법이다.

눈을 감고 제자리걸음만 하는 것인데, 그 효과는 아주 크다. 그것은 눈을 감음으로써 주위의 상황과 완전히 차단되어 발에만 신경이 집중되기 때문이다. 단지 눈을 감기만 해서는 안 된다.

눈을 감아도 귀에서 들려오는 소리에 정신이 분산된다. 발을 움직인다는 기분은 한 가지 일에 집중시키는 효과를 갖게 된다.

이 운동은 집중력을 강화시키는 외에 평형감각과 육감을 양성한다. 이 운동의 요령을 습득했을 때 비로소 한 가지 일에 정신을 몰입시키는 기술을 터득할 수 있다.

98. 눈감고 제자리걸음하기

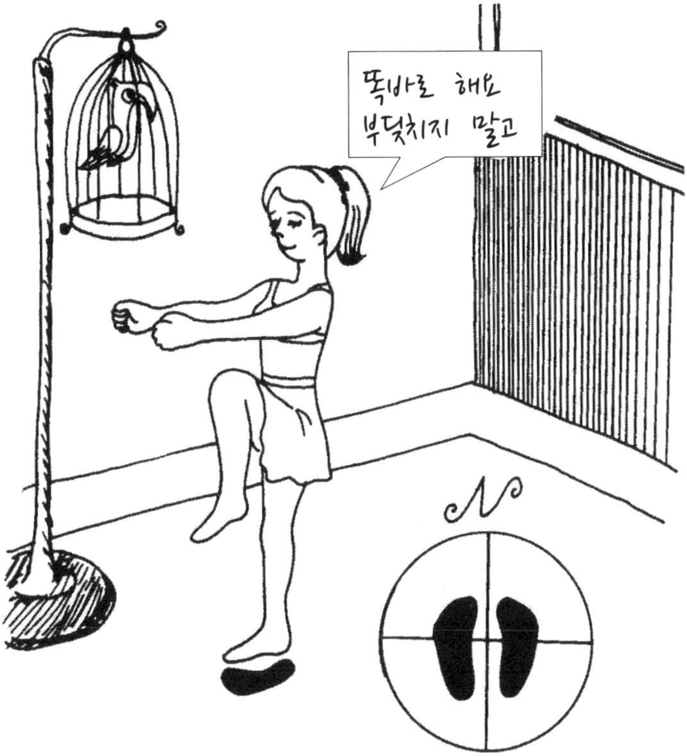

1. 자기 발의 위치를 표시한다.
2. 팔을 앞으로 내밀고 눈을 감는다.
3. 그 자리에서 제자리 걸음을 50번 한다.
4. 50번을 마치면 원위치와 비교해 보고 어떤지 확인한다.

* 넓적다리를 높이 올린다, (무릎이 직각이 되도록).

* 선을 긋고 그 위를 눈을 감은 채 걸어가는 방법도 있다.

(60회)

99. 사소한 일에 마음 꺼리지 않게 된다

— 신경질과 알코올 중독의 관계

사람은 눈이나 귀로 느낀 자극은 감각신경 경로를 지나 뇌수의 중심부에 있는 망상체(網狀體)에 보내진다. 망상에서 시상(視床)으로 중계되어 대뇌피질에 도달한다.

대뇌피질에는 과거의 기억이 프린트되어 있어 새로운 자극을 선택, 판단하는데, 그것이 사람에 따라서 사소한 일에도 마음이 꺼린다든가, 전혀 개의치 않아 배짱이 두둑하든가 하는 차이로 나타나게 된다.

그 상태는 개인에 따라 다르다. 신경질적인 사람은 아무렇지도 않은 일에 민감하게 반응하여 신경을 흥분시킨다. 초조해지기 쉬운 것은 이 때문이다.

호르몬 분비의 조절이나, 자율신경의 지배는 대뇌 주변 신경에 의하여 행해진다. 우울한 마음을 푸는 데 알코올이 효과적인 것은 자극을 단절시키기 때문이다.

이것이 심해지면 알코올 중독이 되어 술이 없으면 강박관념에 쫓기는 상태가 된다.

<깊이 숨쉬기>는 공기의 압력에 의해 복강 하부에 있는 자율신경의 지각부를 자극시키고, 교감신경, 부교감신경의 균형을 조절하는 효과가 있다. 아울러 폐장, 심장 및 위장을 튼튼히 한다.

서 있을 때, 의자에 앉아 있을 때, 방바닥에 책상다리를 하고 앉아 있을 때, 누워 있을 때, 언제 어디서나 실행할 수 있으므로 습관화시키면 좋다. 1개월로 딴 사람같이 침착하게 된다.

99. 깊이 숨쉬기

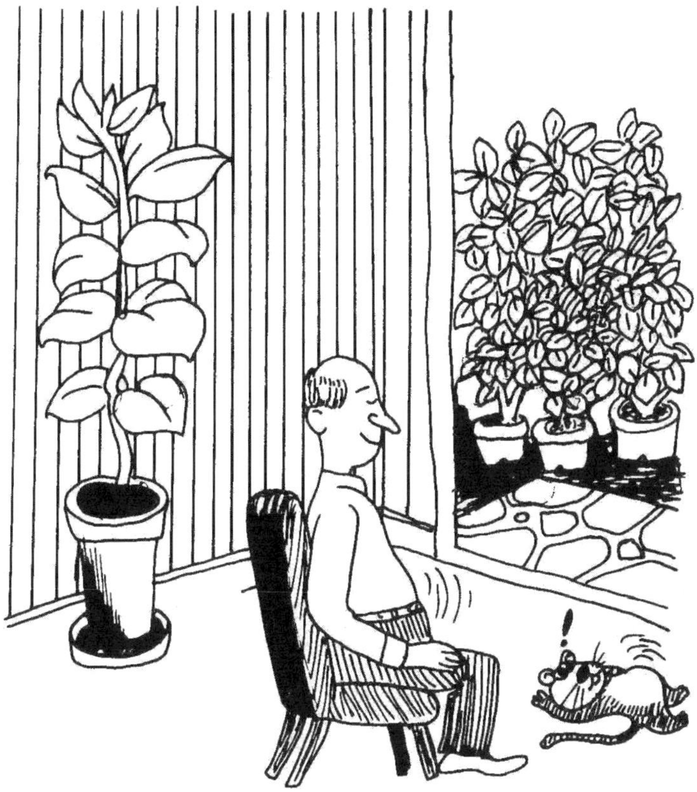

1. 뱃속 가득히 공기를 들이마신다.
2. 그대로 배를 잔뜩 오므리고 등에 뱃가죽이 닿도록 한다.
3. 숨을 "후우!―" 하고 토한다.

* 두 번째 동작은 빼도 좋다.

(5회)

100. 초조감을 없앤다

— 무릎을 까부는 것은 밸런스를 돕는 작용을 한다

초조할 때 공연히 다리를 까불거나, 또는 가만히 앉아서도 무릎을 떠는 사람이 있다. 이것은 머리로 가는 혈액을 무의식적으로 제한하고 균형을 취하려는 작용이다.

이렇게 무릎을 떠는 것을 옆에서 보고 있으면 초조해 하고 있다고 생각되는데, 본인은 그와 반대로 가장 정신이 안정되어 있을 때인 것이다.

초조해지는 것은 자기 뜻대로 되지 않으므로 대뇌 주변 신경계의 정동(靜動)에 관계하고 있는 영역이 흥분되어, 그 결과 연수(延髓)의 뇌발사중추(腦發射中樞), 자율중추를 자극하여 불쾌한 감정을 일으킨다.

이 반응은 간뇌의 시상하부를 통하여 전신의 기능에 영향을 미친다.

초조감이 호르몬이나 신경에 좋지 않은 것은 이 때문이다.

발 운동이 좋은 것은 머리와 정반대의 위치에 있어 혈액의 흐름을 조장하기 좋기 때문이다.

울컥 화가 치밀 때 두 발의 엄지에 힘을 주든가, 그 밖에 복근에 힘을 주면 좋다.

100. 발 움직이기

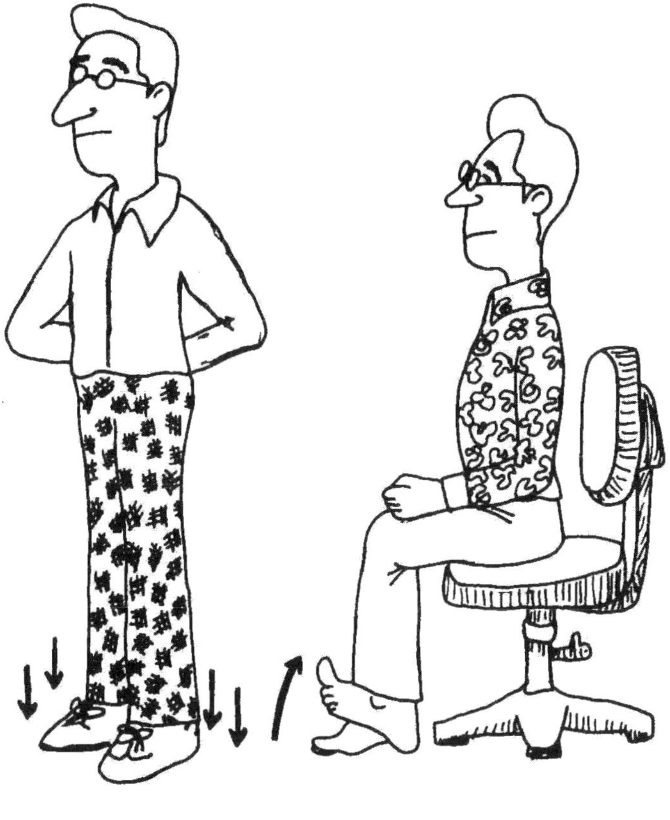

1. 다리 전체에 힘을 넣는다.
2. 앉아 있을 때 발목을 힘껏 위로 꼬부려도 좋다.

* 발가락 끝에 힘을 주면 효과적이다.
* 종아리에 힘을 넣어도 좋다.
* 복근에 힘을 주면 더욱 효과적이다.

(30초)

101. 직감력을 기른다

— 습관화된 머리는 이완된다

직감력을 기른다는 것은 무의식중에 판단을 바르게 할 수 있다는 것이다.

직감력이 잘 움직일 때는 대뇌의 기억 분야에 전기적(電氣的)인 자극이 잇따라 재빨리 전달되어 대답을 올바르게 하는 데 비하여, 직감력이 나쁠 때는 신경회로가 흩어져 전달이 분산되고 만다.

「연마된 직감력」이라는 말이 있는데, 정신이 집중되어 있을 때는 자극이 정확하고 빨리 필요한 부분에 전달된다.

앞으로 걷는 것은 습관화되어 있어 본능적으로 할 수 있다.

이에 비해서 팔짱을 끼는 손을 바꾸든지, 깍지 끼는 방법을 바꾸든지 하는 습관화되어 있지 않은 동작은 신경에 긴장감을 일으킨다.

뒤로 걷는 것은 신경에 고도의 집중을 요구한다. 미리 대뇌에서 거리를 판단하고 운동신경이 어느 정도의 힘으로 어느 정도의 높이까지 다리를 들면 좋은지 추측하기 때문이다.

눈을 감고 걷는 옆걸음질 때에도 정보가 차단되어 정신을 집중시키기 쉽게 한다. 하루 한 번의 운동으로 국소(局所)에 있는 흐름이 나빠진 혈액, 림프액이 이동하여 피로가 가시는 것이다.

101. 뒤로 걷기

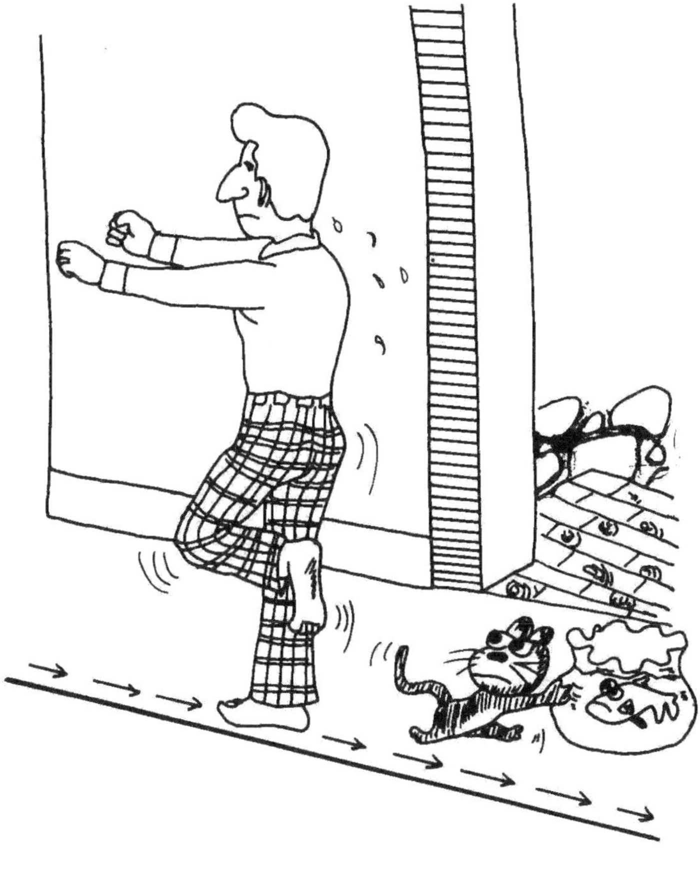

1. 눈을 감고 팔을 앞으로 내민다.
2. 그대로 뒷걸음질한다.

* 되도록 다리를 들고 일직선으로 내린다.

* 눈을 감고 옆으로 걸으면 좋다.

(30초)

102. 의욕이 솟구친다

— 지각신경의 마비는 왜 생기는가

의욕이 솟지 않는다든가, 피로하지 않은데도 어쩐지 컨디션이 안 좋다는 말을 흔히 듣는다.

투쟁이나 의지력을 관할하는 것은 대뇌피질의 전두엽(前頭葉)이다. 이 부분의 감응이 마비되면 의욕이 나지 않는다. 그 감응을 마비시키는 요인은 어깨 결림으로 대부분 나타난다. 더구나 어깨 결림은 자기 스스로는 알아차리지 못하는 경우가 많다.

어깨 결림은 근육 속에 찬 피로물질이나 혈액, 림프액의 정체 때문에 생기며, 특히 엎드린 자세로 오랫동안 일을 하는 회사원, 디자이너, 주부 등에게 현저히 나타난다. 어깨 결림을 손으로 두드리면 기분이 좋은 것은, 침체된 혈액, 림프액의 흐름을 촉진시키고 신경을 진정시키기 때문이다.

여기에 소개하는 <시러그>는 승모근(僧帽筋)의 운동이다. 승모근은 어깨에서 목에 걸쳐 퍼져 있어 목을 바른 자세로 고정시키는 작용을 하고 있다.

원래 인간은 네발짐승에 가장 적합한 몸의 구조를 하고 있었으나 뇌수가 발달하여 무거워져서 기어 다니는 것이 불가능하게 되었다. 그리고 서는 것으로 상지(上肢)가 드리워져서 무거운 머리가 상반신을 지탱하지 않으면 안 되어, 목이나 어깨에 무리가 가게 되었다.

적당한 운동으로 이러한 무리를 제거하면 목 언저리의 혈액의 흐름이 좋아지고, 대뇌에 산소와 영양소가 보내지게 된다.

102. 시러그

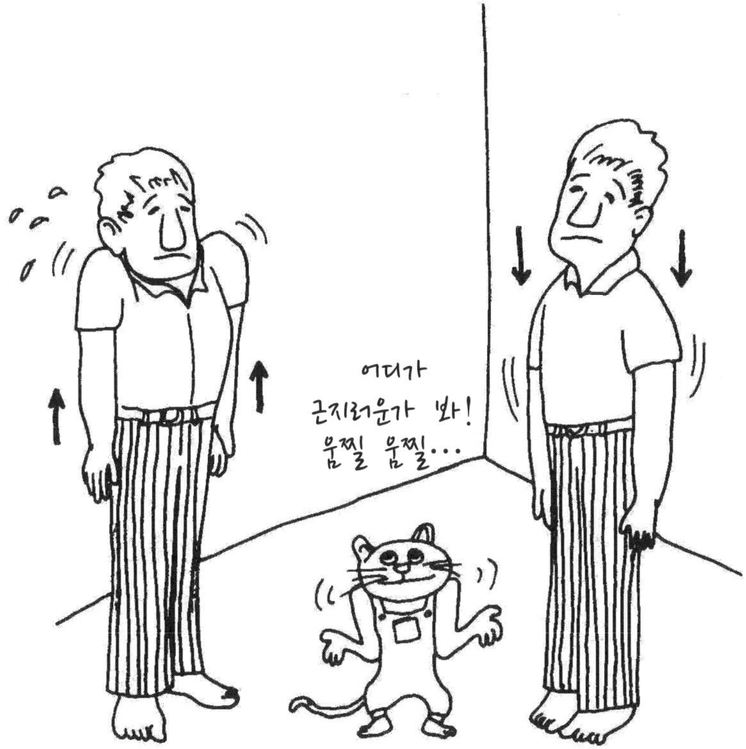

1. 두 팔을 몸의 양쪽에 대고 목을 움츠린다. 목에 힘을 주고 6초 동안 그대로 있는다.
2. 어깨를 내리고 두 손끝을 되도록이면 아래까지 가져간다. 다 내린 위치에서 6초 동안 가만히 있는다.
3. 5번 반복한다.

* 가슴을 펼 것. (5회)

103. 노이로제를 고친다

— 눈의 상태는 위험을 알린다

당신은 사람의 눈을 똑바로 쳐다볼 수 있는가? 심기가 약해진 사람, 노이로제에 걸려 있는 사람은 자기가 아무에게서나 비난받고 있는 것처럼 생각한다.

그러므로 똑바로 눈을 계속 쳐다볼 수 없어 자기도 모르게 눈을 돌리고 만다.

이런 간단한 방법으로 테스트할 수 있으므로 직장의 윗사람은 한 사람 한 사람의 눈을 보아 그를 판단할 수 있다.

사람 이외의 동물은 머리나 꼬리나 거의 같은 높이에 있다.

그리고 정맥이 흐르는 방식에도 차이가 없지만, 인간의 경우에는 머리로부터의 흐름은 좋아도 하반신으로부터의 흐름은 아무래도 나빠진다. 이러한 장애를 없애는 것이 <물구나무서기>이다.

갑상선이나 연수를 자극하여 비만증, 섹스 강화에 좋은 작용을 한다. 또 골수의 조혈기능이 높아지므로 내장 전반에도 좋다. 어깨 결림, 불면증, 축농증, 콧병, 귓병, 복통 등 모든 병을 치유하는 건강증진에도 효과가 있다고 인정되는 것은 이 때문이다.

노이로제 환자는 한 가지 강박관념에 얽매여 고생하고 있는데, 체위의 역전에 의하여 신경, 호르몬, 혈액의 흐름 등 모든 것이 변화하기 때문에 기분전환에 큰 효과가 있다.

<물구나무서기>가 힘들면 벽에 발을 걸친 채 그대로 높여 가는 방법이 효과적이다.

103. 물구나무서기

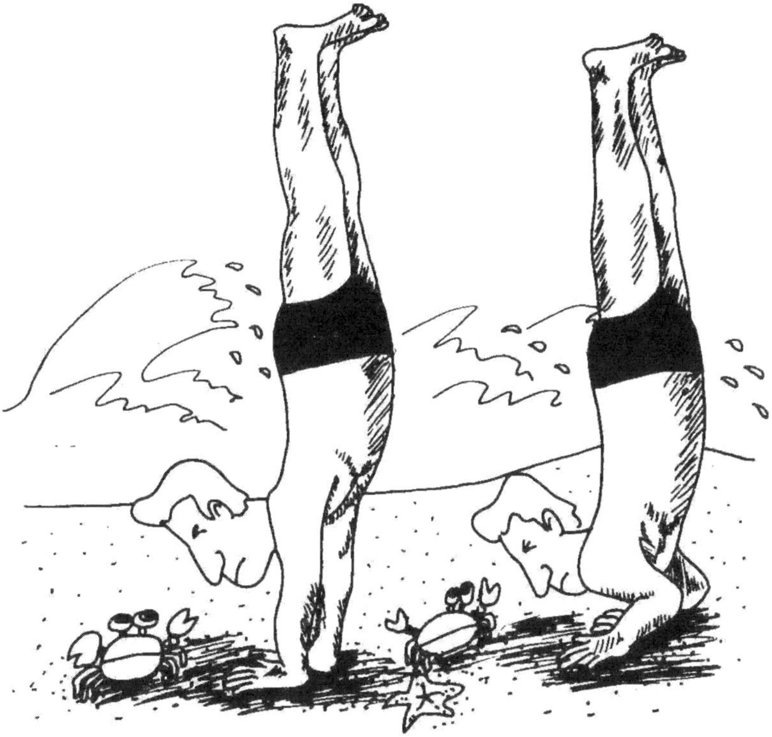

1. 벽으로 향하여 거꾸로 선다.
2. 체력에 자신 있는 사람은 엎드려뻗쳐의 요령으로 몸을 떨어뜨린다. 되풀이해서 5회.
3. 머리는 뒤로 젖히면 좋다.

* 힘이 없는 사람은 벽을 따라 다리를 차츰 올려 가면 효과적이다.

(5회×3)

104. 생기를 되찾는다

— 남성 호르몬의 절대적인 효과

"발랄한 생기의 원천은 성 호르몬이다" 라고 한 어느 유명한 의학박사가 있다.

우리의 몸을 도는 호르몬은 그 전부가 약 30종류인데, 그 양은 전부를 합쳐도 우표 정도의 무게밖에 안 된다.

이들 호르몬이 서로 연관하면서, 어떤 것은 촉진적으로, 어떤 것은 억제하는 작용으로 균형을 유지한다.

균형이 무너지면 바세도우씨병(Basedow's disease)이나 말단비대증 등 이상한 병이 된다.

남성다운 기개를 가진 인생을 보내기 위해서는 남성 호르몬의 힘 없이는 그것을 생각할 수 없다.

골격이나 근육을 발달시키는 작용, 몸에 지방이 붙지 않도록 하는 작용, 수염을 많이 나게 하고 정력적인 살갗을 만드는 작용(여드름은 남성호르몬의 작용), 목젖을 발달시키고 음성을 굵게 하는 작용, 피부 색깔을 검게 하는 작용, 이 모두가 남성 호르몬의 작용이다.

남성 호르몬은 고환에서 만들어져 혈액에 섞여 체내를 돈다. 호르몬을 분비하는 장기에 압박자극을 직접 가하여 기능의 활동을 좋게 하는 것은 생각할 수 있는 문제이다.

호르몬이 정말로 많아졌는지는 그 양이 너무 적기 때문에 정밀 정량법이 없는 증명하기가 어렵지만, 호르몬과 자율신경은 깊은 관계가 있어 정신작용에 커다란 영향을 준다는 것이 확인되고 있다.

104. 그리핑

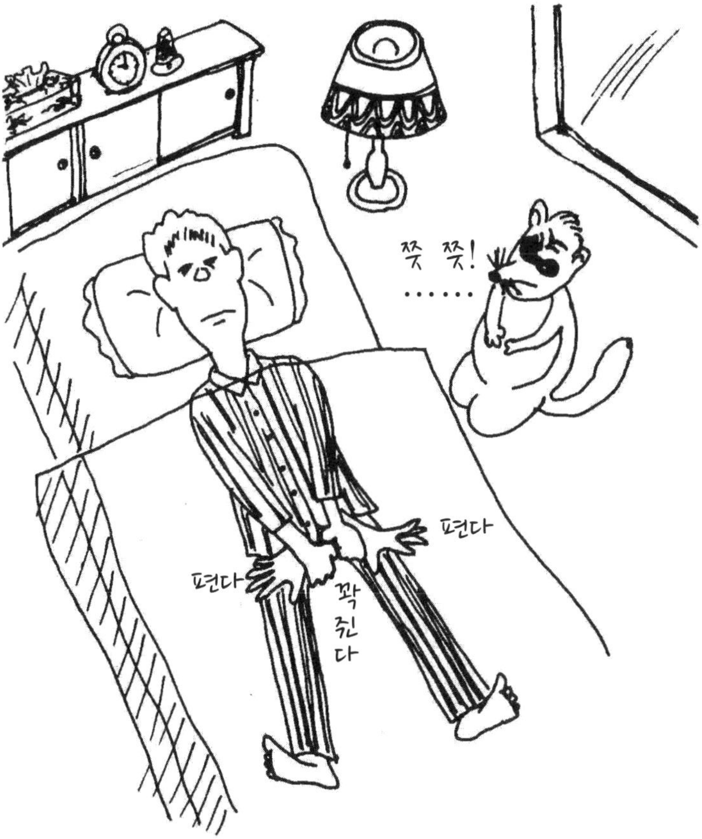

1. 이불 속에서 고환을 꽉 쥔다. 6초 동안 가만히 있는다.
2. 손을 탁 뗀다. 이것을 5번 반복. 즉, 쥐었다 놓았다 하는 것이다.

105. 사람 앞에서 빨개지지 않게 된다

— 문제는 교감신경의 과잉 작용에 있다

「빨개진다」는 현상은, 생리학적으로 보면 교감신경이 너무 작용하여 몸의 기능을 전투상태로 가져오기 때문이다.

심장이 두근거리고 얼굴이 붉어지는 것은 혈액을 전신의 근육에 보내려고 심장이 완전히 활동하기 때문이다.

얼굴이 새파랗게 되는 것은 대뇌에 보내져야 할 혈액마저 근육으로 향하기 때문이다. 몸이 덜덜 떨리는 것은 근육에 필요 이상의 힘이 가해지기 때문이며, 딱딱하게 굳어지는 것은 <상반(相反)신경 지배>라 하여 굴근과 신근이 동시에 작용하기 때문이다.

빨개지는 현상은 자기를 조금이라도 돋보이고 싶은 마음에서 정신이 긴장해 있는 탓으로 생기는 것인데, 그 자체는 나쁘지 않지만, 마음을 가라앉히고 긴장을 풀고 싶다고 생각하면 왼손 새끼손가락과 약지를 꽉 잡고 숨을 2단식으로 토해내면 좋다. 이상할 정도로 호흡은 가라앉고 심장의 고동도 편해진다. 새끼손가락은 심장과 호흡기에, 약지는 혈관에 경락(經絡)이 있기 때문이다.

호흡중추는 연수와 제4 뇌실저(腦室底)가 접하는 곳에 있다. 열이 있을 때는 온도가 높은 혈액이 직접 자극되어 호흡을 촉진시킨다. 흐느껴 울 때의 호흡, 웃을 때의 호흡, 잠들어 있을 때의 호흡은 저마다 조금씩 다르지만, 건강을 지배하는 간뇌가 호흡중추에 지시를 주기 때문이라고 생각해도 좋다. 정신 상태와 호흡은 이처럼 서로 영향을 미친다. 기력에 넘쳐 있을 때는 토해내는 숨의 속도가 빠르다.

105. 두 번 몰아숨쉬기

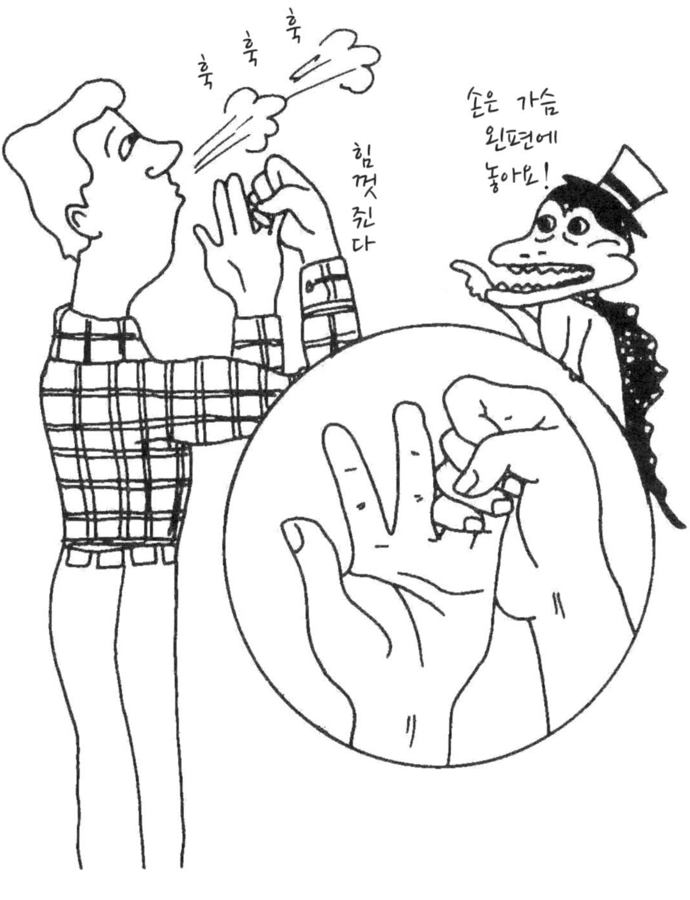

1. 왼손 새끼손가락과 약지를 오른손으로 꽉 쥔다. 그대로 가만히 있는다.
2. 숨을 잔뜩 들이마시고, 훗, 후웃 하고 두 번으로 나누어 내쉰다.

* 손을 가슴 왼쪽에 두면 더욱 좋다.

(30초)

106. 신념을 키운다

— 인간의 자세는 정신에 많은 영향을 준다

잠재의식은 기억의 보고(寶庫)이다.

지금까지의 체험과 지식이 자기도 모르게 자신의 몸에 스며든다. 무슨 우연한 계기로 연상이 결부되어 근사한 아이디어나 발명이 생긴다.

어떤 종류의 자세가 정신에 영향을 줄 수 있다.

가슴을 펴면 당당한 기력이 솟아나온다. 어깨를 내리면 마음이 놓이는 기분이 된다. 팔짱을 끼면 마음이 안정되고, 두 팔을 벌리면 기운이 솟는 것 같다.

발끝을 들면 가슴이 저절로 앞으로 펴지고 허리에 힘이 빠진다. 이 자세는 상대방에게나 자신에게 당당한 자세를 준다. 늘 이 자세를 취하는 습관을 몸에 익히면 실제로 당당한 인물이 된다.

발끝을 1센티미터만 올리고 뒤꿈치로 서서, 쳐다볼 수 있는 한껏 가장 먼 곳의 물체를 가만히 응시하는 자세를 취하면 허리에 힘이 들어가고 배와 가슴이 확장된다. 먼 곳을 바라보면 한 점에 신경이 집중되므로 머리의 멍한 상태가 해소된다.

"만약 성공하고 싶으면 나는 거물이다, 하고 자꾸 되풀이해서 자기에게 말하라."

브리스틀의 《신념의 마술》에 씌어 있는 문구이다. 실제로 이 방법을 매일 실행하며 충실한 매일 매일을 보내고 있는 사람이 있는데, 이런 단순한 일도 하는 것과 하지 않는 것과는 차이가 생긴다.

106. 먼 곳 쳐다보기

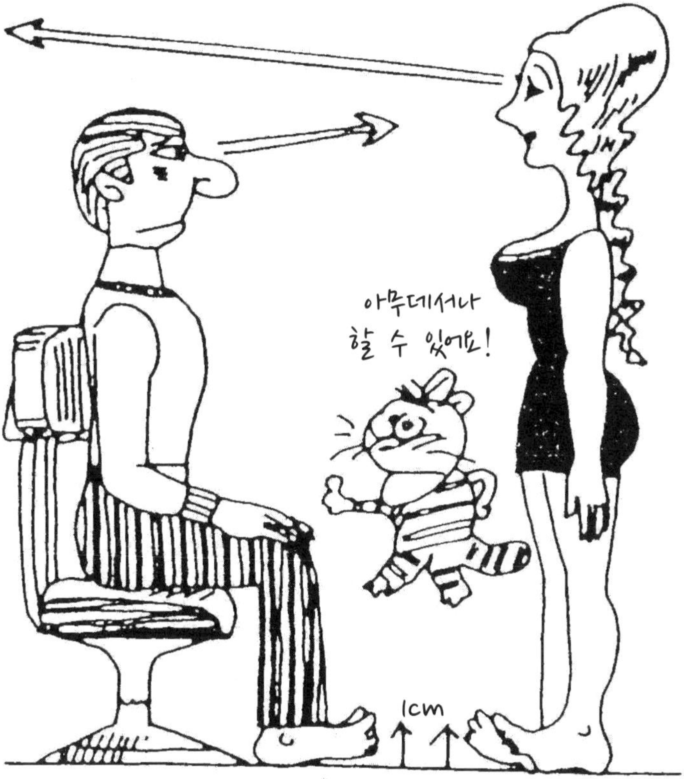

1. 서 있을 때나 앉아 있을 때 발끝을 1cm만큼 든다.
2. 30초 동안 가만히 있는다.

* 허리를 펴고 가슴을 벌린다.

(30초)

107. 자신감을 솟게 한다

— 열등감은 아주 클수록 좋다

자기 자신은 주관적이다. 수영을 한다든지 자전거를 타는 것은 많은 사람에게는 아무렇지도 않은 일이지만, 연습을 해서 겨우 할 수 있게 된 사람은 그 기쁨도 크고 자신도 생기게 된다. 이 같은 체험을 쌓은 사람은 자신을 갖고 인생을 살게 된다.

이 예로 알 수 있듯이, 자신은 열등감을 정복했을 때에 붙는다. 열등감은 크면 클수록 좋다. 그것을 정복했을 때는 기쁨과 자신이 커지기 때문이다. 또 도중에 과정이 고되면 고될수록 좋다. 간난에 스스로 처하게 하여 시련을 극복했다는 실감이 더욱 자신을 갖게 해주기 때문이다.

체력양성 트레이닝으로 자신을 기르는 사람은 많다. 그러나 운동 자체가 직접 자신감을 솟아나게 했다기보다는 그 과정이 자신을 주었다고 말하는 편이 옳다.

몸이 약한 사람이 몰라볼 정도의 건강체로 변하여 "좋은 몸이 되었다"고 칭찬받는 한 마디가 앞으로의 인생을 사는 데 많은 도움을 준다. 자신감을 갖기만 해도 인생을 적극적으로 바꿔 주기 때문이다.

단시일에 몸을 개조하고 자신을 갖게 하고 싶으면 <무거운 것 들어올리기>가 좋다. 대흉근을 비롯해 상반신의 근육 군을 발달시켜 누구에게도 뚜렷이 좋게 보이기 때문이다. 1주일에 3번, 한 달 동안 트레이닝을 계속하면, 가슴둘레가 2센티미터, 팔죽지 둘레 1.5센티미터, 배근력이 14킬로그램 정도는 증가된 것을 알 수 있다.

107. 무거운 것 들어올리기

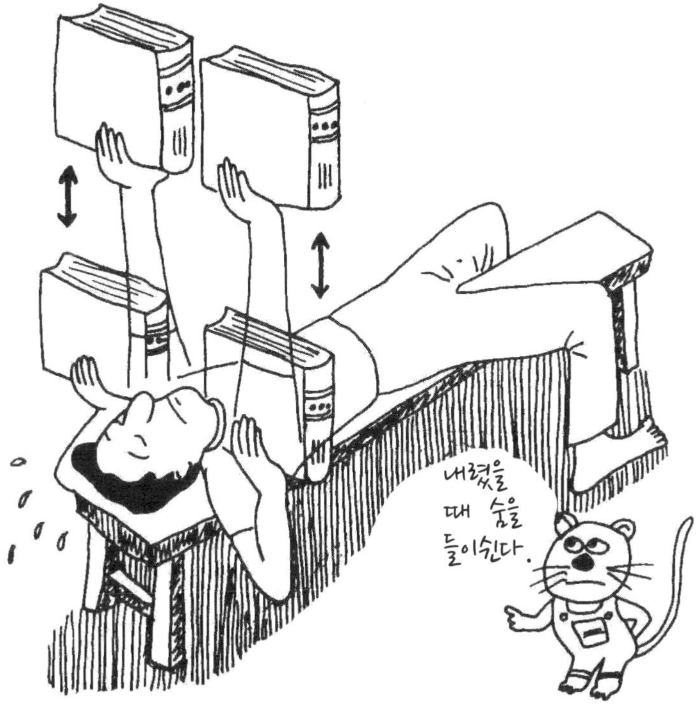

1. 의자에 누워 무거운 책을 들고 두 팔을 올렸다 내린다.
2. 숨은 팔을 내렸을 때 잔뜩 들이마신다.
3. 반복해서 10번씩 3회 반복한다.

* 팔꿈치는 되도록 아래까지 내려서 가슴에 주먹이 닿도록 한다.
* 방바닥에서 해도 좋다.
* 바벨을 사용해서 하면 효과적이다.

(10회×3)

상쾌하게 배변하려면

— 건강은 쾌변부터

구미의 아기의 배변법을 응용하는 것이 변비에 잘 듣는 <가스법>이다. 아침 이불 속에서 눈을 뜨면 졸면서도 곧 실행하는 것이 좋다.

위를 향하여 눕고 두 무릎을 높이 올려 두 팔로 껴안듯이 한다. 두 넓적다리로 배에서 가슴을 압박하는 것처럼 한다. 뚱뚱해서 하지 못하는 사람은 두 무릎을 되도록 높이 올리고 두 손을 정강이에 대고 배 쪽으로 끌어당기듯 하기만 하면 된다.

5분이나 10분 정도 졸면서 이 자세를 계속하고 있으면 아무리 가스가 나올 기색이 없을 때에도 기분이 좋아진다. 그러면 반드시 화장실에 가고 싶어져 기분 좋은 배변을 할 수 있다.

그러나 출근하여 일하기 전에 이런 자세를 취할 수는 없다. 이런 경우에는 의자에 걸터앉은 채 한쪽 무릎씩 높이 들고 두 손으로 무릎을 껴안는 것처럼 가슴으로 끌어당긴다. 번갈아 3~5번쯤 해보면 변비가 잦은 사람도 상쾌한 배변을 하게 된다.

거기에 석결명(石決明)의 씨를 볶아서 달인 차를 늘 마시면 더욱 효과가 좋다.

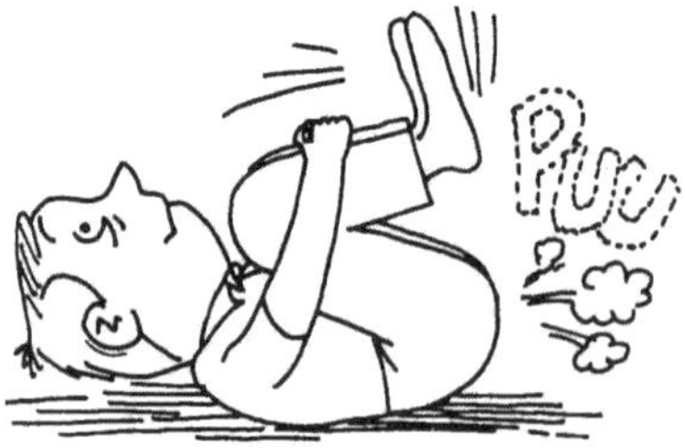

PART 7.

비만증이나
너무 마른 것은 왜 무서운가

108. 배의 군살을 뺀다 (1)

— 피하지방의 두께는 목숨을 뺏는 요인이 되기도 한다

최근 비만아에 대한 문제가 곧잘 화제에 오르는데, 피하지방의 두께를 연령별로 측정하면 17~19세에서 약 15밀리미터, 그 이후가 되면 조금씩 늘어 26세에서 20밀리미터, 30세에서는 23밀리미터가 된다.

"겨우 두께가 몇 밀리미터 늘었군." 하는 사람이 있는데, 체표면적 전체에 1밀리미터의 지방층이 는다는 것은 그 면적을 합치면 대단한 양의 지방이 되는 것이다.

이런 일은 없는가? 계단을 오르면 숨이 찬다든지, 가끔 가슴이 꽉 조이는 듯 아프다든지 하는 상태는 심장의 위험신호라고 생각해서 틀림없다.

비만이 무서운 것은 지방이 체(體)표면에 붙을 뿐 아니라 혈관, 대장, 근육과 근육 사이에 붙기 때문이다. 그 결과 혈관을 유(類) 지방물질(콜레스테롤 등)이 점령하여 혈액순환을 나쁘게 한다.

이런 상태가 되어 병원에 가도, 의사는 "식사와 적당한 운동을 하시오." 라고 말하는데, 그렇다면 어떤 운동이 좋은가 하는 문제가 다시 나오지만, 오랜 동안 그 묘안은 나오지 않는다.

달리기, 계단 오르기, 줄넘기 등은 자기 몸이 터지는 듯 괴로워 도무지 할 수 없다. "그다지 고되지 않고 효과적인 방법이 있었으면 좋겠는데." 하는 말이 나오게 된다. 이 <다리 들기>는 그러한 사람을 위한 운동이다. 이 운동은 배가 들어가고 위장에도 좋으며 또 자율신경의 균형이 잡힌다.

108. 다리 들기

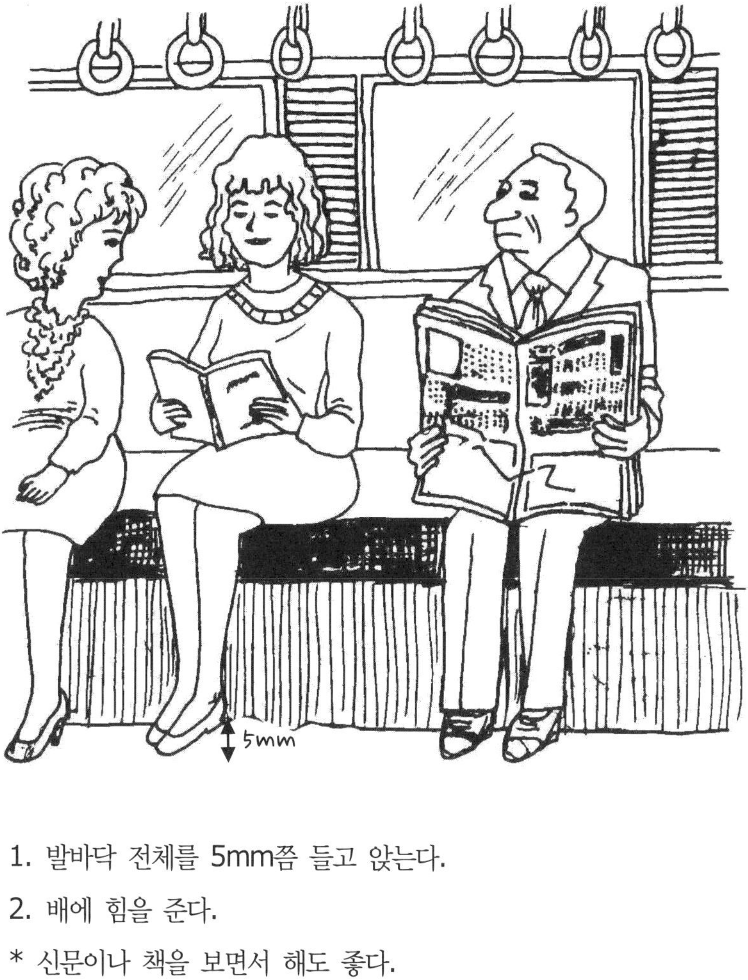

1. 발바닥 전체를 5mm쯤 들고 앉는다.

2. 배에 힘을 준다.

* 신문이나 책을 보면서 해도 좋다.

(30초)

109. 배의 군살을 뺀다 (2)

— 왜 배에만 지방이 차는가

살이 찌게 된 것은 확실한데, 어느 정도 자기 건강에 영향을 미치고 있는지를 모른다는 사람이 많다.

그런 사람에게는 자기 스스로 간단히 테스트할 수 있는 방법이 있다.

1. 양말을 선 채 신는다.

2. 구두끈을 앉지 않고 맨다.

이것을 하지 못하는 사람은 꽤 배가 튀어나온 사람이다.

왜 복부에 지방이 생기는 걸까?

하나는 내부의 장기를 기계적으로 쇼크로부터 지키기 위해서이다. 흉곽 같은 뼈가 없으므로 내부는 불안정하다.

특히 여성의 경우에는 소중한 태아를 보호하기 위해서 지방층이 두껍게 붙어 있다.

또 하나는 온도 차이에서 위장을 지키기 위해서이다. 위장은 섬세한 장기이므로 조금만 차게 하여도 설사를 하든지, 조금만 더워도 식욕을 잃든지 한다.

지방은 비열(比熱)이 크기 때문에 열에 대해서 안정성이 있으므로 배에 붙기 쉬운 것이다.

지방을 제거하기 위해서는 <누워서 다리 뻗치기>가 좋다.

사람의 몸은 잘 만들어져 있어서 섭취 칼로리가 부족했을 경우에는 저축해 둔 지방질을 파괴하여 에너지로 바꾸어준다. 복부에는 여분의 지방이 차기 쉬운 동시에 또 소모되기도 쉽다.

109. 누워서 다리 뻗쳐올리기

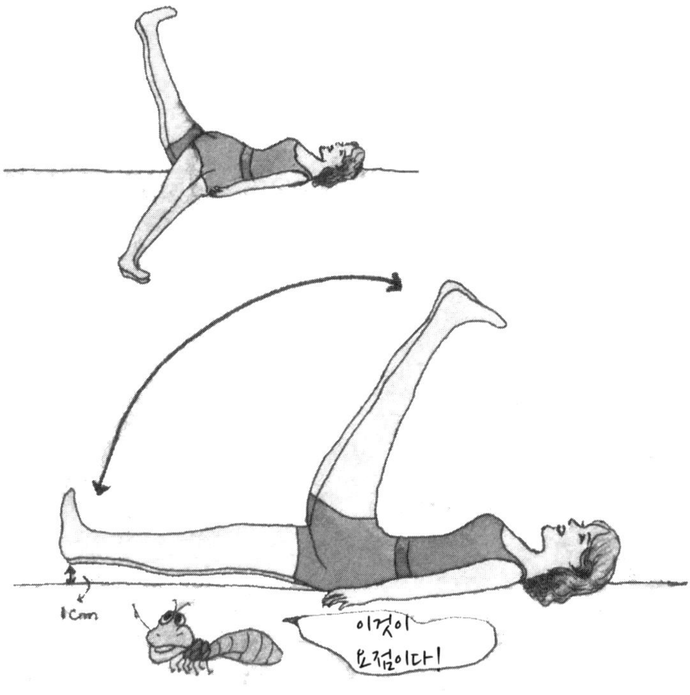

1. 방바닥에 누워 두 발을 가지런히 머리 위로 가져간다.
2. 조용히 1cm씩 의식하면서 내린다.
3. 내렸을 때 다리를 쉬게 하지 말고 1cm쯤 떨어진 위치에서 멈춘다. 반복해서 10회씩 한다.
4. 그 다음 다리를 왼쪽으로 비틀어 내린다. 10번 반복한다.
5. 오른쪽으로 비틀어 10번 반복한다.

(10회×3)

110. 배의 군살을 뺀다 (3)

— 중년에 비만해지는 4대 원인

학창시절 때는 날씬했던 남자가 3, 40대가 되면 갑자기 살이 찌게 된다. 자기만 그런 줄 알았더니 동창회 등에서 만나 본 친구들 모두가 한결같이 뚱뚱해진 것을 보는 일이 흔히 있다.

왜 중년이 되면 갑자기 지방이 생기게 되는가? 그 이유는 네 가지쯤 들 수 있다.

1. 호르몬의 변화 : 성장 호르몬, 남성 호르몬 등 단백질을 만드는 호르몬의 작용이 감소되어 조직이 지방질이 된다.
2. 신진대사 기능의 저하 : 연령과 함께 조직세포의 증식이 감소된다. 그만큼 에너지가 과잉된다.
3. 운동부족 : 몸을 움직이는 기회가 줄고 칼로리가 과잉이 된다. 게다가 태양의 자외선을 쬐는 기회가 거의 없으므로 지방분해를 못하게 된다.
4. 지나친 미식(美食) : 지위가 높아지고 수입이 늘어감에 따라 맛있는 음식을 먹는 비율이 상승한다.

이 네 가지 중 자기 스스로 생각나는 데는 없을까?

스스로 그렇게 느껴지는 사람은 이 <V자로 눕기>를 본격적으로 하면 좋다. 복직근 위아래 양쪽에 효과가 있는데다가 등허리 둔부의 근육을 자극시켜 늘씬한 체격이 된다.

또 이 운동은 밸런스를 잡기가 힘들기 때문에 좀처럼 단련하기 어려운 평형감각을 훈련하는 데도 아주 좋다.

110. V 자로 눕기

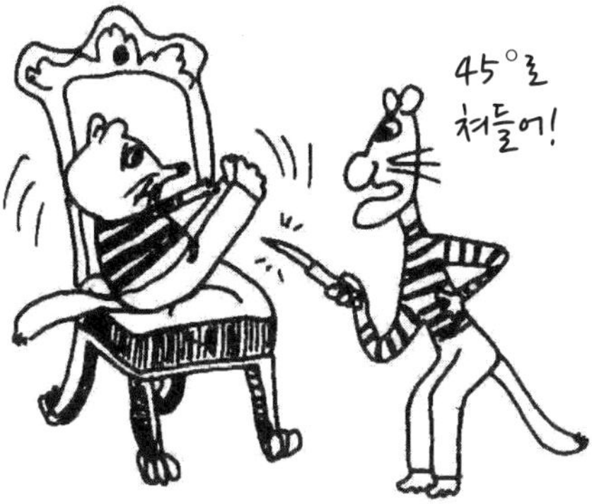

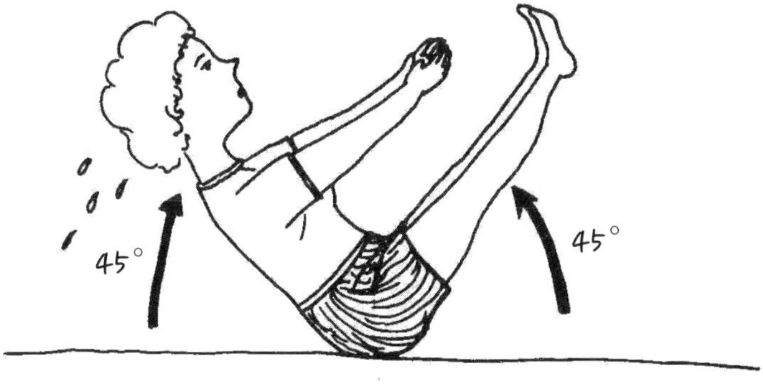

1. 방바닥에서 상체와 두 다리를 동시에 든다.
2. 6초 동안 가만히 있는다. 10번 반복한다.

* 각도는 45도가 그 중심 각도인데, 여러 가지로 바꾸면 효과가 나는 곳이 달라져 재미있다.

* 의자에 옆으로 앉아 하는 방법도 있다.

(6초×10)

111. 옆구리의 군살을 뺀다

— 칼로리 섭취량과 소화량의 밸런스

우리는 매일 식사에서 2,000~4,000 칼로리를 섭취하고 있는데, 이것은 대단한 숫자이다.

1칼로리를 에너지로 환산하면 426킬로그램의 물체를 1미터의 높이로 들어 올리는 힘에 상당하기 때문이다. 한 사발의 밥도 약 160칼로리가 들어 있다.

"이까짓 것" 하지 말고 식사의 양을 줄여야 한다.

그 다음은 운동인데, 가만히 앉아 있기만 해서는 1시간에 60칼로리밖에 소모되지 않는 데 비해, 걸으면 216칼로리, 골프는 300칼로리, 테니스는 426칼로리로 움직이면 움직일수록 칼로리가 많이 소모된다.

이 사실을 머리에 잘 넣어두기를 바란다.

그런데 미용체조에 열중해 있는 여성이 가장 고민하는 것은 옆구리에 붙은 지방을 없애버리는 일이라 하는데, 이것은 남성도 마찬가지다. 이것은, 배 앞쪽에 붙은 지방을 없애는 운동이 많은 데 비해 옆쪽은 적절한 운동이 없는 탓으로 좀처럼 늘씬하게 만들 수 없다.

그러나 <옆으로 누워 다리 뻗치기>는 평소에 거의 사용하지 않는 외복사근, 내복사근을 효과적으로 자극하므로 옆구리의 지방도 간단히 뺄 수 있다.

이 운동은 또한 처진 배를 교정하고, 허리, 둔부를 강화시키는 만큼 히프가 올라가 섹스에도 강해진다.

111. 옆으로 누워 다리 뻗치기

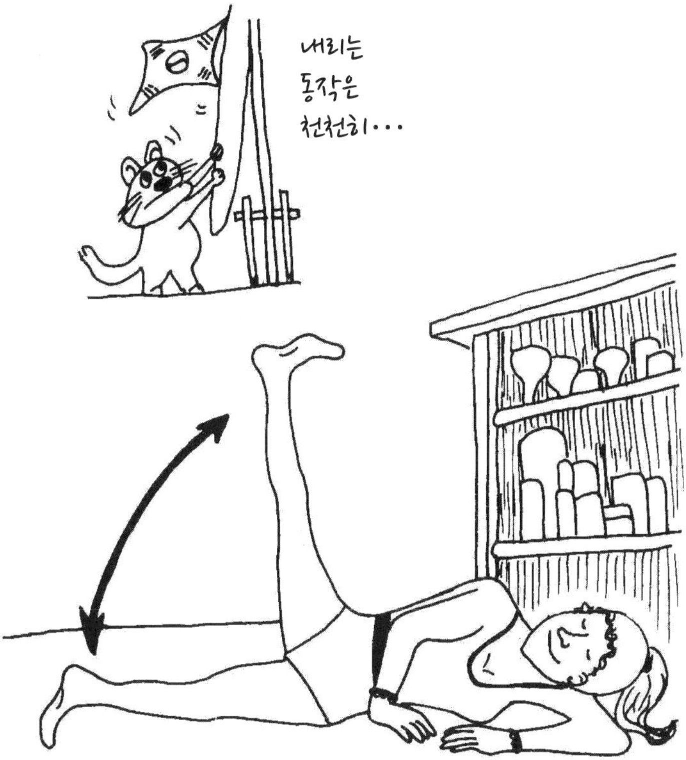

1. 방바닥에 눕는다. (왼쪽을 밑으로 하고)
2. 오른쪽 다리를 직각으로 들었다가 천천히 내린다. 10번 반복한다.
3. 몸의 방향을 바꾸어 왼발로 10번 한다.

* 내릴 때 천천히 내린다.

* 서서 똑같이 한다. 벽을 이용해서 몸을 받치면 좋다. (10회×3)

112. 가는 허리를 만든다

— 기지개를 켜면 왜 기분이 좋은가

"허리가 단단히 죄어져 있느냐에 따라 남성의 양복 맵시는 결정된다."

이것은 어느 디자이너의 말이지만, 가늘고 날씬한 허리를 갖고 싶은 것은 여성만이 아니라 남성의 소원이기도 하다.

"배가 나왔구나!" 하는 징후는 옆구리가 가장 나오기 쉽다는 것이다. 글래머를 간판으로 데뷔한 여배우가 스크린에 거듭 출연함에 따라 몸의 선이 균형을 잃어 가는 것을 흔히 보는데, 이것은 역시 배와 허리 부분이 균형을 잃기 때문이다.

복부 근육은 전굴(前屈), 측굴(測屈), 회전운동을 하는 외에 복압을 강화시켜 배변, 분만 등 중요한 역할을 다하고 있다. 팔 근육은 그 장소에 따라 신근, 굴근이 구별되어 있는 데 비해 배 주위 근육은 1인 2역이다. 왼쪽이 늘어나면 오른쪽은 줄어들고, 오른쪽이 늘어나면 왼쪽이 줄어드는 구조로 되어 있다.

<기지개>를 켜면 기분이 좋은 것은 쭉 뻗은 근육세포가 크게 늘어나 구성성분이 유동하고, 연소하여 타다 남은 찌꺼기의 젖산성 물질이 조직에서 분리하여 세포 안에서 세포 밖으로 배제되기 때문이다.

이 배 근처의 근육의 원리를 응용하여 생긴 것이 <옆으로 구부리기>다. <다리 뻗쳐 올리기>(73)가 근육에 수축동작을 일으키는 데 비해, 이 <옆으로 구부리기>는 신전(伸展) 동작을 주므로 아무리 운동이 질색인 사람이라도 무리 없이 지방을 제거할 수가 있다.

112. 옆으로 구부리기

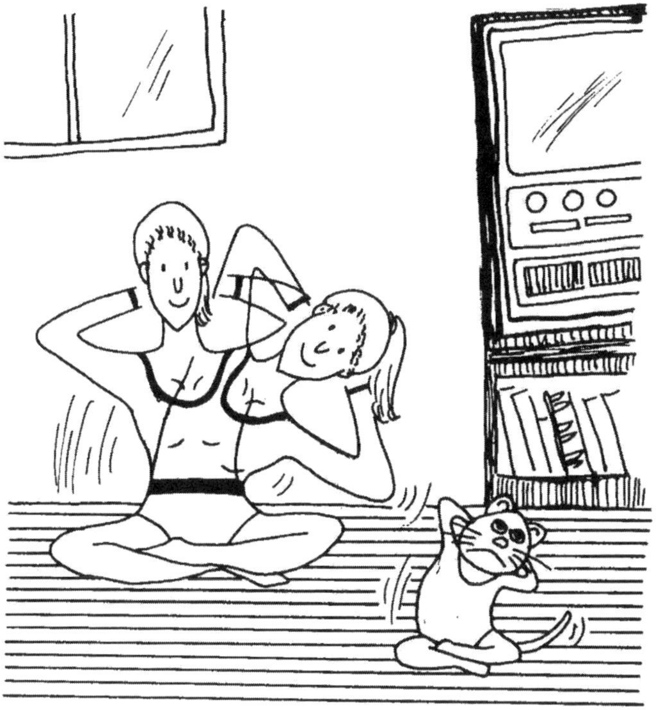

1. 책상다리를 하고 앉는다. 손은 머리 뒤에서 맞잡는다.
2. 그대로 오른쪽으로 넘어진다. 6초 동안 가만히 있는다.
3. 왼쪽으로 몸을 넘어지게 한다. 6초 동안 가만히 있는다.
4. 반복해서 10번 한다.

* 되도록 옆구리를 편다.

* 서서 하거나 손에 무거운 책 같은 것을 쥐고 해도 좋다.

(각 10회)

113. 엉덩이가 처진 것을 고친다

— 미용체조는 피로하기만 하다

"히프를 올리고 날씬해지고 싶다"는 소망은 남성에게나 여성에게나 강한 모양이다. 늘어난 히프는 균형을 잃게 한다.

젊었을 때는 근육이 팽팽했던 히프가 나이를 점점 먹어가며 지방이 많아지고 축 처지게 된다. 이것은 친수성(親水性) 콜로이드가 수분을 당겨서 팽팽해져 있었는데, 나이와 함께 수분이 없어졌기 때문에 생기는 현상이다.

히프가 팽팽해진다는 이점은 균형에만 머물지 않는다. 히프 부분이 두꺼운 것은 압박, 충격에서 성기를 지키는 중요한 역할을 다하기 위해서다.

히프가 올라가면, 옆에서 보았을 때의 균형이 잘 조화되고, 동양인 특유의, 허리가 길고 다리가 짧은 상태에서 벗어날 수 있다.

여성들이 흔히 아파트 방에서 다리를 들고 후당탕거리는 광경을 보는데, 그것은 피로하기만 하고 그다지 효과가 오르지 않는다. 게다가 남성에게는 멋쩍은 운동이다.

이 <뒤로 다리 올리기>는 누구든 쉽게 할 수 있고, 게다가 허리 부분의 혈액순환을 좋게 하고 부신호르몬의 분비를 높여서 변비, 섹스, 위장강화, 폐장강화에 종합적인 작용을 한다.

히프는 큰 편이 좋은가, 작은 편이 좋은가 논의가 분분하지만, 좌우지간 처지지 않은 탄력 있는 히프가 제일 좋다고 생각된다.

113. 뒤로 다리 올리기

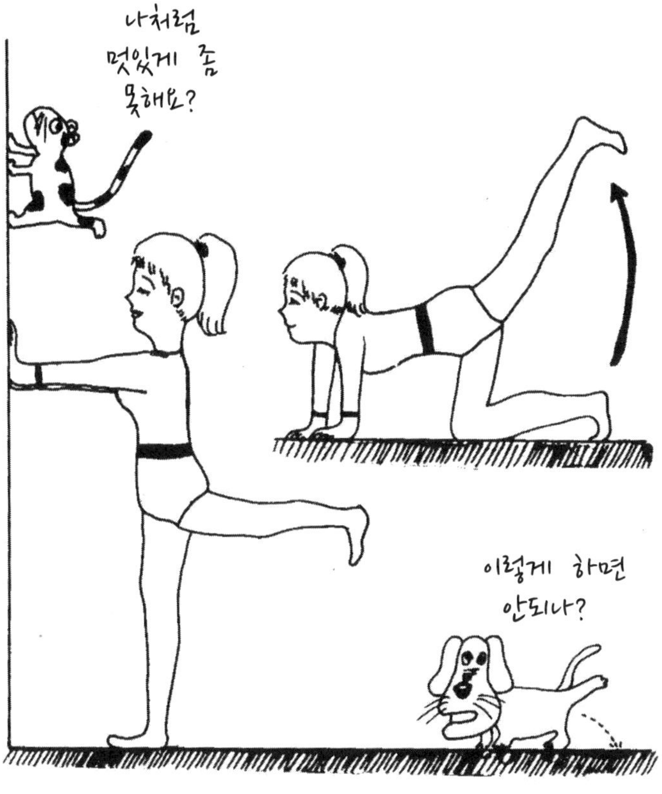

1. 벽에 손을 대고 한쪽 발씩 뒤로 올린다.
2. 오른발 10번, 왼발 10번씩.
3. 각각 3번 한다.

* 운동할 때마다 둔부를 꽉 쥔다. 항문에 힘을 주는 기분으로 한다.

* 방바닥을 기면서 한쪽 발씩 교대로 올리는 방법도 있다.

(각 10회×3)

114. 단단한 허벅지를 만든다

— 그것은 집어보면 알 수 있다

"다리만 가늘게 하고 싶은데요." 라는 희망을 여성에게서 곧잘 듣는다.

미니스커트, 핫팬츠의 유행이 여성의 패션으로 정착된 현재, 그녀들에게 다리의 고민은 심각하다.

다리가 굵다고 해도 근육질로 굵어져 있는지 지방이 많아서 처져 있는지를 구별할 필요가 있다. 방법은 간단하다. 손가락으로 집어 보아 피하지방이 많은지 적은지를 조사하면 된다.

근육이 발달하여 굵어진 다리는 다리에 부하(負荷)를 주는 운동을 피하고, <다리 벌리기> 등 근육이 뻗는 체조를 한다.

대부분의 경우가 지방질로 살찐 것이다. 젊었을 때 운동을 하여 다리가 굵게 발달한 사람이라도 2년쯤 안하고 있으면 내부에서 근육을 통해 지방의 변화가 생겨 느슨해진 감이 들게 되어 있다.

장거리 육상선수가 연습이 심한 데 비해 다리가 가는 것은 자기 체중만을 짐의 대상으로 하고 있기 때문이다. 이런 원리를 응용한 것이 <시시이 스쾃>이다.

즉, 몸의 무게를 이용하여 횟수를 작게 하기보다는 빨리 하여 시시이 스쾃처럼 무게를 주지 않고 횟수를 많게 하는 편이 날씬하고 가는 다리를 만드는 비결이다.

대개 한 달쯤 하면 양쪽 다 3센티미터, 6개월에는 8센티미터쯤 가늘어지는 경우가 많다.

114. 허리잡고 앉았다서기

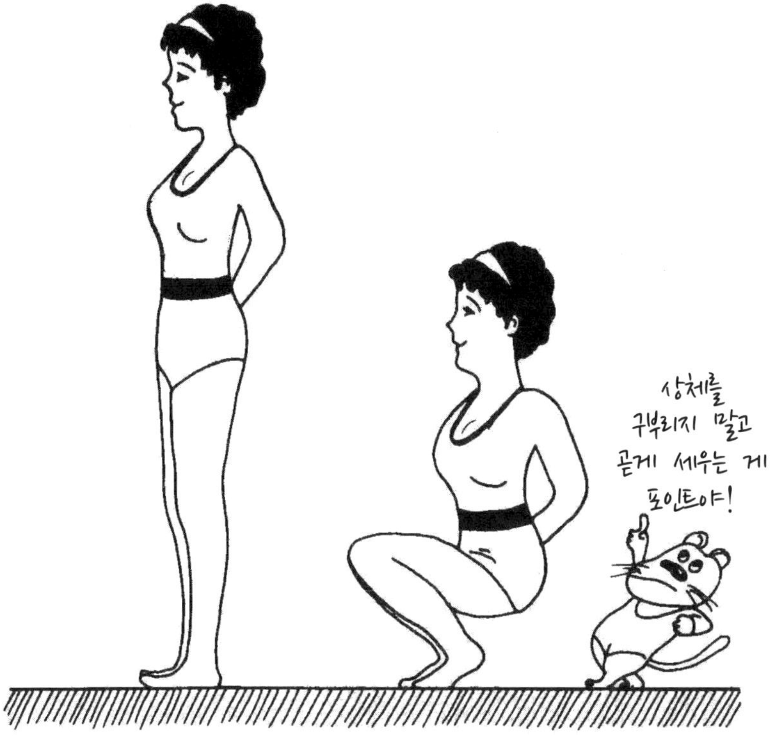

1. 양 손을 허리에 대고, 두 무릎을 앞으로 밀어낸 모습으로 다리를 굽혀 앉는 자세를 취함.
2. 그대로의 자세로 일어선다. 반복해서 50번 한다.

* 상체를 되도록 뒤로 젖혀 앉든가 서든가 한다.

* 속도를 빠르게 한다.

115. 발목과 종아리를 단단하게 한다

— 굵은 다리는 피로에 시달린다

"허벅지가 굵은 것은 그런 대로 견딜 수 있지만, 발목과 종아리가 굵은 것은 못 참겠어." 하고 직장 여성들은 말들 하고 있다. 확실히 발목이 굵은 다리는 그다지 지성미를 느끼게 하지 않는다.

흔히 영양(羚羊) 같은 다리라는 표현이 있듯이 좋은 다리란 종아리의 근육이 단단하고 발목이 가는 다리를 말한다.

반대로 나쁜 다리란 운동부족으로 종아리나 발목이 살찌고 굵은 다리를 말한다.

지방층에는 모세혈관이 발달하기 힘들기 때문에 신진대사가 이루어지기 어렵고 림프액도 정체되기 쉽다. 따라서 다리가 붓기 쉽고 피로하기 쉬운 법이다.

흔히 거들을 감고 가늘게 하려고 애쓰는 사람이 있는데, 그것은 효과가 없다. 일시적으로 압박할 뿐 림프액의 흐름이 정지되어 더 피로해지기 쉽다. 거들을 떼면 지방이 느슨해져 다시 그대로 되는 것은 당연하다.

종아리와 발목을 단단하게 하는 운동으로는 줄넘기 같은 것도 효과적이지만, 빠른 시간 내에 효과를 올리는 운동으로는 이 <발목 들어올리기>가 좋다.

이 운동은 다리 전체에 부착된 지방을 연소시키고, 신진대사를 촉진시키고 발목과 종아리를 가늘게 하는 데는 가장 좋은 운동이다. 또한 다리가 피로했을 때 이 운동을 하면 림프액의 흐름이 좋아져 피로가 회복되며 아울러 신장도 강화된다.

115. 발목 들어올리기

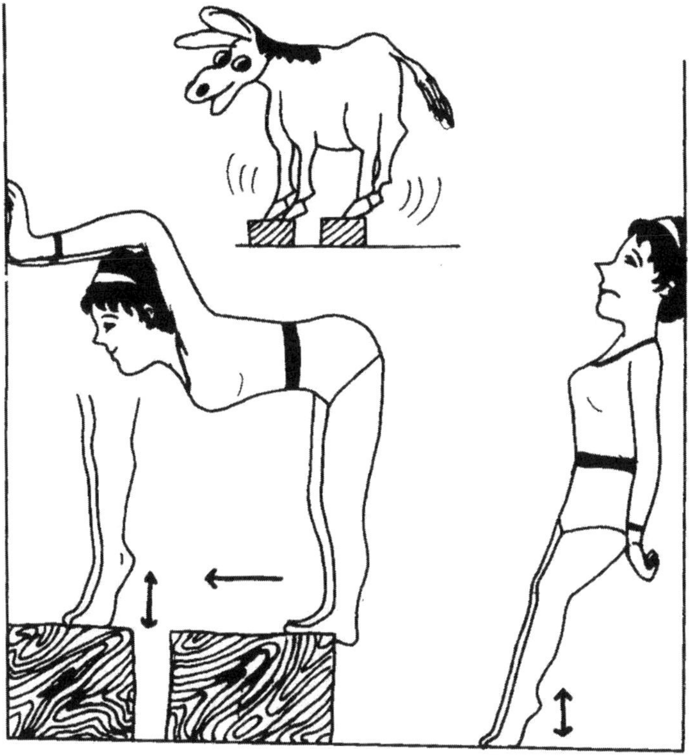

1. 벽에 손을 대고 상체를 굽혀 뒤꿈치를 아래로 움직인다.
2. 받침대 같은 것 위에 올라타는 것도 좋다.

* 아킬레스건을 되도록 편다.

* 발뒤꿈치 올렸다 내리기(<77>)도 효과적이다

(10회×3)

116. 아름다운 뒷모습을 만든다

— 뒷모습은 그 사람의 생활을 나타낸다

자기 자신은 전혀 볼 수 없지만, 남에게 보여주는 뒷모습에 대한 인상은 예상 이상으로 크다.

뒷모습에 그 사람의 인품이 나타난다고 흔히들 말하듯이 어쩐지 쓸쓸함을 느끼게 하거나 듬직한 신뢰감을 느끼게도 하며, 인생의 피로를 느끼게 하는 등 그야말로 천차만별이다.

뒷모습을 지배하는 요소로는 목의 굵기, 넓은 어깨, 삼각근, 광배근의 발달, 등뼈의 꼿꼿함, 허리의 단단함 등을 들 수 있다.

이들 여러 근육을 부분별로 트레이닝하면 <몸 펴기>를 매일 3분간 하는 것만으로도 크고 듬직한 등을 갖게 된다.

이 방법은 한 번의 동작으로 등 전체의 근육에 자극을 주기 때문이다.

또 이 방법은 <뒤로 몸 젖히기>(51)와 <엎드려 두 발 올리기>(65)를 한꺼번에 하는 셈이며, 내장, 특히 간장을 자극하여 비뇨기 계통을 강화한다.

또 허리 부분의 부신호르몬, 서혜부의 성호르몬, 목의 갑상선호르몬을 자극하여 스태미나를 조정하는 데 효과적이다.

또 현대인은 엎드려 하는 일이 많으므로 이 자세를 취함으로써 잠들고 있던 신경을 자극시켜 변비, 소화불량, 굽어진 등의 교정에 효과적이다.

116. 몸 펴기

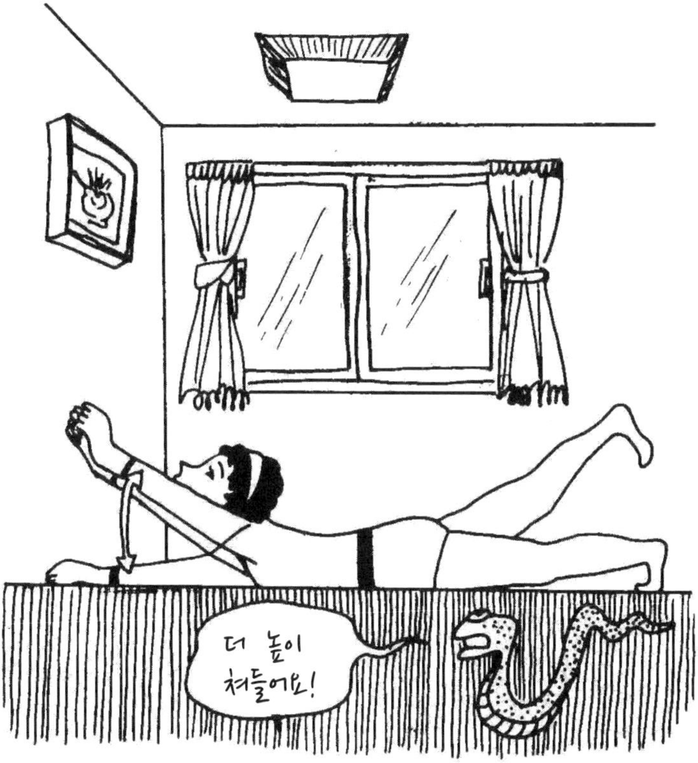

1. 방바닥에 배를 대고 누워 두 손과 두 발을 동시에 올린다.
2. 손끝과 발끝이 모두 30cm 가량 올라가면 6초 동안 가만히 있는다.
3. 5번 반복한다.

* 넓적다리가 방바닥에 닿지 않도록 노력한다.

(6초×3)

117. 뺨과 턱의 처짐을 막는다

— 얼굴이 늙어 보이는 것은 무슨 까닭인가

"저 사람은 스물 대여섯 살쯤 되어 보인다.", "저 사람은 30대 중반쯤이다." 하는 말을 흔히 듣는다. 그리고 그 대답이 꼭 맞을 때가 많다.

무슨 이유일까?

젊어서 신진대사가 왕성하면 근육세포 속의 단백질 성분이 크게 발달하여 세포가 팽팽해져 있지만, 대사가 늦어지면 단백질 성분이 줄어들고 지방분이 그 속을 차지한다.

이 지방의 비중이 커지므로 근육이 처지는 것이다. 따라서 얼굴이 처지는 현상 때문에 대체적인 나이를 알아맞히는 것이다.

처지는 원인으로는 수분의 감소를 들 수 있다.

세포 속의 성분은 미세한 과립으로 되어 있으며, 저마다의 알갱이는 주위에 수분을 끌어당기는 친수성 콜로이드라 불리고 있다.

갓난아기의 피부가 생기 있는 것은 콜로이드의 친수력이 강하기 때문이며, 노인들은 나이를 먹음에 따라 이 친수력이 약해지므로 메마른 피부가 되는 것이다.

이 뺨이나 턱의 노화를 막는 방법으로는, 아아, 오오 하는 발성운동과 림프 마사지를 병용하는 것이 좋다.

117. 뺨과 턱의 림프 마사지

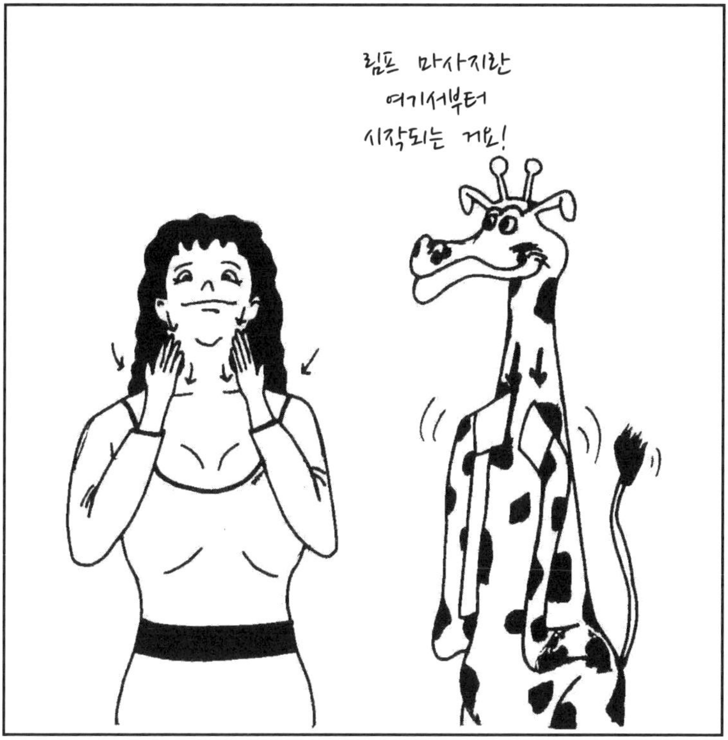

1. 크게 입을 벌리고, 뺨과 턱의 근육을 목덜미 방향으로 마사지한다.
2. 천정을 향해 목덜미를 마사지한다.

* 입의 여닫이운동이나 목의 회전운동을 병행하면 더욱 좋다.

* 등허리나 서혜부에 마사지를 하면 더욱 효과적이다.

(3분간)

118. 처진 가슴을 단단히 한다

— 비만체는 세 배나 고혈압에 걸리기 쉽다

가슴 주위가 밑으로 처진 모습은 보기 흉할 뿐만 아니라 생명에 관계되는 문제를 내포하고 있다.

비만체인 사람은 마른 사람에 비해 3배 이상 고혈압에 걸리기 쉽고, 4배 이상 당뇨병에 걸리기 쉽다. 또 2, 3배나 심장병에 걸리기 쉽다.

한 마디로 말해, 건강체의 사람이라면 앞으로 20년을 더 살 수 있다고 한다면, 비만증인 사람은 그 확률이 30퍼센트로 줄어든다.

전체 몸무게의 절반이 지방인 사람도 적지 않다.

곰이 동면하는 것과 비교해서 한 달 반쯤 절식해도 살 수 있다고 하는 학자가 있는데, 갑작스런 절식이나 감식을 해서는 안 된다.

차츰차츰 줄여서 몸에 익히는 것이 중요하다. 운동을 수반하면서 하는 감식은 유효하다.

체조의 좋은 점은 단지 칼로리를 소비시키는 것만이 아니라 신진대사를 촉진시키고, 지방을 연소시키며, 호르몬, 신경계의 균형을 회복시키는 등의 효과가 큰 데 있다.

<팔 굽히기>는 대흉근을 다각적으로 자극하고, 군살의 지방을 빼 주는 데 효과가 있다.

근육이 수축, 긴장할 때마다 근육과 근육 사이에 있는 지방이 에너지로서 소비되기 때문이다.

118. 팔 굽히기

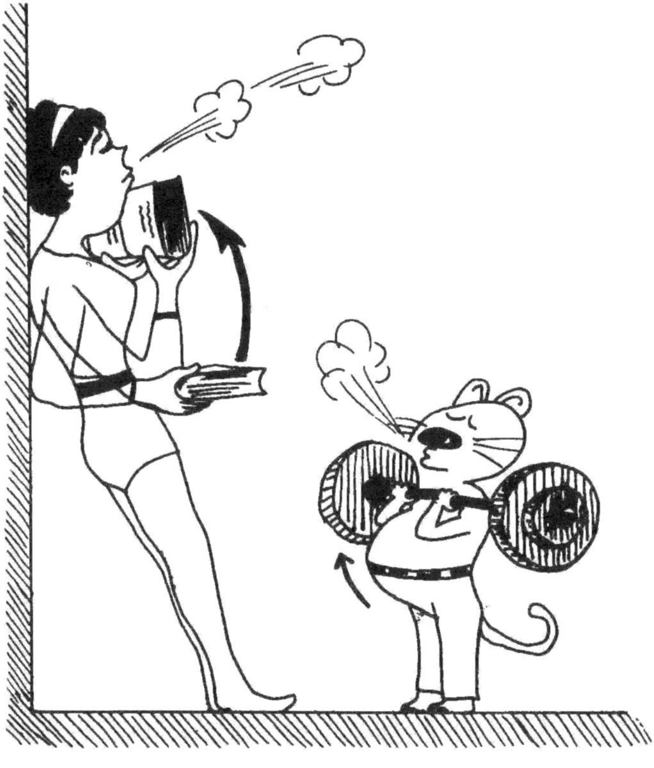

1. 벽에 기대어 가슴을 편다.
2. 두 손에 무거운 책 같은 것을 들고 팔 위에서 올리고 내리는 것을 반복한다.
3. 팔을 내렸을 때 숨을 가득 들이쉬고 올리면서 토한다.

* 팔꿈치를 깊이 내릴 것.

* 머리를 아래로, 발을 위로 하고 하는 방법도 입다. (10회×3)

119. 아름다운 목을 만든다

— 편타증(鞭打症)은 뼈의 손상이 아니다

목이 단련되어 있는 사람은 근육을 방어하는 힘이 강하다고 한다. 그래서 다치는 정도도 훨씬 적다.

흔히 자동차가 뒤에서 부딪쳤을 때, 잔뜩 힘을 주면 좋다고 하는 것은 목의 근육에 힘이 들어가 충격에 대응할 수 있기 때문이다.

편타증의 예로서, 뼈를 다쳤다 하여 견인(牽引)이나 수술을 하는 병원이 많은데, 뼈보다도 목의 근육이 늘어나 결렬되든가 뒤틀리고 마는 경우가 훨씬 많다.

목의 운동법이라 하면, 지금까지는 레슬러브리지밖에 알려져 있지 않았다. 그러나 레슬러브리지는 운동이 질색이라는 사람에게는 귀찮은 운동이므로 일반인은 그냥 지나치는 경우가 많은 것 같다.

이 <리버스브리지>는 해보면 알겠지만, 아주 간단하고 더구나 많은 효과가 있는 방법이다.

"목을 더 굵게 하고 싶다" 는 사람이 있는가 하면, "나는 목을 가늘게 하고 싶다" 는 사람도 있어 그야말로 사람은 가지각색인데, 목 주위에 지방이 붙어 있는 사람은 지방이 깨끗이 제거되고, 목이 가는 사람은 차츰 굵어지는 등 어느 경우에라도 이 방법에 의해서 해결이 가능하다.

또 이 운동을 하면 목의 근육이 강해지고 머리가 상쾌해지며 두통이 없어진다. 게다가 신경도 안정되고 스태미나도 길러진다.

119. 리버스 브리지

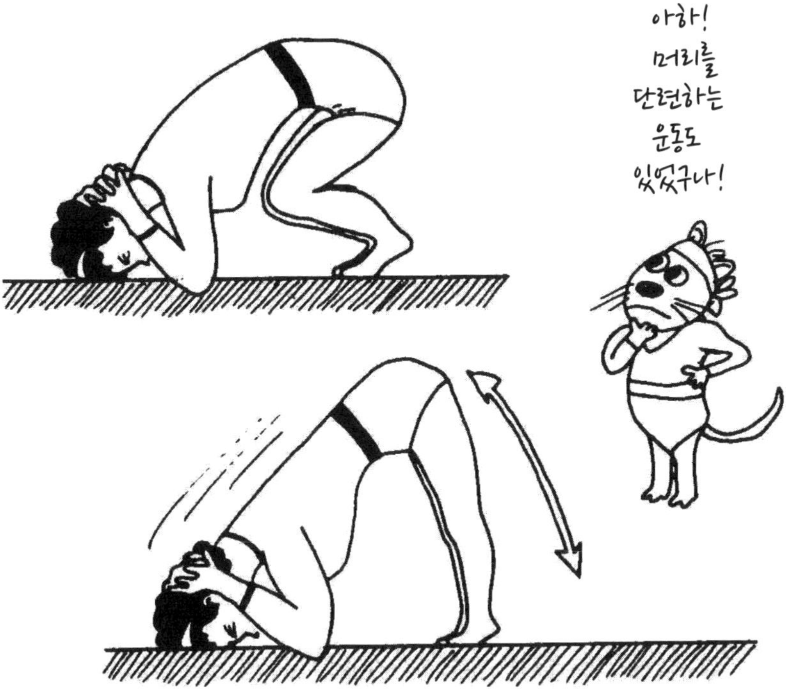

1. 방바닥에 엎드려 다리를 굽힌다. 손은 머리 위에서 붙잡는다.
2. 이마와 양 발바닥만으로 전신을 지탱한다.
3. 이 자세로 허리를 높이 들고 움직인다.

* 머리의 앞부분이 그 지점이 된다.

(10회×3)

120. 굽어진 등을 고친다

— 노인의 허리는 왜 굽어지는가

전차나 버스를 타든가, 길을 걸으면서 느끼는 것은 등이 휘어져 있는 사람이나 자세가 나쁜 사람이 아주 많다는 사실이다. 자세는 그 사람의 습관이다. 자세가 나쁜 사람들에게 공통적인 것은 목에 힘이 없다는 점이다.

목에 힘이 없는 사람은 아무래도 머리가 앞으로 나오는 느낌이 든다. 머리가 앞으로 나오면 물리학적으로 등뼈가 휘어져 들어오는 힘을 완화시키려고 등의 고유 배근(背筋)이 긴장한다.

고유 배근이 탄력성을 갖고 있는 동안에는 괜찮지만, 나이를 먹음에 따라 고유 배근이 약해지면 자기 몸을 본래대로 펼 수 없다. 노인의 허리가 굽은 것은 이 때문이다.

굽어진 자세가 습관이 되면, 폐장을 압박하고 산소보급이 불충분해져 위의 소화활동이 방해를 받는다. 또 갑상선호르몬, 부갑상선호르몬 분비가 나빠지므로 몸에 좋지 않은 결과가 연쇄적으로 일어나 스태미나를 잃는 원인이 된다.

척추를 펴는 간단한 방법은 <수직으로 서기>이다. 이것은 수직 벽이나 기둥 등에 등뼈를 대는 것만으로 족하다.

지하철 플랫폼에서 열차를 기다리고 있을 때, 좌석에 앉아 있을 때, 엘리베이터를 타고 있을 때, 하루 중에 언제라도 좋다. 의식할 때마다 등을 펴는 습관을 들이는 것이다.

또한 이것은 림프의 흐름이 좋아지고 피로가 가시는 방법이 된다.

120. 수직으로 서기

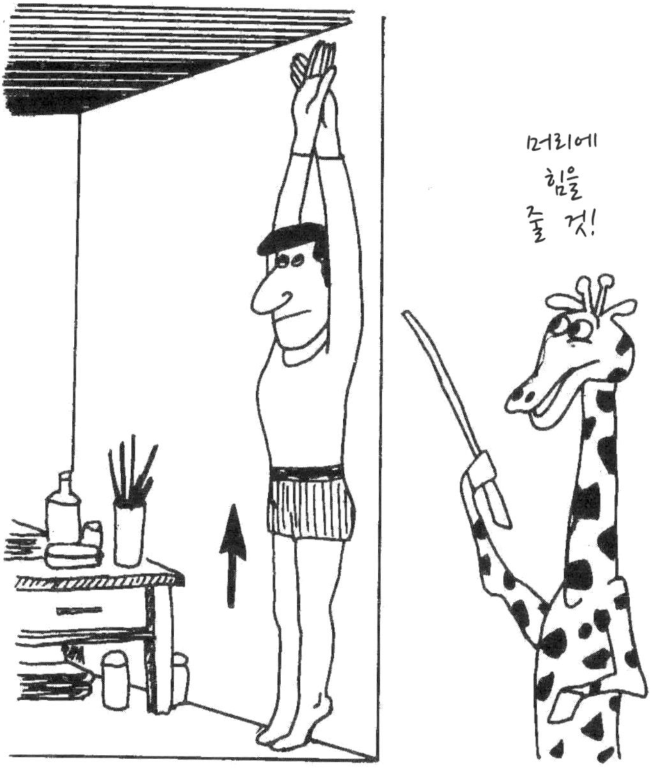

1. 벽이나 기둥 앞에 수직으로 선다.

2 턱을 당기고, 두 손을 힘껏 높이 올리고 몸을 쭉 뻗는다.

3. 두 손을 겹친다. 10번 반복.

* 목에 힘을 준다.

* 자리에 누워서 해도 좋다. 등에 베개를 넣으면 효과적이다.

(10회)

121. 키를 크게 한다

— 20세를 넘어도 키는 자란다

젊은 사람들의 신장은 현저하게 자란다.

최근에는 서양인과도 그다지 차이가 나지 않게 되었다고 하는데, 앞으로 10년 후에는 젊은이들의 평균 신장이 175센티미터 가까이 되어 서양인들과 비교해도 그리 뒤지지 않을 것으로 예상된다.

뼈는 단백질, 칼슘, 인, 수분 등으로 구성되어 있고, 성장기에는 골단선(骨端線)이라는 해면상의 조직이 있어서 아래위로 뼈를 늘여 간다.

<뛰어오르기>는 다리의 근육을 발달시키는 동시에 뼈의 길이를 늘이는 운동이다.

또 이 <뛰어오르기>는 목에서 등에 걸쳐 척추를 늘이는 효과도 있고, 활처럼 아주 굽어진 자세를 교정하는 작용도 한다.

질이 높은 단백질로는 달걀이나, 두부, 생선, 우유 등을 권한다. 양으로는 체중 1킬로그램에 대해서 2그램의 순단백질을 먹는 것을 목표로 한다.

옛날에는 남자도 20세를 넘으면 성장호르몬의 분비가 멈추고 골단선이 사라지므로 그 이상 신장은 늘지 않는다고 했는데, 미국에서 최근에 발표된 통계에 의하면 26세까지는 키가 자란다고 한다.

<뛰어오르기>를 하면 이처럼 발육기에 있는 사람은 다리가 길어지고 날씬해지며 성인의 경우에는 등줄기와 목이 늘어나 키가 커지며 순발력이 길러진다.

121. 뛰어오르기

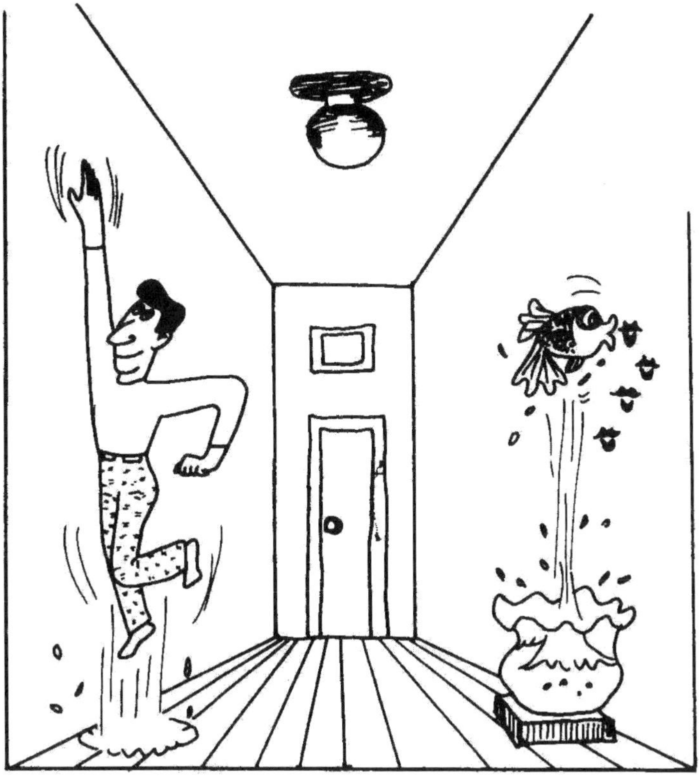

1. 방바닥에 다리를 굽혔다가 힘껏 뛰어오른다.
2. 되도록 높은 데까지 손을 뻗는다. 반복해서 10번 한다.
* 오른손과 왼손을 번갈아 가며 한다.

(10회)

122. 아름다운 팔을 만든다

— 굵은 팔은 관절 류머티즘을 초래하기 쉽다

"가늘고 날씬한 팔을 갖고 싶다."는 여성이 많다. 그다지 굵은 것도 아니면서 좀 더 아름다워지고 싶은 모양이다.

최근에는 남성 가운데서도 살쪄서 둥그레진 팔을 단단히 하고 싶다는 사람이 늘어 가고 있다.

의학적으로도 너무 굵고 지방이 잔뜩 붙어 있는 팔은 혈액이나 림프액의 흐름이 나빠져서 마비되기 쉽고 관절 류머티즘에 걸리기 쉽다.

또 정맥주사를 놓아도 혈관이 어디에 있는지 알기 힘들어 실패하기 쉽고 아픈 고역을 치러야 한다.

팔을 가늘게 하고 싶으면 어깨, 팔꿈치, 손목 등의 관절을 움직이는 운동이 좋다. 일상생활에서 관절을 너무 쓰지 않으면 관절에 젖산성의 피로물질이 차기 쉽고, 신진대사가 원활하게 이루어지지 않는다.

이 <팔 틀기>는 어깨의 구상관절, 팔꿈치의 경첩관절, 손목의 타원관절을 넓은 각도에서 자극하여 팔에 붙은 지방을 없애는 데 효과가 크다. 흔히 40대 어깨니 50대 어깨니 하며 호소하는 사람이 있는데, 이것은 관절의 노화현상이다.

<팔 틀기>는 40대 어깨의 방지나 치료에도 효과가 있다.

운동이나 체조는 몸의 기능으로 볼 때 일종의 마사지이다. 운동에 의해 근육이나 관절이 자극되고, 신진대사가 활발해지고 피로물질이 제거되므로 기분이 상쾌해진다.

122. 팔 틀기

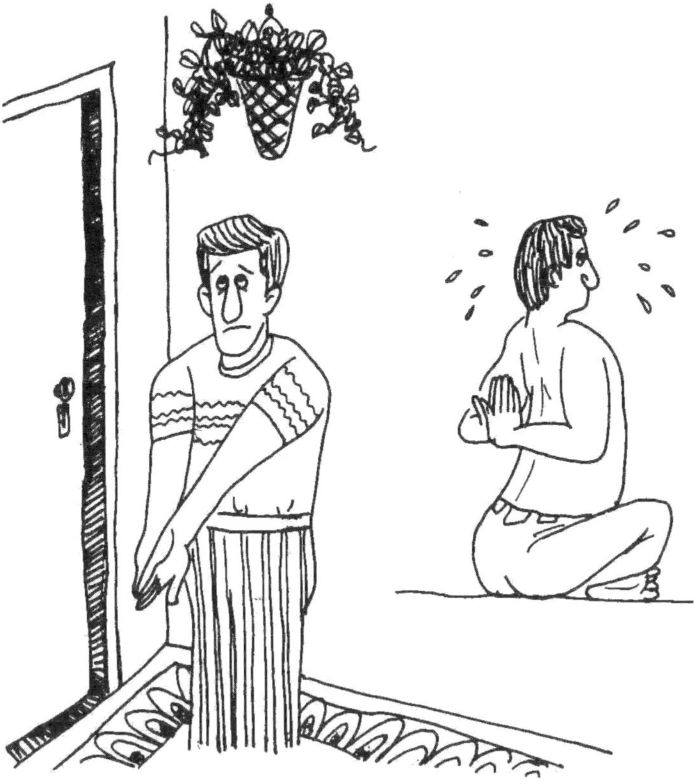

1. 팔뚝을 앞으로 내밀고 팔꿈치와 팔꿈치를 모은다.
2. 손을 뒤집어 손등을 모은다.
3. 등 쪽으로 가져가서 손바닥을 합친다. 6초 동안 가만히 있는다.
4. 이 방법을 5번 반복한다.

* 팔과 팔, 손등끼리 또는 손바닥을 밀착시킨다.

(6초×5)

123. 너무 마른 것을 고친다

— 왜 살이 찌지 않는가

건강한 사람의 표준 체중은 얼마여야 하는가.

신장에서 100을 빼고 0.9를 곱한다. 이것을 표준체중이라 하는데, 0.8을 곱한 숫자보다도 자기 체중이 적을 때는 말랐다고 생각해도 좋다.

트레이닝의 각 종목은 근육을 발달시킴으로써 체중이 늘기를 꾀하는 것으로, 부은 것같이 지방이 많은 뚱보가 아니라 꽉 죄어진 단단하고 빈틈없는 몸을 조절하는 데 그 목적이 있는 것이다.

체중을 조절하고 싶을 때는, 광배근, 대흉근, 대퇴근 등 용적이 큰 근육을 단련하는 종목을 중점적으로 하면 좋다.

마른 사람에게는 위장이 튼튼하지 않은 경우가 많이 있으므로 이것을 해결하기 위해서는 복근의 운동법을 반드시 병행하는 것이 좋다.

복근운동은 마르고 싶은 사람이 지방분을 빼내기 위해 하는 방법이 아닌가 하고 이상하게 여길지 모르지만, 일반적으로 운동은 비만한 것을 단단하게 하고 마른 것을 살찌게 하여 체형적으로는 비슷한 경향을 갖는다.

특히 이 <누웠다 일어나기>는 두 발의 힘을 사용하지 않기 때문에 복직근 내부에 있는 위와 소장에 강한 수축자극을 주어 식욕부진을 고치는 효과가 크다.

123. 누웠다 일어나기

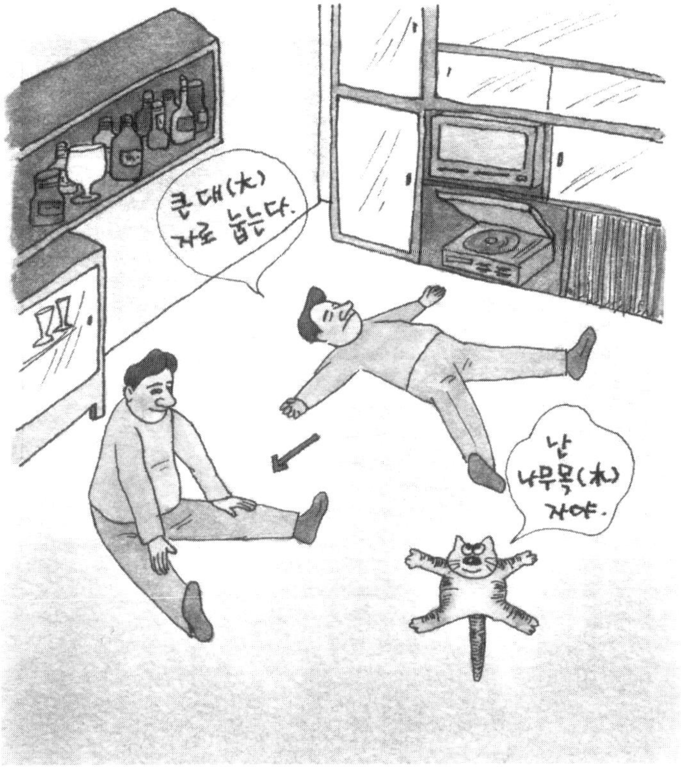

1. 방바닥에 큰 대자로 눕는다.
2. 다리를 벌린 채 상체를 일으킨다.
3. 발목을 한곳에 고정시킨다. 본 자세로 돌아갈 때는 머리를 바닥에 쉬게 하지 않는다. 10번 반복한다.

* 다리의 넓이는 넓을수록 효과적이다.

(10회×3)

위하수를 정상화한다

— 운전사는 조심하라

위하수에 걸린 대부분의 사람들은 소화불량이나 변비로 고생하고 있다. 영양 불량에서 무기력한 상태가 되어 이윽고 내장의 하수는 위뿐 아니라 여성의 경우에는 생식기인 난소나 자궁 장애까지 미친다.

그 중에도 운전기사는 특히 위하수를 초래하기 쉽다. 그래서 위하수에 고민하는 당신에게 <하늘을 찌르는 운동>을 할 것을 권한다. 두 발을 어깨 넓이만큼 벌리고 선다. 그리고 두 주먹을 가슴에 댄다.

"하나!" 하고 발끝으로 서면서 전신을 펴고 용감하게 두 주먹을 위로 찔러 올린다.

"둘!" 로 양 주먹을 가슴까지 내리면서 무릎을 약간 굽히고 전신을 낮춘다. 하나, 하면 다시 발끝으로 서서 전신으로 두 주먹을 하늘 높이 찌른다.

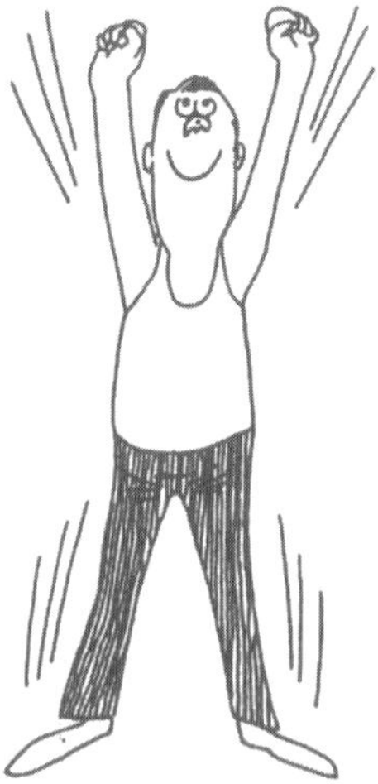

이 운동은 처지기 쉬운 내장을 끌어올리는 운동이므로 이 운동을 매일 2백번씩(아침 · 오전 · 오후 · 밤에 50번씩) 계속하여 오랜 동안 고생한 위하수증을 단시일 내에 고친 사람이 많다.

이 운동은 전신의 굴신운동인 동시에 기분을 명랑하고 활발하게 한다. 특히 마르고 키 큰 사람에게 이 체조를 꼭 권한다.

PART 8.

잘못된 의학상식

잘못 알고 있는 의학상식의 데마고그

머리글

우리들이 알고 있는 이른바 「상식(常識)」이라는 갖가지 생활 지식 중에는 믿을 수 없는 것, 그리고 믿어서는 안 되는 것들이 너무나 많다. 그것은 사실과 거리가 멀 뿐만 아니라 어떻게 보면 상당히 합리적인 듯한 내용까지 담고 있어서 대부분의 사람들이 이를 사실로 판단해 버리도록 하는 힘마저 지니고 있다.

이런 실제와는 너무나 동떨어지고, 터무니없이 위장되고, 「미신」에 가까운 「상식」이 의학 및 건강의 상식 속에도 그냥 지나쳐버릴 수 없을 만큼 퍼져 있어서 의사들을 당황하게 하고 질병의 치료를 상당히 어렵게 만들고 있다.

의사를 찾아오는 손님들은 누구나 한두 가지 그릇된 의학상식이나 병에 대한 선입관념을 지니고 있다. 이것은 바로 잘못된 「의학상식」을 믿은 데서 생긴 중대한 「건강의 손해」다.

더욱이 환자에게 있어서나 의사에게 있어서 질병보다도 더 무서운 이 정신적 병폐를 자신들은 아무렇지도 않게 간과하고, 병의 조속한 치료와 건강의 회복을 기대하고 있으니, 의사로서는 놀랄 수밖에 없다.

그래서 뜻있는 사람들이 종교적 「미신」을 그 정신적인 해독과 물질적인 낭비 때문에 우리 사회에서 근절시키려고 노력하는 것처럼, 의사들도 이 「잘못된 의학상식」을 교정하려는 데 성의를 아끼지 않고 있다.

사람의 몸은 각인각색으로, 체질과 기질이 다르며 시시각각 변화해 가는 신체조건도 다르다. 따라서 각자가 건강유지를 위해 취해야 할 방법도, 개개인에 적합한 방법을 취하지 않으면 안 된다. 특히 음식이나 임상적 건강 치료의 방법에 있어서 그러하다. 그러므로 생야채가 좋다든지, 익힌 것이 좋다든지, 혹은 냉수를 마시라든지 마시지 말라든지 하는 전혀 반대의 건강법이 있는데, 그것은 사람에 따라서는 옳기도 하고 그릇되기도 한 것이다.

신은 인간에 대해서 공평하므로 부자라고 병이 나지 않고 가난하다고 해서 병이 난다는 일은 없다.

올바른 생활, 특히 이 책에 언급된 갖가지 신체 조건에 맞는 생활, 음식과 건강에 대한 지혜를 바로 실천해서 한 사람이라도 더 건강을 증진하여 슈퍼맨이 되어 세상에 기여해 주기를 진심으로 바라는 마음에서 잘못된 「의학상식」의 정체를 바로 알고 건강 지식을 쌓기 바란다.

1. 혈액형으로는 성격을 판단할 수 없다

혈액형이란 혈액 속에 있는 그 동물의 종족 특유의 단백질(抗原)의 존재에 의하여 분류되는 것으로, 인간에 대해서는 몇 만 종이라는 막대한 종류가 발견되어 있다. 그 중에서도 비교적 잘 알려지고 곧잘 실용되고 있는 것에 ABO형과 Rh형이 있다.

이를테면 Rh형이라는 것은 어떤 종류의 원숭이의 혈액 속에서 처음으로 발견되었기 때문에 「원숭이」의 학명의 머리글자를 따서 Rh형이라고 이름 지어졌다. Rh형에는 플러스와 마이너스가 있다.

Rh 인자는 유전학상으로는 우성이어서, Rh 마이너스의 여성과 플러스의 남성이 결혼하면 태어나는 아기는 반드시 플러스가 되어버린다. 우성이라는 것은 마이너스에 대하여 지배적이고 우월적이라는 말이 된다.

그런데 그렇게 되면 태아는 플러스고 어머니는 마이너스라는 적합지 못한 일이 일어나고 만다. 그러니 어머니의 체내에서 그 플러스인 Rh인자는 미지의 이물(異物)로서 받아들여지기 때문에 이에 대하여 항체를 만든다. 그러면 태아에게 있는 Rh 인자는 항원이고, 모체에서 만들어지는 것은 항체이다.

이 두 가지가 붙으면 항원 항체 반응이 일어나, 태아의 적혈구는 파괴되어 중증 황달, 다시 말해서 적혈구의 파괴로 생기는 용혈성 황달을 일으킨다. 결과로서는 유산이나 조산이 되기도 하고 사산되기도 하며, 무사히 태어나더라도 곧 중증의 황달에 걸려 갓난아기 때 죽게 되거나 살아나더라도 뇌세포를 다쳐 뇌성마비가 되고 만다.

이런 이유로 혈액형이 맞지 않는 경우에는 생후 곧 혈액을 완전히 바꾸어 넣어 어머니에게서 받은 항체를 모조리 버리고 항체 없는 안전한 피를 넣어야 한다고 알려져 있다.

그러나 실제로는 혈액형이 맞지 않더라도 전부가 다 중증의 황달이 되는 것이 아니고, 대부분은 아무런 이상이 일어나지 않고 성장해 간다. 그러니까 혈액형이 맞지 않을 때는 신중히 지켜보아야만 할 것이다.

그럼 Rh 마이너스의 여성은 역시 Rh 마이너스의 남성과 결혼하면 되지 않겠느냐고 하겠지만, 극히 드문 혈액형이고 보면 그것은 실현되기 어려운 꿈같은 이야기여서 불가능하다고 해야 할 것이다.

이러한 현상은 극히 드물게 ABO형에도 있으나, 이것은 Rh형보다는 훨씬 희소한 일이므로 예상할 수가 없다. 그러니까 ABO형인 사람에 대하여 Rh형과 같은 가능성 여부를 묻는다면, “그런 걱정 하지 말고 결혼식을 올리십시오.” 하고 대답한다.

그런데 여기에 엉터리 학설을 고집하는 사람이 있다. 즉, 혈액형에 따라 각각 성격이 달라지며 혈액형에 따라서 운세가 판단된다고 하는 넌센스나 다름없는 학설을 세운 사람이 있으나, 아직껏 그러한 당치도 않은 설을 믿는 사람이 많다.

학자는 성격을 분류하여, 이를테면 경제인, 이론인(理論人), 심미인(審美人), 종교인, 권력인, 사회인 등으로 그럴 듯한 분류를 하고 있지만, 참으로 객관적인 기준 없는 허무맹랑한 것이어서 이런 것을 바탕으로 하여 성격론을 논한다면 한심한 일이다.

대략 그 인물이 어떤 성격이었는지는 많은 언행자료를 모아 종합 판단해야 할 일이며, 역사상 인물에 관하여 알려져 있는 성격이란 대개 믿을 것이 못된다. 또한 자신의 성격을 어떻게 판단하고 있는지, 그 자기분류 등도 전적으로 의심스러운 것이다.

예를 들어, 독일의 어느 학자가, 「필적으로 당신의 성격을 감별해 드리겠습니다.」라는 선전문구로 많은 필적을 모아 실제 성격감별 따위는 일체 하지도 않고 그럴싸한 성격을 대강 기록하여 전부에게 그것을 보냈더니 대부분의 사람이 아주 정확히 내 성격을 맞혀 주었다며 기뻐했다고 한다.

결국 그만큼 자신이 생각하고 있는 성격이란 믿을 수 없는 것이다. 혈액형으로 성격을 알 수 있다는 둥 하는 것도 이러한 믿음직하지 못한 성격론 위에 성립되는 것이나 같은 것이어서 그야말로 어지간히 엉터리인 것이다. 하물며 혈액형으로 운세를 알 수 있다니, 터무니없는 망상일 따름이다.

혈액형과 어떤 종류의 만성질환에 걸리는 기질 사이에는 어떤 관계가 있을 것 같다는 학자도 있지만, 그 인과(因果)는 잘 알 수가 없다. 혈액형의 비율과 민족 사이에 차이가 있어 혈액형 분포의 비율이 가까운 민족은 친척관계에 있다고 한다. 질병과 혈액형 사이에 어떤 상관이 있다고 한다면 그것은 민족 차가 아닐까?

심리학의 향성검사(向性檢査) 중에도 "자질구레한 일까지 걱정을 합니까?", "네, 아니오" 이렇게 대답하게 하는 예가 있는데, 이런 질문으로 도대체 무엇을 잡을 수 있다는 것일까? 이런 자기 판단을 듣고 무엇을 알 수 있겠는가?

2. 탈모제보다는 면도를 하는 편이 낫다

털이 너무 많아서 고민이라는 말은 남성들에게는 우스운 이야기일지 모르지만, 젊은 여성들에게는 의외로 심각한 고민인 듯하다.

"선생님, 여름이 되면 외출하는 것도 싫어진답니다. 소매 없는 옷 따위는 도저히 입을 엄두도 못 냅니다. 스타킹을 통해서도 털이 보이기 때문에 한창 더울 때도 긴 바지를 입고 다녀야 할 판이랍니다."

이렇게 오만상을 찡그리고 호소한다.

인터넷 매체들의 신상상담 난을 보면 매달 정해 놓은 것처럼 털이 많이 난 것을 괴로워하는 애타는 호소가 적혀 있는 긴 메시지를 몇 통씩 읽게 된다. 특히 하이틴 중에 많은데, 때로는 30대의 여성으로부터 상담을 받기도 한다.

내가 상담자라면 그러한 호소에는 반드시 이렇게 대답해 주겠다.

"부인용 안전면도기를 사서 밀도록 하십시오."

탈모크림은 모근을 파괴할 정도로 힘이 강하기 때문에 효과는 있지만 대부분의 사람이 피부가 거칠어지고 미워지기 때문에 겨드랑이 같은 눈에 잘 띄지 않는 장소를 빼고는 얼굴이나 팔 등에는 절대로 사용해선 안 된다.

로브데콜테(소매 없는 야회복)와 같은 예장(禮裝)을 차릴 기회가 있는 유럽 여성들은 탈모크림을 매우 애용하지만, 그것은 겨드랑이의 털을 없애는 데만 쓰이는 것으로 정해져 있다.

그런데 털을 밀면 더 많이 나고 억세진다는 비과학적이고 아무런 근거도 없는 미신을 누가 꺼냈단 말인가? 단순히 미는 정도로 털이 많이 나게 된다면 우리 의사들은 대머리 치료에 그토록 참담한 애를 쓸 리도 없을 것이다. 여러 가지 모근 자극제 등을 바르는 등의 노력을 하지만, 이마의 전면적인 후퇴를 막을 수는 없다.

"낙엽이 한 잎 떨어지는 것을 보고 천하의 가을을 알았다(一葉落地天下秋)."는 옛 사람이 읊은 시가 있다. 머리카락이 심하게 빠지는 것을 호소할 때마다 어떤 좋은 생모약(生毛藥)은 없을까 하고 생각한다.

물론 머리카락이 빠지는 것을 고민하는 사람 중에는 하루에 백 개 이내로 빠지는 것은 생리적으로 정상이라는 것을 모르고, "선생님, 머리를 빗었더니 이렇게 뭉텅 빠졌어요."하고 울상을 짓는 사람이 있다. 사람의 머리카락은 10만 개쯤 있어 하루에 백 개 이내의 머리카락은 자꾸 빠져서 신구(新舊) 교대를 하게 된다는 점을 설명했더니 몹시 안심하는 표정을 짓는 것이었다.

그러나 정말로 매달 조금씩 적어져 가는 머리털을 걱정하는 심각한 호소에 적절한 방지수단을 발견해 줄 수 없을 때 의사로서는 안타까움을 느낀다. 털을 미는 정도의 간단한 방법으로 많이 나게 할 수 있다면 누가 근심하겠는가?

털을 밀면 털을 약간 잡아당기는 관계로 모근에 충혈이 된다. 그래서 영양이 약간 풍부해진다는 의미는 있지만 그 작용은 극히 일시적이어서 도저히 털을 많이 나게 할 만한 작용은 하지 못한다. 미는 것이 한층 더

털을 많이 나게 한다는 그런 쓸데없는 망상은 말아주기 바란다.

이런 미신에 사로잡혀서 밀기는 싫다, 그러나 털은 신경이 쓰인다, 그래서 털 뽑을 것을 제안, 정성들여 털 뽑는 작업을 오만상을 찡그리고 하고 있는 아가씨가 있다.

피부에 대해서 아무것도 모르는 사람이 이 털 뽑기 작업을 하면 조그마한 출혈을 보는 수가 있어 색소침착을 남긴다. 그것은 대부분 색이 바래서 없어지지만 어쩌면 멜라닌의 침착을 유발해서 반영구적인 얼룩이 되어 살결을 매우 흉하게 하는 경우가 있다. 그와 같은 거친 치료법은 쓰지 않는 편이 좋을 것이다.

유럽 여성들처럼 정기적으로 팔이나 정강이의 털을 정성껏 면도질하는 것은 귀찮은 일처럼 생각되지만, 매일 아침 수염을 밀어야 하는 남성의 입장에서 보면 별로 대수로운 일이 아닐 것이다.

3. 꿈은 현실과 반대인가?

꿈에는 이상하게도 우연의 일치라는 것이 있다. 어떤 프랑스 사람이 아버지로부터 물려받은 땅문서를 도저히 찾아낼 수 없어 소송에 지게끔 되었다. 어느 날 밤, 돌아가신 아버지가 머리맡에 나타나더니, 그 땅문서는 지금은 은퇴한 어느 공증인에게 가 있다는 것을 알려줬다.

반신반의하며 그 은퇴 공증인을 찾아갔더니 과연 증서가 있었다. 물론 재판에도 이겼다. 이 같은 꿈의 계시는, 수면 중엔 여러 가지 상념이 사라져 의식 밑에 묻혀 있던 기억이 떠오르는 때문이라고 해석된다.

싱거(Singer) 재봉틀을 발명한 싱거 아이작 메리트가 꿈속에서 귀신의 창에 찔린 꿈을 꾸고 비로소 실을 바늘에 꿰는 아이디어를 착안했다는 에피소드 등은 역시 잠재의식의 활동으로 해석할 수 있다.

그러니까 꿈이란 언제나 머릿속에 있던 일이 불쑥 솟아나는 것이지, 아무것도 없었던 데서 솟아나는 것은 아니다. 우리 같은 범인이야 백날을 자거나 천 밤을 자도 「중간자이론(中間子理論)」을 꿈에서 알아낸다는 일은 절대로 없을 것이다.

세상에는 「꿈은 현실의 반대」라는 말이 있다. 즉, 몽상하는 것은 항상 현실에서 생기는 일과는 반대라고 믿는 사람이 많다. 그것이 사실일까?

우리가 현실사회에서 원하고 있는 일은 대개 불가능에 가까운 일이 많다. 로또 복권에 당첨될 확률은 너무 적어서 우선 절대로 당첨되지 않는다는 것을 잠들지 않았을 때에는 잘 알고 있다. 그러나 수면 중엔 이성이 잠들고 있기 때문에 사려분별은 아마 제로라고 해도 좋을 것이다. 결과적으로 꿈속의 일은 현실과는 반대가 되는 셈이다.

그러나 이러한 꿈도 있다. 어떤 사람이 꿈속에서 뱀에게 다리를 물렸다. 그런데 2, 3일이 지나자 그 물린 곳이 빨갛게 부어올랐다. 참으로 꿈이 맞는 것이며 예언이기도 한 것이다.

이것은 그 꿈을 꾸었을 때는 이미 그 장소에 염증이 생기기 시작한 것인데, 가벼운 초기의 염증인 데다 한낮엔 오감(五感)의 자극으로 전혀 알지 못하다가 수면 중에는 오감도 함께 잠이 들므로 그제야 가벼운 염증의 자각증상이 꿈속에 나타나 그것이 뱀에게 물리는 꿈이 된 것이다. 이와 같은 감각의 착오는 많으며, 실험적으로 그것을 연출할 수도 있다.

어떤 사람이 전쟁터에서 우박처럼 쏟아지는 탄환 속을 포복해 가는 꿈을 꾸고, 잠이 깨니 소나기가 지붕 위로 후드득후드득 퍼붓더라는 것이다. 다리를 잡아매고 자면, 도둑놈이 쫓아와도 도저히 발이 말을 안 들어 도망갈 수 없는 꿈을 꾸기도 하고, 팔을 몸통에 잡아매고 잤더니 감을 따려고 하는데 도저히 손이 미치지 않는 안타까운 꿈을 꾸었다고 한다.

프로이트는 그 유명한 《꿈의 해석》 속에서, 꿈은 그 사람의 숨겨진 성적인 원망(願望), 즉 「리비도(성본능, 성충동)」라고 불리는 것이 활동한다는 가설을 내세워 그 유명한 꿈의 분석을 시도하고 있다. 그 가운데는 깜짝 놀랄 만큼 훌륭한 분석도 포함되어 있지만, 다분히 억지로밖에 생각할 수 없는 것도 포함되어 있다.

방광에 오줌이 괴어 일어나서 변소에 가서 눈 줄 알았는데 사실은 이

부자리 속이었다는, 이부자리에 오줌을 싼 경험은 대부분의 사람이 어렸을 때 경험한 일일 것이다. 이런 단순한 꿈도 결코 이상하지 않다.

꿈의 일부에 「리비도」의 활동이 있는 것은 부정할 수 없지만, 모든 꿈이 그처럼 복잡한 내용을 나타낸다고는 볼 수 없다. 요컨대 꿈은 「통제를 잃은 지리멸렬의 사고」이기 때문에 대단히 섬세하고 복잡한 신드롬이지 결코 단일한 것은 아닐 것이다.

꿈을 너무 신비적인 것으로 보는 것도 잘못이라고 생각한다. 꿈의 계시라든지, 꿈으로써 미래를 예측한다든지 하는 여러 가지 사고방식이 있겠지만 모든 것이 다 꿈의 과대평가라고 한다면 지나친 말이 될는지.

4. 잠자는 체위와 숙면

석가 열반(涅槃)의 그림이라는 탱화가 절마다 걸려 있다. 사람은 물론 백수(百獸)가 모여 석존의 입적을 슬퍼하는 구도인데, 그 그림 중심에 있는 석존은 몸의 오른쪽을 아래로 하고 쉬고 있다. 그림을 보는 사람으로 하여금 자연히 온화한 얼굴 모습을 잘 볼 수 있게 되어 있다. 이것이 사실인지 아닌지 확인할 길은 없다.

이 그림을 보고 있노라면, 오른쪽을 아래로 하고 자는 일은 좋지 않다고 교도를 훈계하던 소승불교의 가르침을 이해할 수 있을 것이다.

또, 어머니가 늘「왼쪽을 아래로 하고 자면 안 돼. 그렇게 자면 심장을 압박해서 무서운 꿈을 꾸니까, 똑바로 자요.」하고 추운 밤에 새우처럼 구부리고 자는 것을 바로 자게 하던 일이 생각나는데, 이것도 어머니가 할머니로부터 상속받은 미신이다.

또 엎드려 자면 위에 나쁘다는 설도 있는데, 이러한 미신이 퍼진 경로를 살펴보면 재미있을 것 같으나 나의 힘으로는 벅차다. 엎드려 자는 것은 인체의 급소이고 약점이기도 한 복부를 가리는 자세이기 때문에 심리적으로는 대단히 편하게 잘 수 있는 방법이다. 갓난아기들이 곧잘 엎드려 자는 이유도 여기에 있다고 생각된다. 물론 엎드려 잤다고 해서 위에 영향을 미치는 일은 전혀 없다.

나는 어느 부인 기자 중에서, "엎드려 자지 않으면 잠을 잘 수 없어요."라고 말하는 사람을 알고 있는데, 그녀는 원만한 가정주부로서 심신이 다 건강해 보였다. 여자들이 남편이 엎드려 자는 것을 지적하는 것은,

남편의 위를 걱정해 주는 애정의 발로라기보다 침을 흘려서 베갯잇이나 요를 버리게 되어 신경을 건드리는 때문이라고 나는 판단하고 싶다.

왼쪽을 아래로 하고 자면 나쁜 꿈을 꾼다는 것은, 심장이 눌리니까 그렇다는 그럴 듯한 이유까지 있으나, 사람의 심장은 단단한 근육과 갈비뼈 밑에 고이 간직되어 있어서 잠을 험하게 자는 것쯤으로는 조금도 다칠 염려가 없다.

또 호흡활동을 방해한다는 생각도 호흡근이 빙 둘러 원통모양으로 가슴의 전후좌우로 퍼져 있어 어떤 모습으로 자더라도 별로 차이가 없다는 것을 생각하면 역시 망상이라고 할 수밖에 없다.

잠잘 때 누운 자리에 따라 땀을 흘리거나 마르는 데 차이가 있을 것이라는 생각도 옳지 않다. 인체는 아주 정교하게 되어 있어서 잠잘 때 인체의 아래쪽으로 깔리는 피부에서는 땀이 흐르지 않도록 압반사(壓反射)라는 것이 작용한다. 마르기 쉬운 쪽만 땀을 흘리는 것이다.

또 어머니는, 이불 속에서 다리를 쭉 뻗지 않으면 혈액순환이 잘 안된다고, 발을 뻗으면 차가운 것이 싫어 새우처럼 꼬부리고 있는 다리를 강제로 뻗게 했던 것이다. 이것은 의학공부를 하면서 안 일이지만, 어머니의 오해다.

무릎부터 아래로 피를 보내고 있는 슬괵(膝膕)동맥이라는 굵은 동맥은 오금 속을 지나가고 있다. 이것을 정지시키려면 180도로 구부리지 않으면 안 된다. 이불 속에 들어가 오금을 바짝 꺾지 않는 이상 그런 혈액순환장해는 일어날 리가 없다. 새우처럼 구부렸다가 몸이 녹음에 따라 살살 펴 보려고 하던 내 생각이 옳았던 것이다.

이런 점으로 보아, 아무리 생각해도 잠버릇이 나쁜 것과 수면의 깊이와는 아무런 관계가 없을 것 같다. 사람이 하룻밤 동안에 2, 30번 가량 몸을 뒤척이는 것 하나만 보더라도 이 결론의 정당성은 인정되는 것이다.

5. 자위는 왜 해롭지 않은가

자위(自慰), 즉 마스터베이션(masturbation)은 전에는 수음(手淫)으로 번역되었다. 그러면 너무 부정적이라는 데서 자위라는 말이 나온 것이다.

자위는 동서를 막론하고 하이틴 남자 95퍼센트 이상이 행하는 행위다. 오늘날 자위는 그 회수나 간격에 관계없이 전혀 해롭지 않다는 주장으로 세계 각국 전문가의 의견이 대체로 일치되고 있다.

개중에는 지나친 자위는 근시안, 발육장해, 성적 신경쇠약, 조루 등의 원인이 되는 나쁜 버릇이라고 아무런 근거도 없는 말을 하는 사람이 있어, 교사들 중에서도 이 터무니없는 견해를 그대로 받아들여 교단 위에서 순진한 학생들을 위협하는 일이 없지 않다.

킨제이 박사도 웃었듯이, 지나치다는 기준을 어디에 두는지는 도무지 알 수 없는 노릇이다.

또 남성보다도 경험 율이 훨씬 낮은 여성들은 그 정신적 성숙이 남성보다 훨씬 늦는 것이 원인이지만, 미혼 시절에 자위의 경험이 있는 여성이 결혼 후의 성적 조화가 훨씬 좋다는 것을 킨제이 보고가 입증하고 있는 것으로 봐도 자위가 장래에 좋지 않은 후유증을 남긴다는 것은 아무 근거도 없는 미신에 지나지 않는다.

단지, 원래 성애(性愛)는 특정된 개인을 대상으로 발휘했을 때의 깊은 만족감이 공상적으로 이루어지는 자위는 그 만족감이 결여된다.

이 반인간성이라는 것이 만일 본인의 이유 없는 죄악감에 의해 강화된다면 사후(事後)의 공허감이 변질하여 본인에게 일종의 정신적 타격을 준다는 것은 부정할 수 없다. 이 자기혐오나 자신 상실이 본인의 성격에 어두운 그림자를 던진다는 일은 충분히 예상되며 사실 우리 의사들에게 문의해 오는 자위 신경증은 다 이 형(型)인 것이다.

자위가 전혀 해롭지 않다는 것을 학교교육에서 올바르게 교육할 의무가 있다고 나는 생각하나 중학교나 고등학교 교육과정에는 그게 없는 것이 대부분이다. 얼마나 무책임한 노릇인가.

적어도 하이틴 자녀를 가진 아버지는 자기 자식에게 이 일에 대한 자신의 체험을 말해 주고, 전혀 해롭지 않다는 것을 확고하게 설명해 줘야 하며, 전혀 이 일에 대하여 모르는 척 덮어두는 것은 위선도 이만저만이 아니다.

더구나 자위를 오나니즘(Onanism)이라고 하는 말은 잘못이며, 구약성서 〈창세기〉에 나오는 오난의 행위는 질외사정에 의해 아버지가 되는 것을 거부하려 했던 피임행위였을 뿐 자위하고는 비슷하지도 않다는 것을 여기서 확실히 밝혀둔다.

인간이 성숙해 가는 과정에서 누구나가 경험하는 필연적인 일이고, 그런 경험이 없는 편이 오히려 이상하다면서 자위 필요론을 부르짖는 학자도 있다.

젊은 남편이나 아내에게서 가끔 볼 수 있는 성감 장해를 다루었던 임상의나 임상 심리학자들의 체험은 이 자위 필요론을 입증하는 것 같지만,

이 점에 대해서는 전문가 간의 의견이 아직도 통일되어 있지 않으므로, 나는 여기서는 자위 무해의 선에서 일단 펜을 멈춰 두려고 한다. 그러나 나 개인의 견해로는 필요론에 동의하고 싶다.

하여간 자위를 그만두려고 하거나 또는 그만둘 수 없어서 고민하고 있는 자칭 의지박약형의 하이틴은 상상 외로 많으며, 다소라도 이런 문제를 다루어 본 사람은 이 문제가 의외로 10대들의 생활 속에 큰 협잡물 구실을 하고 있다는 것을 느꼈을 것이다. 방임해 둘 문제가 아니라는 것을 새삼 일깨워 둔다.

스포츠 등을 심하게 시킴으로써 체력을 소모시키고, 이에 따라 자연히 자위를 회피시키려는 사람들이 있는데, 이 사람들은 자위 유해론에서 출발한 생각일 테니 난센스라고 볼 수밖에 없으며, 또한 도저히 실효를 거둘 수 없다는 데서 이중의 실책을 범하고 있다.

그런 쓸데없는 일은 생각하지 않는 편이 좋다. 스포츠에 의해 자위가 줄어들 거라는 생각은 망상이다. 운동선수에게 잠깐 물어보면 알 일이다. 빗자루로 별을 따려는 것과 마찬가지로 어리석은 일이다.

6. 강정식 요리보다 달걀노른자를

큰 도시의 번화가에는 흔히 정력 증강 요리니 호르몬 요리니 하는 말을 써 붙인 가게가 있어 중년신사가 자기도 모르는 새에 어떤 마력에라도 끌리듯 들어간다. 섹스가 쇠퇴했음을 자각하는 남성은 신기할 것도 없지만, 그 중에서도 여자 운(運)이 나빠,

"아아, 오늘밤의 당신은 다 틀린 것 같아요. 내가 왜 이렇게 맥도 못 추는 당신하고 결혼했는지 모르겠어요. 뭐라던가 하는 선생한테 가서 호르몬 주사라도 맞고 오면 어떨까요?" 라는 등 정면으로 대놓고 마구 욕지거리를 퍼붓는 잔인무도한 여성에게 붙잡힌 중년신사가 열등의식에 사로잡혀 견디다 못해 이 호르몬 요리라는 것에 의지해 보려는 것이다.

섹스는 심리적인 행위니까, "난 오늘 해구신을 먹었다오. 이젠 미스터 타잔이야." 이렇게 자신이 만만해서 돌아오면, 아니나 다를까 그날 밤의 데이트에서는 악처가 그만 미칠 듯이 기뻐하며, "어머나! 성장했어요. 호르몬 주사라도 맞으셨나요? 역시 효과가 있군요. 난 정신이 없어지는 것 같았어요!"

이렇게 보신의 영험이 뚜렷이 나타나는 것이다. 차마 이상야릇한 음식집 구석방에서 이상한 것을 먹고 온 덕분이라고 고백할 수도 없어서, "흐흐, 나도 아직 팔팔하다고. 이젠 알았겠지?" 하며 야릇한 기염을 토하게 된다.

도대체 말이나 사슴의 페니스, 즉 녹편(鹿鞭)이라든지, 물개의 음경을 말린 것이라든지, 동물의 성기 그 자체를 먹으면 섹스를 회춘시킨다는 사

상은 중국에서 전해 내려온 것으로 아득한 옛날부터 있었다.

유럽에서는 좀 더 잔손질이 가 있어, 오래 보존해 온 헌 구둣바닥이라든지, 수천 년 동안 비바람에 씻겨 온 미라의 가루라든지, 사람이나 가축을 죽이는 독사의 고기라든지 하는 것들을 약으로 받드는 비유약(比喻藥)이 여러 가지 있었다.

그러나 페니스는 성(性)의 무기일 뿐이므로 몽상씨(夢想氏)의 몽둥이를 잡으면 순식간에 장술(杖術)의 명인이 된다는 법도 없으며, 난소나 고환은 호르몬 공장일 뿐 호르몬 그 자체는 아니므로, 제약공장의 벽에 바른 흙이나 대들보를 갉아 먹으면 효력이 있다고 생각하는 편이 오히려 덜 이상할 것이다.

하물며 사람이나 가축을 죽이는 독사의 고기가 만능약이라고 생각한 것은 중세기의 사상으로, 옛날에 테리아카라는 비약이 있었는데 오랫동안 그 약의 정체가 불명이었다. 그런데 이것이 서역에서 전해 온, 다시 말해서 유럽에서 만든 고귀한 약으로서 중세기부터 독사고기를 주성분으로 하여 만들어 온 것임이 판명되었다.

그러나 이것은 고호나 파스칼이 개척한 근대의학에 의하여 그 황당무계함이 드러나서 영원히 모습을 감추어버린 셈이다.

어렸을 적에 절에 가면, 빈두로(賓頭盧)라는 불상이 있었다. 그 불상 앞에서 향을 올리고 정성껏 기도하고 나서, 열심히 불상의 머리를 만지고 자기의 머리를 만지는 것을 언제까지나 쉬지 않고 되풀이하는 사람이 있었다.

즉, 자신이 고민하고 있는 부분을 불상에서 만진다. 이 병을 고치려는 기도에는 똑같은 비유약의 사상이 깃들어 있다. 나쁜 곳을 만진다. 그와 마찬가지로 동물의 내장 속에서 자신이 난처해하는 곳을 꺼내서 먹으면 효과가 있을 것 같다는 사고방식은 어쩐지 알 수 있을 것 같다.

고환을 먹으면 고환이 강해진다. 뇌수를 먹으면 뇌가 좋아진다는 사고방식은 미개인종 사이에서는 극히 일반적인 사상이었다. 현대인의 악식(惡食)은 이 미개인의 사상의 잔재라고 생각해도 과언은 아닐 것이다.

숱한 암컷들을 거느리고 오연(傲然)히 하렘(harem : 한 마리의 수컷과 여러 마리의 암컷으로 구성된 집단으로, 물개 따위가 해당한다)에 군림하는 물개의 그것은 옛날부터 강정제로서 애용되어 왔다. 그러나 먼 옛날의 장군님들을 보아도 알 수 있듯이, 사람에게도 물개 정도의 능력은 있다.

하물며 홈런왕의 배트를 빌렸다고 해서 당장에 히트나 홈런을 칠 수 있는 건 아니다. 물개의 페니스를 말려 먹었다 해서 그 순간 스태미나가 강화될 리는 없다. 강화되었거니 하고 믿는 심리적 효과가 있을 뿐이라는 이야기다.

적어도 달걀노른자를 몇 개씩이나 먹으라든지, 입술이 약간 마비될 정도로 복요리를 먹든지 하면, 달걀노른자에는 비타민 B1, B2 등의 B군이 많이 들어 있어 신경의 피로는 회복될 것이며, 복의 테트로도톡신이라는 알칼로이드는 말초 혈액순환을 왕성하게 하므로 성기의 충혈상태를 초래하고, 차차 웅대한 마음이 발발하는 효과가 기대된다. 때문에 달걀노른자나 복은 강장식품이다. 그러나 이른바 호르몬 요리에는 그런 효과가 전혀 없다.

7. 생리일과 목욕

월경을 영국에서는 「커스」(curse, 저주)라고 했던 시대가 있었듯이 여성에게는 「핸디캡」이라고 인식되어 왔다. 유럽에서는 생리 중인 여성이 못이나 가위나 톱 같은 철물을 타고 넘으면 녹이 슬어 못쓰게 되느니, 포도주를 담그는 데 참견을 하면 술이 되지 않고 초가 되느니, 생리 중인 여성이 달을 쳐다보면 달이 떨어지니까 눈을 내리깔고 걸으라느니, 갖가지 미신이 횡행한 모양이다.

우리나라에서도 옛날부터 생리중인 상궁은 방에서 근신을 했다느니, 절에 불공을 드리러 가지도 못했다느니, 아기를 낳고 삼칠일(三七日)이 되기 전엔 아기 방에 들어가면 안 된다느니, 장 담그는 데 들여다보지 말라느니 하여 생리가 부정하다는 사고방식이 상당히 뿌리깊이 박혀 있었다.

그러나 생리의 내막을 생각해 보면, 수정란, 즉 아기가 자궁벽에 착상하여 280일 동안의 태내 생활을 시작하기 위하여 준비된 아기용의 베드가 아기가 도착하지 않아 소용이 없으므로 깨끗하게 씻어 내리는 것이 월경이며, 그 절반은 혈액, 절반은 증식된 자궁내막이므로 부정하다느니 불결하다느니 할 만한 요소는 전혀 없다. 실로 그것은 모성을 상징하는 것이다.

동서양을 막론하고 미혼처녀에게 있어선 생리를 가지고 놀림을 당하는 것만큼 불쾌한 일은 없다는 설문조사의 응답자가 있었지만, 생리를 쳐들어 놀림감으로 하는 그러한 자는 자기 어머니를 놀리는 것과 같은 것이니까 그야말로 남자 곁에도 둘 수 없는 가장 비열한 자라 해야 마땅하다.

그러나 모성을 상징하는 건강현상이니까 생리 중에 생활 상태를 바꾸거나 할 필요는 전혀 없으며, 생리 중에 피해야만 하는 것은 아랫배에 울리는 운동인 수영, 도약, 그리고 무거운 것 들기 이 세 가지뿐으로서 그 밖의 것은 보통으로 생활해도 괜찮다.

성행위까지는 조금도 지장은 없지만, 다만 심리적으로 개운치 않기 때문에 피하는 것뿐이다. 생리 중의 성행위는 별로 나쁠 것이 없다. 미국에서의 조사에 의하면 생리 중의 성행위에서는 오히려 성감이 높아진다는 여성도 있어 성감에 주는 영향은 좋고 나쁜 것이 반반씩이라는 데이터가 나온 바 있다.

여기서 문제가 되는 것이 목욕이다. 유럽 여성들은 생리 중에 평소보다도 더 여러 번 샤워를 하거나 욕탕에 들어가서 몸을 정결하게 하려고 애쓰지만 우리나라에서는 어찌된 일인지 목욕을 피하는 사람이 많다.

"선생님, 더러운 물이 들어가 세균에 감염될 우려가 있으니까 생리 중의 목욕이란 천만의 말씀이에요." 하고 진지하게 항의하는 간호학교 출신의 간호사마저 있었다.

그럴 때에 나는 대개 쇼크 요법으로 응수하리라 작정하고 있다.

"그럼 생리 때 목욕이 위험하다면 평소에도 더러운 물이 침입할 우려가 있으니 여자는 한평생 목욕할 수 없잖겠소? 평소에는 어떻게 해요?"

이렇게 반문했던 것이다. 그녀는 한동안 생각하다가, "어머, 평소에도 같죠 뭐." 하고 대답하더니 곧 자신의 모순을 깨달았다. 다시 말해 여성의 성역은 그렇듯 간단하게 물이 들어가도록 개방된 것이 아니라, 닫혀져 있는 공간이며 오수 침입의 우려 따위는 전혀 없다.

또한 여성의 질 내에는 포도당을 분해하여 산을 만드는 간균(桿菌)이 있어 침입하는 균을 살균하고 있으므로 스스로 정화하는 자정력이 있다.

그러니까 가정이나 기숙사거나 생리 중인 여성이 타인과 함께 목욕을 해도 아무런 지장은 없지만 심리적인 장해가 있다면 제일 마지막으로 목욕하면 될 것이다. 어떤 생산 공장에서는 마지막 한 시간을 생리 여성의 입욕시간으로 정했더니 조금도 혼잡하지 않게 원만히 잘 되어간다고 하는 얘길 들었다.

만약 생리 중에 목욕을 피하면 경혈(經血)이 분해되어 생선 내장 썩는 것 같은 이상한 냄새가 주위에 풍겨 주위 사람에게 대단한 불쾌감을 주게 된다.

이러한 향기의 주인공이 되지 않도록 생리 중에는 오히려 더 자주 목욕을 하여 언제나 상쾌한 상태로 있도록 하는 유럽의 아가씨들을 본받아야 할 것이다.

게다가 요즈음은 삽입식 생리면(生理綿)이 여러 가지로 시중 판매되고 있는 실정이므로 그런 것을 사용하고 목욕하면 탕에 경혈이 흐를 염려도 전혀 없다.

8. 나이 먹을수록 많이 자야 한다

노인들의 말을 들어 보면, 열이면 열이 "밤에 잠이 안 와", "아침엔 너무 일찍 잠이 깨서 곤란해" 하는 하소연이다. 그리고 소심한 노인은 계속 뒤척이면서 날이 새기를 기다리고, 혈기 왕성한 노인이면 그 길로 일어나서 돌아다니며 며느리들의 잠을 방해해서 원망을 사게 된다. 양쪽이 다 난처한 일이라고 할 수밖에 없다.

도대체 나이를 먹으면 그렇게 잠을 조금 자고도 되는 것일까? 생리적인 면에서 봐도 이상스럽게 여겨진다. 나이를 먹으면 먹을수록 낮의 활동으로 피로는 더할 것이고, 그 회복에도 더 많은 시간이 필요할 것이다.

올해 93세가 되었으면서도 활동을 하고 있는 어느 노인의 말을 빌면 수면 시간이 아홉 시간 내지 아홉 시간 반이라는데, 여기에서 느낀 바가 많다. 피로는 심하고 회복에도 시간 걸리는 노인들의 수면이 장시간을 끄는 것은 이치에 맞는 일이다. 노인은 점점 수면 시간이 연장되고, 이윽고 하루 종일 자게 되며, 드디어 영원히 잠들고 마는 것이다.

단시간의 수면으로 견딜 수 있다는 것은 은거생활로 하루 종일 심신을 다 쉬고 있는 탓이다. 일어난 것인지 자고 있는 것인지 분별할 수 없는 비활동적인 생활을 하고 있다면 수면이 단시간이라도 가능하다는 것은 당연한 노릇이다. 그러니까 어디까지나 적당히 활동하는 일이 장수의 비결이고, 그와 같은 만년 청년의 노인은 피곤해서 밤엔 깊이 오래 잘 수 있을 것이다.

이런 의미에서 새벽부터 잠이 깨 괴로워하는 노인이 있는 집안에서는 그것이 위험신호라는 것을 가족이 깨달아야 한다. 사실 취생몽사의 생활이란 노인들을 빨리 사망케 하는 법이다.

그런데 오래 전에는 우리나라 사람들에게, 나이를 먹은 뒤까지도 일을 하는 것을 불명예스럽게 여기는 편견이 있기도 했다. 그러나 이 세상에는 돈을 목표로 하지 않는 근로는 얼마든지 있으며, 건강 장수를 위해서는 월급쟁이가 아니라도 봉사활동이라든지, 적극적인 사회활동을 하기 위해 외출하는 편이 좋다.

그런 뜻에서 가족은 우선 첫째로, 노인의 외출을 기뻐한다는 태도를 지녀야만 한다. 교통사고의 위험은 뭐니 뭐니 해도 혈기왕성한 아이들에게 많지 신중한 노인들에게는 그렇게 흔한 일이 아니다.

또 둘째로, 나이를 먹고 일하는 것을 수치스럽게 여기는 것은 잘못이다. 미국에서는 백만장자가 퇴직한 후 스스로 경비직을 하기도 하고 접수창구 일을 보기도 하며, 세상에서도 이것을 조금도 이상히 생각지 않는다고 하는데, 요즘 와서는 우리나라 사람들의 직업관도 많이 달라졌다.

특히 육체노동을 정신노동보다도 낮게 보는 생각만은 빨리 시정했으면 한다. 그것은 관존민비 관념의 유물이기 때문이다. 외국 어느 신문사에는 편집국장보다도 월급이 많은 인쇄국 공원이 몇 사람 있다는 말을 들었는데, 그것은 당연하다고 본다.

내 생각으로는 사실 노인에게 산 보람을 느끼는 어엿한 일을 하게 하고, 그것이 또한 어느 정도의 수입이 될 수도 있는 일을 마련해 주는 일이 사회의 책임이라고 생각한다.

요즘같이 사회적 범죄가 만연하고 유아 사고가 다발하는 것을 방지하는 의미에서 각 동마다 안전위원제를 설치하고, 정기적으로 지역사회 구역 내를 돌아다니며 아이들의 안전에 위협이 될 만한 위험물을 재빨리 발견해 내서 당국에 권고 및 보고하는 임무를 70세 이상의 노인들에게 맡겨 일정한 사례를 하게 된다면, 걷는 일과 관찰하는 일이 노인들의 생활과 건강의 바탕이 되며, 유아들의 사고나 위험 방지도 되어 일석이조라고 생각되는데, 이런 아이디어가 얼마나 과감하게 제도화되느냐가 문제다.

하여간 나이를 먹으면 수면 시간이 단축된다는 것은, 노인에게 할 만한 일을 주지 않고 그럭저럭 허송세월을 보내게 하는 사회의 냉혹함이 빚어낸 이상 현상이다. 노인은 보통 젊은이보다도 장시간 푹 자지 않으면 피로가 쉽게 회복되지 않는다는 것을 명기해 두고 싶다.

9. 주사부터 놓는 의사는 나쁘다

구미 각국의 소아과 의사는 거의 주사를 놓지 않는다. 그러니까 구미의 어린이들은 간호사를 보는 순간 울거나 하는 일은 없다.

물론 부득이 주사를 맞아야 할 경우도 있다. 열성 경련이라 하여 열이 조금만 나도 곧 경련을 일으키는 아이가 있는데, 이런 아이는 의사 앞에 서면 눈자위가 돌아가고 온몸을 뒤튼다. 약물로 관장 등을 해서 경련을 가라앉히려고 한다. 그러나 경련은 전혀 멈추어지지 않는다.

전신 경련은 많은 근육이 수축되어 있으므로 마라톤 경주를 하는 것과 같다. 한 시간만 내버려두면 심장 쇠약이 올 우려가 있다. 의사는 할 수 없이 약을 정맥에 주사한다. 경련의 정도를 곁눈질로 살피면서 약의 양이 지나치지 않도록 세심한 주의를 해가며 정맥에 주사약을 넣는다. 드디어 경련이 가라앉아 안도의 숨을 쉬게 된다.

이러한 긴급조치를 비롯해서, 내복하면 간장에서 파괴되어 효력이 상실되는 호르몬 약이라든가, 혈관에서 조금이라도 새면 몹시 통증이 오는 약 등의 경우엔 부득이 주사를 놓아야 한다.

그러나 대부분의 약은 내복하는 것으로 충분하다는 것이 문명국 의사들의 상식이다.

그러나 우리나라에선 비타민제까지 주사를 놓는다. 이야말로 우리나라 의료(醫療)의 치부라고 할 수밖에 없다. 주사를 놓으면 직접 혈관으로 들어가니까 장에서 간장으로 집중되어 전신의 혈류로 흘러 들어가는 것보다 흡수가 빠르고 빨리 효력이 발생하는 것은 사실이지만, 효력이 빠른 것은 그만큼 신장에서 체외로 내보내지게 되므로 빨리 효력이 없어지게 마련이다.

"나는 거의 주사를 놓지 않아요." 하시던 소아과 의사 H 선배 같은 분은 예외지만, 감기나 설사를 해도 곧 항생물질을 예사롭게 주사하는 의사는 장사꾼 의사라고 할 수밖에 없다. 절대 양심적인 의사는 아니다.

나쁜 의사가 벌이를 잘하고 좋은 의사는 돈을 못 번다는 부조리를 비난하기 전에 현 의과대학의 교육은 도대체 어떻게 된 거냐고 묻고 싶다. 심심치 않게 신문에 실리는 가짜 의사가 어떻다, 주사 쇼크로 죽었다는 등의 일은 대부분 주사 놓기를 좋아하는 데서 빚어지는 현상이다.

가짜 의사가 아니더라도 곧 주사를 놓는 클로로마이신 선생이나 마이신 선생이 정식 의사 중에도 많다는 일은 얼마나 한심스러운 일이겠는가. 주사 놓기를 좋아하는 의사는 나쁜 의사다.

10. 부모와 자식 간의 단절 문제

부모와 자식 간의 단절 문제가 시끄럽게 논의되고 있으며, 그 치료법으로서 부모와 자식 간의 대화의 부활이 강력히 권장되고 있는 실정이다. 부모 자식 간의 단절이야말로 병든 현대의 가장 복잡한 관심사의 하나다.

예를 들면, 현대 심리소설의 개조(開祖)로서 일컬어지는 프랑스 작가 콩스탕의 《아돌프(Adolphe)》라는 소설은 부자간의 단절을 하나의 테마로 하여 여기에 남녀의 사랑이 시작돼서 죽을 때까지의 과정을 횡선(橫線)으로 짜 넣은 심리소설이다. 아들과 만날 때마다 자기의 애정을 제대로 표현하지 못하고 친구에게, "아들은 나를 사랑해 주지 않는다." 고 불평하는 아버지의 비애가 피부로 느껴진다.

콩스탕보다 뒤인 제정러시아 시대, 투르게네프가 쓴 명작 《아버지와 아들》도 역시 같은 테마를 그리고 있다. 부모와 자식 간의 단절을 주제로 한 소설이라면 얼마든지 있다. 그것은 현실사회의 반영이며 매우 흔한 현상이지만, 문제는 그것이 이상상태냐 정상이냐 하는 것뿐이다.

피는 대체 무엇을 전하는 것일까? 성격이니 기질에 대한 유전에 관해서는 현대 인류 유전학은 조금도 언급하려고 하지 않는다. 원래 아버지와 어머니가 협력하여 태어난 생명이기 때문에 어느 한쪽을 닮는다고 하더라도 제약이 많다. 자식은 부모를 닮는다고 하지만 전혀 한정된 인자(因子)일 뿐이다.

또 자식은 원래 부모에게서 떨어지려는 관성(慣性)을 가지고 있기 때문에 그것을 반항이라고 부르며, 반항하는 것을 정상적인 현상으로 인정하고 있다. 이유촉진(離乳促進)이라는 생각은 이래서 생긴 것이다. 그 중에서도 사춘기에 접어들어 일어나는 중학생의 반항기는 대단한 것이며, 고분고분 부모에게 순종하는 중학생 중에는 정신박약아가 많은 반면, 반항하는 아이 중에 우량아가 많다는 것은 분명하다.

말하자면, 양친의 권위와 보호로부터의 탈출을 우선 반항이라는 형태로 노리는 것이며, 중학생인데도 전적으로 유순하기만 하다는 것은 지진아이거나 만숙(晩熟)이거나, 어차피 정상은 아니다. 병적은 아니지만, 보통은 아니라는 의미에서 이상적(異常的)이다.

대화, 대화라고 시끄럽게 말하지만, 요즘의 아버지들에게 느긋하게 아이들과 대화할 만한 여유가 시간적으로나 정신적으로 있을 수 있을까?

고도성장 정책이니 하는 바람에 질주를 거듭하고 있는 현대 경제하에서는 아버지가 아침부터 밤까지 직장에 매달렸다 돌아오기 때문에 도저히 아이들의 이야기 같은 것을 귀담아 들을 만한 여유가 없다.

"선생님, 저는 말을 하기도 귀찮을 만큼 기진맥진해 돌아오는데, 아내는 옆집 고양이가 새끼 낳은 이야기로부터 건너집의 부부싸움에 이르기까지 미주알고주알 모두 보고하려고 합니다. 코대답을 하면 자기 이야기를 제대로 듣지 않는다고 화를 내기 시작하니 정말 여자란 다루기가 난처하군요." 하고 내게 불평을 늘어놓은 것은 어느 중류 회사의 중견 간부였다.

아버지가 자식과 단절되는 것은 그런 빈약한 사생활만 보아도 극히 당연하다. 가정생활에 매우 충실한 어느 배우는, “내 아들의 90퍼센트는 내가 제조한 것입니다.” 하고 자신만만해 했지만, 자세히 들어 보니 아들의 숙제를 같이 풀어주기 위해 밤을 새우는 일도 자주 있다고 한다. 그 자체는 미담이지만, 일반 샐러리맨이 이렇게 자기 아이에게 시간과 에너지를 나누어준다면 회사근무를 제대로 할 수가 없을 것이다.

대부분의 어머니들은 초등학교, 중학교에 다니는 자기 아이들의 마음을, “거울을 들여다보듯이 훤하게 알고 있다.” 고 자랑한다. 그러나 초등학교 상급생에서 중학생 정도가 되면 어머니의 마음을 훤하게 알고 어머니가 기뻐할 만한 일을 말하거나 행동하거나 하여 어머니가 화를 낼 만한 짓은 절대로 밖에 드러내지 않는 총명을 지니게 된다.

거울을 들여다보듯이 훤하다는 마음속이 이중으로 되어 있는 것을 모르는 어머니의 정경이 가엽게 느껴질 때가 있다.

요컨대 부모가 자식을 정말로 이해할 수 있는 것은 유아와 초등학교 저학년 때 정도이고, 사춘기가 되면 아이들이 요령이 생겨서 적당한 이미지를 어머니에게 주어놓고 속이고 있는 것이나 아닐까. 이렇게 되면 아버지의 경우 고등하숙생에 지나지 않는다.

이러한 부모와 자식 간의 단절은 현대문명이 만들어낸 기형아가 아니라 극히 자연스러운 본래의 부모 자식 간 관계가 그러한 데 불과하다. 단절을 무슨 굉장히 위험한 것처럼 경계할 필요는 없다.

아이들은 사춘기에 접어들면 하루하루 부모에게서 멀어져 가며 이방인이 되어 간다. 부모가 할 수 있는 것은 오직 한 가지, 절대적인 사랑을 기울여야 하며, 막상 자식이 실패했거나 낙담했을 때는 언제든지 따뜻이 팔을 벌려 받아들이는 영원한 고향이라는 안전의 보증, 그것뿐이라고 생각한다.

단절된 상태에서 서로의 마음은 천 리나 떨어져 있다. 그러나 거기에 가냘프지만 강인한 애정의 끈만은 이어져 있다는 부모와 자식 간의 구도(構圖), 그것이 현대인의 스위트 홈이 아닐까?

11. 술로도 혈압을 내린다

술은 옛 전한(後漢)시대의 역사가 사마천(BC 145?~BC 86?)이 지은 《사기(史記)》나 성서에도 등장할 정도여서 술의 역사를 더듬으려면 창망히 태고의 암흑 속으로 거슬러 올라가야 된다. 사람의 가장 좋은, 그리고 가장 오래된 친구, 그것이 바로 술이다.

사람이란 원래 은혜를 모르는 무리여서 이러한 술에 여러 가지 억울한 죄를 뒤집어씌웠다 "당신은 혈압이 약간 높으니 술을 끊어야 해요."라는 둥 의사마저 술을 적대시하는 형편이니 술은 미친 물로 취급되어 "첫 잔은 사람이 술을 마시는 것이며, 두 번째 잔은 술이 술을 마시는 것이며, 세 번째 잔은 술이 사람을 마신다."라는 둥 옛날부터 마치 악마의 물인 양 기피했다.

그러나 약리학 책을 펴 보면 뜻밖에 에틸알코올에는 여러 가지 장점이랄까 좋은 작용력이 있어 그 효능을 인정하지 않을 수가 없다. 이를테면 에틸알코올은,

1) 마음을 편안하게 하는 트랑키라이저,
2) 혈압을 끌어 내리는 강압제,
3) 식욕을 증진시키고 원액 분비를 돕는 아페타이저,
4) 마음을 들뜨게 하고 즐겁게 하는 항울제,
5) 잠을 유발하는 최면제,
6) 무엇보다도 섹스를 강하게 하는 최음제.

등등의 역할을 하고 있어 이처럼 인간에게 이바지하고 있는 것도 없다는 것을 알게 된다.

하나의 액체로 이처럼 다양한 효용을 겸비하고 있는 것이 이 밖에 또 있을까? 아무리 금주법을 제정하여 단호히 음주를 억제하려 해도 끝내 실패로 끝난 미국 정부의 대실험도 처음부터 불가능의 테스트였을 뿐이다.

알코올 중독이라는 폐해는 있을지언정 음주가의 수로 보면 그것은 실로 아주 적은 상태이며, 특별히 선천적인 성격에 결함이 있는 인간만이 알코올 중독이 된다고 생각하는 편이 좋을 정도다. 에틸알코올의 해는 단 하나, 너무 강한 술을 퍼붓는 것처럼 들이킨다면 늦건 이르건 간에 간장을 다쳐 간경변증이라는 불치의 병에 이른다는 것이다.

안전한 간장을 만성적으로 상하게 하지 않는 정도의 술이라면 반주의 양으로서 소주 넉 잔, 위스키나 진이라면 한 홉, 맥주라면 두 병까지, 이것이 적당량이다. 물론 사람의 간장은 굉장한 복원력과 내구력을 가지고 있으므로 고주망태가 되도록 취한다 해도 한 달에 한두 번 정도라면 별로 신경 쓸 것도 못된다.

매일 반주로 마시는 술은 몸에 나쁜 것이 아닐까? 하는 질문을 이따금 받게 되는데, 앞에서 말한 적당량 정도라면 다음날 아침 잠에서 깨어났을 때는, 피 속의 알코올은 백 퍼센트 자취를 감추고 방광 속에 약간 냄새를 남기는 정도로 그렇게 걱정할 만큼 숙취상태가 계속되는 것은 아니다.

또한 술안주로는 되도록 영양가가 높고 지방분이 많은 식품이 위를 보호하는 의미에서도 적당하며, 치즈나 간, 햄, 소시지, 베이컨 같은 식품이 가장 좋다. 술안주를 담백한 생선회나 소채 등으로 하는 것은 좋지 않다고 생각한다.

기름진 고기 등을 먹으면서 마시는 러시아 사람이나 유럽 사람들의 음주법을 좀 배우는 편이 좋다고 생각한다. 맥주에 치즈를 곁들이는 것은 참으로 훌륭하다. 치즈는 실로 30퍼센트 전후의 높은 지방질 식품이며, 좋은 단백질이나 비타민 군도 많으며, 술안주로서는 참으로 더없는 것이다.

옛날부터 무인(武人)들은 천작저음(淺酌低吟)을 가장 좋은 음주법이라고 했지만 홀짝홀짝 목을 축이며 즐겁게 작은 소리로 노래를 부르는 것이야말로 주객의 천국이다. 취하면 덮어놓고 벌거벗고 춤을 추기도 하고, 싸움을 걸기도 하고, 노기가 서려 핏대를 세워 언쟁을 하는 사람은 술을 마실 자격이 없다.

술을 즐기는 풍격 중에 그 사람의 개성이나 사상, 인간성까지 드러나게 되는 것이 무서운 점이다. 어쨌든 술은 진정 근심을 털어버리는 보물이다. 오래 살고 싶으면 술을 사랑하라. 절대로 술의 사랑을 받아 천국으로 직행하지는 마라.

식사 전에 술을 마시는 습관은 식욕 증진제로서의 술의 효용을 살리는 수단인데, 찬 칵테일 등이 실로 적합하다. 또한 잠자리에 술을 마시는 것은 최면 및 최음 효과를 교묘하게 하는 방법이므로 이것 또한 아페리티프와 마찬가지로 우리의 생활에 습관화시켜도 좋지 않을까 한다.

끝으로 술을 마시면 반드시 앞뒤 분간 못할 정도로 정신을 잃는 사람이 있다. 그런 폭주는 호흡중추를 마비시키므로 급성 알코올 중독이 되어 체인스토크스 호흡(Cheyne-Stokes respiration)이 된다. 끊어졌다 이어졌다 하며 간헐적으로 쉬는 호흡인데, 이럴 때는 일으켜서 블랙커피, 수정과 등을 듬뿍 마시게 하고, 때로는 인공호흡을 시킬 필요가 있다.

어쨌거나 고혈압에는 반주를 권하고, 저혈압, 다시 말해서 최대 혈압이 1백을 못 넘는 사람에게는 술을 금해야 한다. 왜냐하면 에틸알코올은 무엇보다도 안전 무해한 강압제이기 때문이다.

12. 꿈도 잠의 일부다

꿈은 미개인에게는 참으로 이상하다기보다는 오히려 신비적인 현상이었을 것이다. 꿈에 대한 여러 가지 미신은 산더미처럼 전해 내려오고 있다. 좋은 꿈을 꾸고 남에게 얘기하면 운이 도망가 버린다든지 하는 여러 가지 전설이 있다.

용꿈을 꾸면 재수가 있다든지, 돼지꿈을 꾸면 어떻다든지 하는 말은 어디다 근거를 두고 한 말인지 모르겠다.

어렸을 때 일이지만, 정월 초하룻날 밤에 용꿈을 꾸겠다고 베개 밑에 용 그림을 넣고 잤던 일은 지금 생각해도 저절로 웃음을 자아내게 한다. 그러나 내가 용꿈을 꾼 기억은 없다. 그러기는커녕 뭔가에 쫓기어 꿈속에서 소리를 질러 어른들이 걱정스러운 듯 들여다보며 잠을 깨우려고 애쓰던 일이 약간 기억에 남아 있을 뿐이다.

꿈에도 색깔이 있다는 것은 사실이다. 빨간 사과를 먹었다든지 노란 꽃을 보았다는 꿈은 얼마든지 있다.

단지 웬일인지 꿈속의 색깔은 연하며 색의 종류도 많지 않은 것이 보통이고, 오히려 회색 풍경에 가깝다. 그 이유는 잘 알 수 없다. 그러나 무색이라는 절대 색맹의 세계가 아니라는 것만은 확실하다.

꿈의 미신 중에서도 가장 널리 알려져 있는 것이 꿈은 잠을 방해한다는 생각이다. 사실 잠이 푹 들었을 때는 꿈을 꾸지 않는다. 꿈을 꾸는 것은 잠이 들 때와 일어나기 직전의 잠이 얕게 들었을 때에 많다. 따라서 꿈을 꾸었다고 해서 잠을 설쳤다고는 할 수 없다.

예를 들어 깊이 잠든 사람을 무리하게 깨웠을 때는 그런 일이 없지만, 잠이 막 들었을 때나 잠이 깨기 직전의 사람을 깨우면 으레, "아이 마침 꿈을 꾸고 있었는데," 라고 말하곤 한다.

다시 말해 우리는 잠이 깨기 직전의 꿈만을 기억하고 있고, 그 이외는 잊어버리는 것이다. 그러니까 완전히 잠이 든, 즉 잠이 든 지 한 시간 뒤에는 꿈을 꾸지 않는다. 그러나 잠이 깨기 전과 잠들기 전의 한 시간에는 헤아릴 수 없을 정도로 많은 꿈을 꾸고, 또 잊어버리는 거라고 할 수 있다.

물론 밤중에 몇 번이고 잠이 깨었다는 데에는 별도로 뭔가 원인이 있을 것이다. 당뇨병 환자가 밤중에 자주 소변을 보러 일어나는 일은 병 때문이다. 하지만 특수한 원인이 없는 이상 사람은 누구나 다 수면 중엔 신장의 제뇨(製尿) 작업을 쉬게 되기 때문에 아침까지 배겨날 수 있다.

우리들 의사는 밤중에 여러 번 소변을 보러 일어난다는 소리만 들어도 당뇨병이 아닌지, 위축신(萎縮腎)이 아닌지, 만성 방광염이 아닌지 하고 의심할 정도이다. 요컨대 일단 잠이 들면 꿈은 꿀망정 아침까지 깨지 않고 자는 것이 정상적인 상태이다. 밤중에 자주 깨어서 화장실에 드나드는 사람은 반드시 내과의사의 진찰을 받는 것이 좋을 것이다.

"근래에 꿈만 꾸고 조금도 깊은 잠을 잘 수 없으니 무슨 병이 아닐까요?" 하고 걱정스러운 듯 의논해 오는 사람을 의사라면 누구나 겪게 된다. 이것은 「꿈은 오장육부의 피로」라는 동양 고대의 전설이 우리나라 사람에게도 뿌리 깊게 박혀 있는 증거가 아닐까?

이 전언(傳言)은 당의학(唐醫學)의 전래이지만 아무런 과학적인 증거는 없다. 뇌졸도나 심근경색의 경험자에 대하여 조사해도 특별히 발작 전에 꿈이 많아졌다는 자각증상은 없다.

오히려 꿈을 많이 꾸게 하는 것은 환기가 나쁜 침실, 몸을 억압하는 수많은 끈, 느슨하지 못하고 몸에 꼭 끼는 잠옷, 무거운 이불, 푹신하지 못한 요, 겨울밤의 단단한 베개, 과식 직후의 취침, 낮에 있었던 불쾌한 걱정거리, 습기가 많은 이부자리 등이지 결코 내장의 피로라고만 할 수는 없다. 결국 꿈이 많고 적은 것을 걱정할 필요는 절대로 없다.

13. 관상이란 이름의 난센스

범죄자에게는 범죄자 특유의 골상(骨相)이라는 것이 있다는 학설을 주장하여 인체계측학(人體計測學)의 기술을 모두 이 방면에 도입하려고 한 것은 이탈리아 법의학자 롬브로조(Casare Lombroso, 1835~1909)였다. 그러나 오늘날 롬브로조의 주장은 완전히 부정되고 있어 그것을 믿는 사람은 하나도 없다.

대체 인간의 얼굴에 따라 그 사람의 운명의 예측이 가능한 일일까? 다만 예측이 무리라면, 적어도 과거의 그 사람의 행위나 성격이나 기질은 인상에 나타날까? 이것은 재미있는 과제다.

"당신 얼굴은 교통사고를 당할 상입니다." 하는 점괘라면 국민 모두에게 통용되고 적용될 수 있을 것이다. "당신은 여난(女難)의 상이 있어요." 라고 한다면 대개의 남성은 히죽히죽 웃으며 좋아할 것이다.

이른바 관상쟁이의 그럴 듯한 분류는 교묘하게 생각해 낸 허구로서 과학적 근거란 전혀 없으며, 장차 맞거나 안 맞거나 그 때는 이미 서로가 모두 죽은 후이므로 관상쟁이만큼 무책임한 비즈니스도 없을 것이다.

원래 인간의 인생이란 부조리하기 짝이 없는 것으로서, 악인이 정상의 자리에 오르기도 하고 부처님 같은 사람이 외동아들을 잃거나 자신마저 뜻밖의 재난을 당하기도 한다. 도대체 이럴 수가 있느냐고 화가 날 정도로 운명의 신은 제멋대로인 것이다.

그런 이치에 맞지 않는 변을 당하면 무엇인가 그럴싸한 해석이라도 듣지 않으면 도저히 마음이 가라앉지 않는다. 이것이 《주역(周易)》의 원리이며, 시적(詩的)인 말로 엮여진 인생철학이다. 그것을 악용하여 운명을 예견하는 비즈니스가 발생한 것은 인간의 약점에서 기인된다.

궁중이나 권신(權臣)이나 고승을 위하여 미래를 점치는 음양도(陰陽道)라는 것이 발생했는데, 그것이 음양사(陰陽師)라는 전문가에 의하여 현대까지 계승돼 왔다. 대안길일(大安吉日)이니, 삼린망(三隣亡)이니, 길흉이니 하는 점괘는 이 음양도의 잔재이다.

한때는 점치는 것이 유행이 되어 때로는 그 순서를 기다리는 사람들이 근처 카페에까지 진을 치고 앉아 있었다고 한다. 아무튼 《주역》이 이렇게 빗나간 방향으로 오용되고 있는 것은 믿을 수 없을 정도의 난센스이며, 아직도 점을 좋아하는 국민이 많다는 것 역시 도저히 현대적이라고 할 수 없다. 이것은 아마도 후진 국민과 같은 심상의 소유자들이 많기 때문이라고 생각된다.

이런 귀를 가지면 복귀이니 돈을 모을 상이라고 점을 쳐 주면 싫어할 사람이 없을 것이다. 따라서 그 말을 믿고 열심히 일하면 그만한 성공을 거둘 수도 있을 것이다.

운명의 비약을 결단할 때 마음이 약한 사람에게는 무엇인가 도약대가 필요해진다. 거기에 점의 존재의의가 있다. 엄청난 대금을 노리지 않는 한 점쟁이의 존재에 핏대를 올릴 것까지는 없다. 하기야 악랄한 수법으로 대금을 벌고 있는 일부 사람들에 비하면 점쟁이 따위는 오히려 애교 있는 존재라 하겠다.

그 기원은 잘 모르지만, 집시 족이라는 방랑의 민족이 유럽에 있었는데, 일정한 직업을 가질 수 없었기 때문에 점쟁이 노릇을 하여 푼돈을 벌어 썼다고 한다. 동양에는 집시가 없다. 그런데도 동양인만큼 점을 좋아하는 국민은 없다.

사회심리학자가 말하는 인연의 분석에 의하면, 부조리한 운명에 시달리는 가냘픈 갈대의 상처에 바르는 약으로서 점은 영원히 사라지지 않을 것이라 한다.

관상쟁이나 사주쟁이를 신용하지 않는다고 큰소리치는 것은 인생의 참사(慘事)에 직면한 일이 없는 행운아였기 때문인지도 모른다. 믿을 만한 이유를 무엇 하나 찾아볼 수 없고, 또한 증명할 수 없는 것은 믿지 않는 과학적인 습성이 몸에 배어 있기 때문에 거의 점과는 정반대의 입장에 있는 나 자신이지만, 그 사회적 존재의 의미는 이해할 수 있다.

아무튼 그렇게 큰 불행을 초래하지 않는 한도 내에서 참고로 하는 것이라면 상관없다. 그러나 당신의 행・불행을 점괘에 걸지는 말기 바란다.

14. 만성위염이란 진단은 일단 의심하라

위장은 매우 신경질적인 기관이어서 여러 가지 안타까운 호소를 한다. 예를 들면 소화가 잘 되지 않는다, 트림이 난다, 가슴이 쓰리다, 답답하다, 식욕이 없다, 살살 아프다, 위가 팽창하듯 아프다는 등의 여러 증상, 또한 부정기적으로 위의 아픔을 호소하는 사람이 굉장히 많다.

위병은 감기와 같이 가장 흔한 병이다. 특히 인구 동태 통계에서 본 위궤양 사망률은 대단히 높다. 왜 이렇게 위가 나쁜 사람이 많을까?

그것은 두 가지 큰 원인 때문이다. 하나는 우리 생활 그 자체에 스트레스가 많기 때문에 신경을 쓰고 초조해 하는 것, 그리고 다른 하나는 식생활에 결함이 많아 아무래도 균형 잡힌 식사를 제때에 규칙적으로 하는 사람이 의외로 적기 때문이다. 이 두 가지 원인이 얽혀 위병을 호소하는 사람이 많은 것이 아닐까 생각된다.

원인을 잘 알 수 없는 위병 환자를 정밀 검진해 보면 가장 많은 것이 담석 등의 담 질환이었다는 이야기를 기억해 둘 필요가 있다. 이것을 잊지 않고 담낭조영술과 같은 검사를 받으면 10년의 고통이 한꺼번에 사라지는 것 같은 생각이 들는지도 모른다.

그런데 위가 아파 의사를 찾아가면 "아아, 이건 만성위염이군요." 하고는 산더미 같은 약을 떠맡기는 경우가 적지 않다.

그런데 만성위염 환자를 많이 모아 일일이 위 속을 위내시경으로 들여다보았더니 어찌된 셈인지 단 한 사람의 위염 환자도 없었다는 쇼킹한 이야기가 있다. 그러므로 만일 만성위염이라고 하면 일단은 의심해 보는 것이 좋을 것 같다.

즉 제대로 검사도 해보지 않고 환자의 말만 듣고 진찰을 하는, 별로 양심적이 아닌 엉터리 의사가 더러 있다고 생각해도 별로 틀리지는 않을 것이다.

그것은, 마치 가슴이 쓰리다고 말하면 위산과다증이라고 진단하는 것과 마찬가지다. 위액을 채취하여 산도(酸度)를 측정해 보지 않는 한 위산과다라는 진단을 절대로 내려서는 안 된다. 왜냐하면 위산과다증이라고 진단받은 환자를 많이 모아 실제로 위액을 검사해 본 결과 무산, 저산, 정산, 과산 등 갖가지였으며, 가슴이 쓰린 것과 위산의 양과는 조금도 관계가 없다는 것을 알게 되었던 것이다.

그럼 가슴이 쓰린 것은 어떤 증상인가. 식도 하부에 풍선을 넣고 공기를 불어넣어 벽에 압력을 가해 보니 가슴이 쓰리다고 호소했다. 즉 식도 하부의 신경증상이라는 것이 판명된 것이다. 즉 가슴이 쓰리다는 말만 듣고 즉시 위산과다라고 단정한 의사가 잘못이었고, 소홀했다는 결론이다.

위의 일정하지 않은 아픔을 호소하는 사람이 많은 또 하나의 원인은 담석증 등의 담낭 병이 위에 투영하여 얼핏 보면 위의 증상과 같은 자각증을 드러내기 때문이다.

그리고 또 한 가지, 위의 호소를 증가시키는 원흉은 그야말로 위무력증 겸 위하수이다. 이것은 예전에는 근골박약(筋骨薄弱)이라고 불렀는데, 운동을 하지 않는 후리후리하고 동체가 긴 사람에게 많으며, 원인은 위의 긴장이 부족하기 때문이다.

음식이 조금 들어가면 그 무게 때문에 위가 처져 그 하단이 배꼽보다 밑에 내려가 골반 속에 들어가기 때문에 위하수증이 되어버린다. 위무력증 겸 위하수는 비교적 많다. 식후에 소화가 안 된다는 등 여러 가지 증상을 가지고 있다.

산(酸)과 소다를 같이 마시고 선 자리에서 위의 위치를 타진해 보면 위하수는 금방 알 수 있기 때문에 대체로 진단할 수 있다. 바륨을 먹이고 투시하면 물론 확실한 진단을 할 수 있다.

따라서 실제로 위의 근육이 약한 경우도 물론 있다. 그러나 위의 호소가 반드시 위가 약하기 때문만은 아니다. 특히 만성위염이라는 병명은 매우 의심스럽다. 정밀검진을 한 번 더 받아 보는 것이 좋을 것이다.

의료보험 청구에 만성위염이라는 병명이 흔히 사용되는데, 필요한 위액 검사 등을 정확하게 실행하고 있는지 어떤지, 심사에서 좀 더 엄격하게 조사하여 지레짐작으로 이런 병명이 사용되지 않도록 노력해주면 좋겠다. 그러나 환자 측에서도 그런 검사도 하지 않고 즉석에서 만성 위염이란 진단을 받을 경우 "흠, 이 사람은 엉터리 의사로구나." 하고 직감할 정도의 슬기로움이 없으면 현대는 무슨 짓을 당할지 알 수 없는 시대다.

환자들도 그런 악덕 의사로부터 스스로를 지키지 않으면 안 된다. 그것이 만성위염, 만성간염, 자율신경 실조증이니 하는 병명의 남용을 경계하는 생활방식인 것이다.

15. 점적주사를 하면 엉터리

나는 얼마 전에 1주일 동안 어느 대학병원에 입원한 일이 있었다. 당뇨병의 정기 검진이 주된 목적이었다. 왼쪽 엄지발가락에 조그만 미란(糜爛)이 있어 혈전증의 의심이 짙었기 때문이다. 다행히 단순한 미란이었을 뿐 궤양은 아니었고, 발 뒤의 동맥도 잘 접촉되기 때문에 혈전증은 없다고 외과 과장이 말해 주어 마음을 놓았다.

그런데 입원 나흘째에 당직인 젊은 의사가 300cc나 되는 주사액을 들고 와서,

"점적주사(點滴注射, instillation)를 하겠습니다." 하는 바람에 깜짝 놀랐다.

"선생, 무슨 약입니까?"

"혈전 용해제인데 주치의의 지시가 있었습니다."

"혈전은 없다는 것이 확인됐어요. 그리고 나는 내 발로 걸어와서 입원했습니다. 곧 걸어서 퇴원할 겁니다. 그런 환자에게 점적주사는 필요 없지 않습니까?"

그 젊은 의사는 엄숙한 어조로,

"주치의로부터 그런 지시가 내린 이상 당직인 나는 실시하지 않으면 안됩니다."

하기야 너무나 당연한 말이다. 하지만 그 순간 점적주사의 실패로 인사불성이 되어 죽은 다음 뇌일혈로 진단된 어떤 환자의 이야기가 떠올랐다 사라졌다.

“선생, 의사는 하느님만큼 강대하고 환자는 갓난아기처럼 무력합니다. 꼭 점적주사를 하실 결심이라면 나는 지금 당장 달아나는 수밖에 없습니다. 이를테면 사고 퇴원이겠죠.”

이렇게 말하자 당직 의사는 난처하여 주치의에게 전화를 걸게 되었다. 아직 집에 돌아오지도 않았고 행방도 모르는 모양이다. 마침내, “오늘밤엔 하는 수가 없군요. 내가 책임지고 점적주사는 중지하겠습니다.”

그래서 나는 화를 면했다. 나 같은 불량환자는 두 번 다시 입원시켜주지 않을 것이다.

제2차 세계대전 전만 해도 소아과에서 곧잘 점적주사를 했으나 내과에서는 별로 하지 않았었다 한다. 그런데 요즘엔 매우 성행되고 있는 모양이다. 몇 백 cc나 되는 대량의 약을 한두 시간이나 들여 정맥에 주입시킨다.

환자도 굉장히 좋은 약을 정성껏 맞았다는 생각이 들어 만족감을 느낀다. 의사나 간호사도 이따금 들여다보기만 하면 된다. 일손이 모자라는 병원 등에서는 아주 안성맞춤이다. 그러므로 점적주사가 대유행이다.

그러나 입으로 음식을 먹을 수 있는 환자라면 대개의 약은 내복으로 충분하고, 내복할 수 없는 것은 피하주사로 충분하다. 어마어마하게 대량의 약을 튜브로 정맥에 똑똑 떨어뜨리는 의식은 전혀 필요 없다.

물론 다른 방법이 없는 긴급환자에게는 부득이 필요할 때도 있을 것이다. 위장 수술을 했다든가 할 때는 먹는 것이 일체 금지되므로 점적주사로 물이나 영양을 주지 않으면 안 된다. 이러한 특수한 경우를 부정하는 것은 아니지만 요즘의 임상 의사들은 점적주사를 너무 남용한다.

앞에서 말한 그 환자의 경우는 점적의 속도 조절이 잘못되어, "어쩐지 오늘은 굉장히 빠르군요." 하고 말하는 동안에 용태가 급변했다고 한다. 해부도 안 해본 지금에 와서는 어쩔 수도 없는 이야기고, 유족 측에서도 전혀 입증할 자료가 없었기 때문에 몇 년 동안이나 억울하게 불평만 늘어놓았다는 서글픈 이야기다.

나는 수혈이니 점적주사니 하는 것은 될 수 있는 대로 하지 않도록 해 달라고 의사들에게 부탁한다.

그리고 점적 이외의 방법이 없는 것도 아닌데, 점적을 실시하는 것도 중지해 주었으면 한다. 소아과 의사가 걸핏하면 주사를 놓는다든지 하는 따위는 영국이나 미국에서는 상상도 못할 일이다.

국민이 주사 신앙(注射信仰) 비슷한 것을 가지고 있는 것도 문제지만, 무엇보다도 의사들이 약을 쓰면 쓸수록 수입이 올라 좋다는 그런 사고방식은 버려야 한다. 점적주사를 거부하는 것은 무리지만, 그런 점적주사를 남용하는 의사를 바꿀 수는 있다고 생각한다.

16. 신장은 철봉으로 늘이지 못한다

요즈음 거리를 걷고 있는 미니나 핫팬츠 아가씨들의 늘씬하게 뻗은 다리를 보면 우리나라 사람들의 체형도 무척 많이 변한 것 같다.

확실히 초등학교 아이들의 신장의 변천 상태를 보아도 불과 10년 전의 아이들과만 비교해도 현저한 조기 발달을 볼 수가 있다. 더욱이 아직도 신장은 더욱 늘 것 같은 낌새가 보인다.

유럽의 백인처럼 장신자들이 그다지 신기한 존재가 아닌 상태가 되었으니, 이제는 신장이 작은 소년 소녀들의 고민이 심각하다. 같은 클래스의 키다리와 어깨를 나란히 할 적마다 열등감을 강요당하는 셈이어서 고민은 더 한층 심해질 수밖에 없다.

고민하는 사람이 있으면 반드시 그 고민을 이용하려고 하는 지능범이 나타나게 마련이므로 신장기라는 것이 여러 가지로 고안되어 비싼 광고비를 지불하며 매스컴을 통해서 광고되어 고민하는 틴에이저들로부터 마구 돈을 우려낸다. 물론 신장이 늘어날 까닭이 없다.

나는 신장기 따위는 사기광고로서 단속해야 할 일이며, 이제는 이런 종류의 넓은 의미의 의료기구의 단속 법규가 만들어져야 한다고 생각한다. 아무튼 사기꾼을 내버려두는 것은 좋지 않은 일이다.

이런 종류의 효과 없는 신장기의 영향이리라 생각되는데, 철봉 운동에 의해 신장을 늘일 수가 있다고 믿는 사람이 있다. 이 점에 대해서는, 성장학을 연구한 이 방면의 권위자인 일본의 어느 학자가 그의 《신장은 이렇게 하면 클 수 있다》라는 저서에서 이렇게 말하고 있다.

"신장을 늘이고 싶은 일념에서 아침저녁으로 철봉에 매달려 있는 소년들이 적지 않다. 그러나 이것으로 신장이 늘어난다는 것은 도저히 생각할 수 없다. 사람의 신장은 중량이나 외력으로 잡아당긴다 해서 절대로 늘어나지 않으며, 그것은 마치 철사를 양 손으로 붙들고 잡아당겨도 늘어나지 않는 것과 같은 원리다."

그의 다년간의 연구에 의하면, 신장을 늘이는 데 좋은 스포츠로서는 초등학생에게는 맨손체조, 수영, 게임놀이 등이 좋고, 중학생에게는 맨손체조, 수영, 농구, 배구, 탁구 등이 적당하며, 이 밖에 여자들에게는 댄스나 무용이 좋고, 고등학생에게는 축구, 핸드볼, 배구, 육상경기, 검도 등, 또한 여자 고교생에게는 농구, 배구가 특히 좋다.

이에 반하여 신장을 늘이는 데 마이너스가 되는 스포츠도 있는데, 역도, 권투, 씨름, 보트, 등산 등은 피하는 게 좋다. 무거운 배낭을 짊어지고 등산을 하거나 하면 그 무거운 짐 때문에 척추가 이상적으로 일그러지고 굽어 신장을 줄이게 된다.

또한 그의 의견은 신장을 늘이는 데는 스포츠보다 첫째로 식생활개선이 중요하며, 비타민 B2나 비타민 D, 혹은 칼슘이나 질이 좋은 단백질 같은 것을 많이 함유한 식품을 많이 먹는 것이 좋다.

신장에 좋은 영향을 주는 식품으로서는 우유, 치즈, 버터, 달걀, 고기와 그 가공품, 즉 햄, 소시지, 베이컨, 콘비프, 그리고 간, 어패류, 콩과 그 가공품, 이를테면 두부, 된장 등과 흑설탕, 해조류, 박고지, 피망, 파슬리, 시금치, 밀감, 토마토, 김, 호도, 마늘, 파, 표고, 오징어 등과 같은 식품이다.

전쟁 직후의 아동들 신장이 전쟁 후의 신장에 비해 일 년치 정도가 작았다는 것도 물론 영양 부족의 탓일 것이다.

그리고 현대는 그 뒤떨어진 만큼을 회복했을 뿐 아니라 더욱 성과가 좋아졌다는 것은 처음에 말했듯이 그것도 식량 사정의 호전이 최대의 이유일 것이다.

어떤 발표에 의하면 도시에 있어서의 최근 10년 동안의 소비 동향은 매우 뚜렷한 경향이 나타나 있어, 간장, 된장, 설탕, 쌀의 소비는 줄든가 또는 변동이 별로 없으며, 이에 대하여 식용류, 마가린, 빵, 돼지고기, 쇠고기, 우유, 버터 등은 늘었다.

실로 아시아식 식생활에서 유럽식으로 변해 가고 있음을 알 수 있다.

이것이 도회지 아이들의 체형을 바꾸어 주고 있다는 사실도 어렵지 않게 상상할 수 있다.

문제는 농촌의 식생활이, 많은 의식적인 노력은 있지만 아직껏 곡물 중심인 식생활이라는 점이다 이것을 어떻게 바꾸는가 하는 것은 이 방면의 지도자나 영양학자들에게 주어진 과제라고 생각된다.

17. 온순하기만 한 아이는 정신박약아이기 쉽다

우리는 뜨거운 탕 속에 들어가 눈을 감고 있으면 오래지 않아 뜨거움도, 탕 속에 들어가 있는 것도 잊고 만다. 조금 몸을 움직여 보면, "앗, 뜨거워." 하고 뜨거움도 의식하고, 탕 속인 것도 의식한다. 우리가 자신과 다른 사람을 분별해서 의식하려면 주위에 부딪쳐 보는 것이 가장 빠르다.

자아(自我)가 성장하는 시기에 처해 있는 아이들이 주위를 향하여 「이유 없는 반항」을 시도해 보는 것은, 그것으로써 자아를 확인하려고 하는 것이며, 뜨거운 탕 속에서 몸을 움직여 보는 것과 같은 이치인 것이다. 반항기란 그러한 「무의미한 반항」의 계절을 가리킨다.

그런데 대개의 경우, 어머니는 반항을 몹시 싫어하게 마련이다. "얘야, 심부름 좀 해주렴." 하고 말했을 때, "네!" 하고 온순하게 대답을 하면 웃는 표정을 지으며 사뭇 기분이 좋다.

한참 노는 데 열중해 있을 때, 심부름 부탁을 받고 기분이 상한 어린이가, "싫어요!" 라는 대답이라도 하게 되면, "원, 얘는 엄마 말은 도무지 듣지 않는 나쁜 아이구나. 아무래도 아빠를 닮아서 그런가 보다." 하며 아이들은 기억에도 없는 아빠를 탓하며 마구 꾸중이다.

코가 서양사람 형인 것은 어머니의 유전이고, 눈이 작은 것은 아버지의 유전이란다. 이처럼 좋은 것은 모두 자기 덕분이라고 가슴을 내밀며 뽐낸다.

사회심리학자들이 초등학교, 중학교 학생들의 사회성 테스트를 해보았더니 재미있는 결과가 나왔다. 반항하는 비율은 지능지수가 높은 우수

아일수록 높고, 정신박약아가 가장 유순해서 반항하지 않는다는 것이다. 네, 네 하고 온순하게 말 잘 듣는 아이라고 기뻐하지만 어쩌면 지혜가 뒤떨어진 시원찮은 아이인지도 모르는 것이다.

정신박약아들이 몇 살쯤에 발견되었는지를 조사해 보았더니, 학교에 들어갈 무렵인 여섯 살 때쯤이 가장 많아 오히려 발견이 늦은 편이라고 전문가는 지적하고 있지만, 이 발견이 늦은 최대의 원인은 아이가 순진하고 온순한 것을 기뻐하는 어머니들의 관념 때문이라고 생각된다.

정신박약아의 실태를 조사한 보고서에는 참으로 우리들을 깨우쳐 주는 훌륭한 재료가 가득 담겨져 있다.

「양친이나 형제자매 등 윗사람을 비판할 줄 안다」는 항목에서는 정상적인 아이와 정신박약아 사이에 큰 차이가 나고 있다. 즉, 비판적인 것은 우수한 아이의 특징이다.

이것은 대학에 있어서의 분쟁문제를 처리하는 데 있어서도 우리들이 주의 깊게 다루어야 함을 말하고 있으며, 아무런 말썽 없이 지내는 학생보다는 오히려 학교행정을 비판하고 힐책하는 학생 중에 내일의 조국을 위해서는 쓸모 있는 인재가 있을는지도 모른다. 눈앞의 현상에만 사로잡혀서 처리를 서두르면 돌이킬 수 없는 손실을 남기게 될 것이 두렵다.

어떤 보고서는 도둑질, 싸움, 고집을 부리는 것 등을 반사회성의 지표로 가정하여 정상아가 가장 반사회성이 낮고, 우수아와 정신박약아는 반사회성이 높다고 지적하고 있었다.

이런 사실을 염두에 두고 처리에 임해 주었으면 하는 것이고, 앞에서 말한 보고서의 결론인 정신박약아에게 반사회성이 높다는 결론에는 약간 의문을 느낀다. 평생을 두고 전연 폭력과는 인연이 먼, 착하기만 한 일생을 살아간다고 생각되는 사람 중에도 초등학교 시절에는 어떻게 다룰 수도 없는 말썽꾸러기여서 퇴교당한 일조차 있던 사람이 내 주변에도 있다.

그 퇴교 사건을 자세히 살펴보았더니 같은 클래스의 다른 아이들이 그 애를 언제나 바보 멍청이라고 구박하며 놀려대기 때문에 난폭한 짓도 하고, 심통스러운 짓도 하다가 끝내는 자신을 지키려는 마음으로 칼을 휘두른 나머지 급우에게 상처를 입혔다는 것이었으며, 의도적으로 남을 해치려 했던 것이 아니라 다만 친구들의 놀림과 구박에 저항했던 것뿐이었다.

정신박약아의 폭행이라고 되어 있는 것 가운데는 이와 같은 저항이 많다. 원래 악의를 가지고 남을 해치는 데에는 강한 의지력이 필요한 법이며, 이것이야말로 지능 발육이 늦은 아이에게는 불가능한 일이다.

지능발육이 늦은 아이의 범죄란 살아가기 위한 막다른 순간의 부득이한 자기 방위인 경우가 많다. 그 대표적인 예를 매춘부에게서 찾아볼 수 있다. 지능지수가 낮은 사람들에 대한 사회복지 정책이 제대로 되어 있지 못하기 때문에 매춘행위가 발생하는 것이다.

어쨌든, 내 자식이 "싫어요!." 하고 이유 없는 반항을 했을 때는, "옳지 됐다! 이 아이는 역시 내 아들인 만큼 우수아인 것 같구나. 장래 유망주다." 하고 일단 기뻐해도 좋다. 그러한 여유가 필요하다.

"네, 네." 하고 무조건 온순한 것은 좀 곤란하다. 이 아이는 늦되는 아이가 아닐까 하고 근심하는 반응, 이러한 자세의 소유자야말로 총명한 근대적 아내요, 어머니인 것이다.

18. 달걀은 얼마든지 먹어라

우주선 승무원들의 하루 분 식비는 엄청난 금액이라고 한다. 미지의 세계로 날아가는 사람이니까 과학과 사람의 지혜의 정수를 집중시켜 만든 셈이다.

동물에게 있어 알(卵)은 다음 세대로 출범하는 생명과 그것을 위한 영양분이 가득 차 있으니까 우주선과 같은 것이다. 그래서 최선을 다해 최선의 것을 만들어 내므로 어느 동물에 있어서나 알은 언제나 가장 최상의 것이기 마련이다.

인체는 몇 백 조(兆)인지도 모르는 작은 세포의 덩어리인데, 그 가운데서 육안으로 보이는 것은 난자뿐이다. 거의 30일마다 난소에서 사출되는 난자는 직경이 1밀리미터의 5분의 1 정도여서 손바닥에 올려놓으면 보드라운 백묵가루 정도로 보인다.

"허허 참, 요렇게 작은 것이 저 유명한 가수 이 아무개가 되다니 원……." 할 만큼 작다. 그러면서도 인체에서 가장 큰 것이다. 달걀 역시 껍질을 깨서 그릇에 떨어뜨린, 40~45그램이 하나의 세포이며, 물론 어미닭의 몸에서 제일 크다.

알이 가장 좋은 것은, 어머니의 마음이 담겨 있고, 다음 세대의 성장에 필요한 것이 그대로 몽땅 담겨 있기 때문이어서, 외부로부터 다른 물자를 보급 받지 않아도 그저 따뜻하게 품기만 하면 병아리가 된다.

달걀을 분석해 보면, 그 높은 영양가에 어지간히 놀라게 된다. 부족되어 있는 것은 비타민 C뿐인데 그것은 병아리가 깨어나서 활동하고 성장하기 시작하는 순간부터 C가 필요해질 뿐 달걀껍질 속에서 깨어날 때까지는 필요하지 않기 때문이다. 이것은 식품의 알이라고 할 만한 콩도 똑같아서 콩 가운데는 비타민 C는 제로지만, 싹이 트고 콩나물이 되면 여름 밀감 정도의 C가 어디선지도 모르게 출현한다.

어쨌든 달걀은 그런 까닭으로 지상 최대의 영양품이며, 칼로리는 밥의 두 배 반, 단백질은 굴의 60퍼센트 좀 넘고, 지방은 뱀장어의 두 배 가까우며, 칼슘은 우유의 50퍼센트가 넘으며, 철분은 시금치의 두 배, 비타민 A는 버터와 같으며, 기타 B1, B2도 포함하고 있다. 마치 영양의 보고라 할 만하다.

그러니까 환자식으로는 반숙란이 많이 이용되고, 여름을 타는 사람은 그 예방책으로 밀크셰이크(달걀노른자에 우유를 탄 것)보다 더 좋은 음료는 없다고 한다. 그러나 개중에는 매우 이상한 말을 지껄이는 의사가 있어, 달걀을 하루 세 개 이상 먹는 것은 몸에 해롭다고 쓰기도 하고 말하기도 한다.

그렇지 않아도 문명국 가운데서 가장 달걀 소비량이 적은 것이 우리다. 그리고 최근 10년간 모든 소비 물가가 눈부실 만큼 값이 오르는 데 비해서 게처럼 거의 옆걸음으로 값이 올라가고 있는 것이 달걀이며, 어떻게든 달걀 소비를 권장하려고 하면,

"선생님, 달걀은 콜레스테롤이 많아서 하루에 세 개 이상 먹으면 동맥경화의 원인이 된다지요?" 이렇게 반문하는 데는 기가 찰 노릇이다.

이러한 미신을 퍼뜨리는 것은 죄악이라고 생각하며, 의학박사라는 직함만 있으면 그 사람의 말을 곧이곧대로 믿어버리는 우리나라 사람들의 우직성에도 어이가 없어진다.

"달걀은 하루 세 개까지."라고 말하는 것 등은 아무런 근거도 없는 미신이다. 내가 잘 아는 명사 한 분은 여든 일곱 살이나 되었을 때도 하루에 열다섯 개의 달걀을 먹었다. 아흔이 넘도록 장수한 것은 주로 달걀 덕택이었다. 콜레스테롤이 많은 것은 달걀뿐만이 아니라 여러 가지 식품에도 많은데 어째서 달걀만을 나쁘다고 말하는지 알 수가 없다.

더욱이 식품 중의 콜레스테롤이 그대로 혈액 속을 흘러 혈관 벽에 스며들어 아테롬 변성(變性)을 일으켜 뇌일혈의 원인이 된다는 삼투설(滲透說)은 최근의 병아리의 진보에 따라 부정되고 말았다. 우리의 콜레스테롤은 오히려 인체 속에서, 특히 간장 등에서 주로 합성되는 것이지 식품에서 유래하는 것은 아닌 것 같다.

혈액 속의 콜레스테롤 수치를 재어 보면 이상한 현상을 알게 된다. 학생의 콜레스테롤 수치는 수험기에 높아지고, 상점 주인의 콜레스테롤 수치는 세금 신고 기간에 오른다. 다시 말해서 정신적인 스트레스에 의하여 혈액 중의 콜레스테롤 수치가 상승하는 것이다. 콜레스테롤 체내 합성설은 이 사실로써도 증명된다.

어쨌든 달걀 한 개는 50그램이지만, 그 중 달걀노른자는 단 15그램에서 20그램밖에 안 된다. 다섯 개를 먹어야 겨우 백 그램이 되는 조그마한 것이다. 유럽에서는 ham & eggs, bacon & eggs라는 말밖에 없을 정도로 복수(複數)로 달걀을 먹는 것으로 되어 있다.

한꺼번에 몇 개씩의 달걀을 소비한다. 몇 개라도 좋다. 달걀은 복수로 많이 먹어야 효과가 있다. 달걀은 부디 안심하고 하루에 몇 개라도 먹어도 좋다.

19. 조숙하다고 조로하지는 않는다

“인간은 일생 동안에 던지는 공의 수가 일정하다죠. 빨리 시작하면 빨리 끝나 버리는 셈이잖아요?” 하는 질문을 곧잘 받게 된다. 마치 프로야구의 투수 같은 이야기다.

프로야구의 투수도 일생 동안 던질 수 있는 공의 수는 일정하지 않다.

하물며 인간의 섹스는 일생을 통해 횟수가 정해져 있다는 생각은 아무런 과학적 근거도 없는 속론(俗論)이다. 그러나 사실을 조사해 보면 일찌감치 섹스를 시작하는 편이 오래 유지할 수 있고, 늦게 시작하면 빨리 끝나 버린다는 뜻밖의 결과가 나와 있다.

즉, 조혼이 만혼보다 훨씬 성적으로 강하고 오래 유지될 수 있다. 그렇다고 미성년자의 결혼을 권유하는 것은 아니다. 미성년의 어머니는 해산하기도 힘들고 허약한 출산율이나 이혼율까지도 높아 좋은 점은 하나도 없다.

그러나 스무 살을 넘어 수입이 있는 직장을 얻으면 한시라도 빨리 결혼하기를 권하고 싶다. 남자의 일생에서 가장 성력(性力)이 강한 때는 20세라는 것을 알고 있는 바엔 이 최성기를 금욕생활로 보낸다는 것은 이치에 맞지 않는다.

정력이 쇠진해져서 식장에 들어간다는 것은 우스운 일이다. 남자의 평균 초혼 연령이 30세 정도니까 남성들은 20세부터 29세까지의 수년간은 몹시 괴롭고 전혀 무의미한 금욕을 강요당하고 있는 셈이다. 게다가 요즘은 경제적인 이유로 결혼 연령이 점점 늦어지고 있어 늦게 성생활을 시작할 경우 빨리 끝장이 난다면 이야말로 설상가상이 아니고 뭔가.

만혼은 여러 가지 불리한 점이 있다.

나이를 먹은 뒤 아이를 낳으면 우선 부모는 자기 자식을 착실히 기를 만한 체력과 기력도 없어 귀엽게만 키우고 자기를 기쁘게 해주는 존재로 만들어 버리므로 그 아이는 좋지 않은 영향을 받을 우려가 많다. 또 그 아이의 학비가 가장 많이 들 시기가 정년퇴직 후가 되므로 만년에 편안한 생활은 보낼 수 없으며 의무감으로 부담스럽게 일해야만 할 것이다.

또 어머니 쪽은 35세 이후의 해산은 선천적인 병이나 결함을 지닌 아이가 태어날 확률이 높으므로 가급적이면 해산은 35세를 넘지 말아야 한다. 좀 더 욕심을 말한다면 25세와 30세 사이가 가장 튼튼하고 좋은 아이를 낳을 수 있는 연령이라는 통계가 나와 있으므로 이 연령에 해산을 완료할 수 있도록 노력하는 편이 좋다는 것이다. 이런 점으로 보아 남녀가 다 22세에서 23세 경에 결혼하는 것이 이상적이 아닐까 한다.

지금 미국이나 유럽에서도, 성숙의 가속현상이 생겨 10대들의 섹스나 결혼이 큰 사회문제화하고 있다. 즉 「어린 사랑」인 것이다. 그러나 결혼을 하게 되면 여러 가지 일이 얽히므로 섹스는 섹스, 결혼은 결혼으로 분리해서 생각하자는 사람이 많은 듯하다. 이것이 소위 성적 난교(性的亂交)를 빚어내고 있는 것이다.

그러나 조숙이라는 말 속에 있는 일종의 냉철한 비판, 아니 비난에는 아무래도 석연치 않은 점이 있다. 조숙이라는 말에 「나쁜 녀석」이라는 가치 개념이 왜 따라야 할까? 그것은 코가 높다든가 하는, 본인으로선 어쩔 수 없는 타고난 체질을 비난하는 것과 같다고 본다.

만숙이나 조숙이나 다 본인의 소질 문제고 환경 문제이다. 언제까지나 깊숙이 가두어 키워서 세상물정을 모르게 하는 일이 무슨 이득이 된단 말인가. 부모는 내 자식이 어른이 되는 일을 오히려 기뻐하고 축복해야 할 것이다.

20. 노인의 성욕은 장수할 징조

영국이나 미국의 현대소설을 읽어 보면, 연만한 아버지의 재혼이 근친간에 얼마나 심각한 파문을 일으키는지를 잘 알 수 있다. 말할 나위도 없이 유산의 분배가 완전히 달라지기 때문이다.

우리나라에선 행인지 불행인지 유산상속이 그렇게 중대 문제화되는 것은 소수 재벌의 당사자가 죽었을 때에 한하고, 서민에게 유산상속이 추리소설과 같은 결과를 빚는 일은 결코 없다. 그 대신 노인의 재혼은, "아이 주책이야, 그 나이에!" 하고 조롱의 대상이 되어버린다.

우리나라 사람들의 섹스 부정관(不淨觀)이 어디서 유래되는 것인가. 재미있는 과제이기는 하나 아무리 봐도 철저하게 이 문제를 연구한 사람은 없는 것 같다. 남자에 대해서는, 섹스를 아주 관대하게 흔히 있는 남자의 바람기 정도로 봐주며, 여자에 대해서는 엄한 정결(貞潔)을 요구하는 성의 이중도덕이 그야말로 봉건제도의 유물로서 남아 있는 것이다.

여성은 남성의 성욕을 만족시켜 주는 도구쯤으로 생각하고, 얼마 전만해도 성욕은 남자의 전매특허였다. 그만큼 섹스에 대하여 남존여비사상이 뚜렷했다면, 섹스를 좀 더 공공연히 긍정해도 좋을 텐데, "그 나이에 볼꼴 사납다!" 고 말할 만큼 노인의 섹스를 불결한 것으로 보는 것은 아무래도 이해할 수 없는 노릇이다.

어느 양로원의 조사결과를 봐도 60대의 남자나 70대의 남자나 다 50퍼센트 이상이 재혼을 원하고 있다는 데이터가 나와 있다. 살아 있는 한 인간이 배우자를 구한다는 것은 의학적으로는 아주 정상적인 일로, 섹스는 생명력의 총결산이므로 뭔가 체력과 기력의 쇠약을 초래하는 성인병, 즉 당뇨병이라는 병에 걸려 있지 않는 이상 인간에겐 성욕이라는 것이 있을 테니까, 영웅은 색을 좋아한다는 미담쯤으로 긍정해야 할 것이다.

몸이 쇠약하면 일찌감치 성욕도 줄어들어 임포텐츠가 되어버리고, 건강체라면 점점 왕성해진다는 것이 우리들 의사의 상식이다. "그 나이에 볼꼴 사납다"라는 세상 사람들의 말만큼 난센스이자 부당한 말은 없다고 본다.

나는 노인의 재혼이 좀 더 근친이나 사회로부터 축복을 받을 수 있는 사회가 훨씬 건강하고 문화적인 사회라고 생각한다.

이 사회의 이목이 두려워 재혼을 했으면서도 언제까지나 내연관계인 양 은폐하느니보다는 남자답게 떳떳이 공개하는 편이 얼마나 흐뭇해 보이는지 모른다. 노인의 섹스를 부정하게 보거나 부도덕하게 보거나 하는 근거는 아무리 생각해도 비인간적인 편견으로밖에 볼 수 없다.

나이를 먹고 홀로 남게 된 아버지가 화류계에 빠지거나, 같은 처지의 외로운 여자와 가까워지거나 하여 소위 남의 입에 오르내리게 되었을 땐, 그것을 생명력이 왕성한 징조라고, 다시 말해 불로장수의 증거라고 근친이나 친구들이 진심으로 축복해 주는 그러한 너그러운 사회는 될 수 없단 말인가.

남몰래 숨어서 하는 정사(情事)라고 이상한 취급을 하는 사회가 불건전하고 추악한 사회라고 나는 믿고 있다. 믿고 있는 만큼 노인들의 그 일이 가엾고 측은하기 짝이 없다.

지하철 안에서 초미니 스커트나 핫팬츠를 입은 처녀와 마주 앉았을 때 그야말로 눈 둘 곳을 몰라 천정을 쳐다보거나 헛기침을 하거나 어쩔 줄 몰라 하는 노인이 있다면, 그분은 당분간 변동이 없는 꿋꿋한 상록수 노인이며 틀림없이 전도유망한 분으로 보증해 드리고 싶다.

인간은 성욕의 불꽃이 꺼지면 슬슬 임종이 올 것을 각오하고 생명보험 증서나 유언장의 총 점검을 하는 게 좋을 것이다. 건강 장수의 척도를 재는 데는 성욕만큼 확실한 자(尺)는 없다고 의사로서 확언해 두고 싶다.

21. 커피는 위에 해로운가?

■ 이질풀과 같은 성분

커피가 위에 해로우냐고 묻는 사람은 있어도 차(茶)가 위에 해로우냐고 묻는 사람은 없다. 왜 커피에만 이와 같은 고정관념이 생겼을까? 정말로 위를 해치는 것은 아닐까?

절대로 그렇지 않다. 아무리 맛이 좋아도 위를 해친다면 곤란하다는 생각으로 조심스럽게 마신대서야 오히려 스트레스가 되는 것이다.

흔히 시골의 들판이나 길가 같은 아무 데서나 볼 수 있는 잡초로서 쥐손이풀이라고 불리는 꽃이 있다. 분홍색으로 여름에 피는 꽃이다.

그 줄기와 잎을 여름에 따서 말려 둔 것이 이질풀이다. 설사를 막는데 효험이 있어서 이질풀이라 불렸다. 하루에 5그램 내지 7그램의 건초를 달여서 복용하는데, 주성분은 타닌으로 15.6퍼센트나 함유되어 있으므로 설사약으로서 이처럼 확실한 것은 없다.

타닌, 정확하게 말한다면 타닌산인데, 작용이 강하고 자극성이 있으므로 완화시킨 것을 의약으로서 사용한다.

타날빈이 그것인데, 의학도가 제일 빨리 알게 되는 약의 하나다. 커피열매에는 이 타닌이 3에서 5퍼센트 가량 함유되어 있다. 커피의 쌉쌀한 맛, 즉 독특한 맛의 근본이 되는 것이다.

커피를 여러 잔 마시면 일시적으로 식욕이 없어지는 것은 이 타닌의 수렴작용 결과이다. 말하자면 이질풀을 달여 먹은 것과 같은 이치가 된다. 위장의 표면을 수축시켜서 분비를 누르기 때문에 위액도 장액도 줄어버린다. 내가 여위고 싶은 사람에게 블랙커피를 권하는 것은 이 작용을 알고 있기 때문이다.

현대인이 커피를 애용하는 것은 카페인의 작용을 노려서이다. 카페인의 함유량은 커피 열매의 종류에 따라 다르지만, 대충 1. 4퍼센트 정도라고 보면 된다. 카페인은 대뇌를 흥분시켜 피로감을 제거하고 졸음을 쫓는 작용을 한다. 또한 두통을 가라앉히는 작용도 있다.

■ 커피 중독이란 거짓말

구미 사람들이 마시는 커피의 양을 우리나라 사람과 비교한다면 하늘과 땅 차이다. 그런데도 그들은 오늘날 커피가 위에 해롭다는 미신을 믿는 사람은 아무도 없다. 감이 냉하다는 생각이 난센스이듯이 커피에 관련되는 미신도 난센스에 불과하다.

그리고 카페인에는 마약적인 금단(禁斷) 증상이 없으므로 흔히 말하는 커피 중독이라는 것도 낭설일 뿐이다.

커피 애호가는 많이 있지만 이것에 얽매인 중독자 따위는 없다. 커피를 좋아하는 사람이 스스로를 커피 중독자라고 말할 따름이다.

22. 유전병을 해부한다

■ 혈액형은 잊어버려도 좋다.

요즈음 혈액형 부적합이 시끄럽게 논란되고 있다.

"저의 그이는 Rh 마이너스이고 저는 플러스인데, 태어나는 아이가 중한 황달에 걸리거나 뇌성마비에 걸리진 않을까요?" 하는 상담을 받는다.

여성이 마이너스이고 남성이 플러스일 경우에만 문제가 된다. 그 반대라면 걱정 없다.

통계를 보면 200쌍 중의 1쌍만이 문제가 된다. 게다가 남녀가 Rh 플러스와 마이너스의 커플이더라도 실제로 장해가 일어나는 예는 지극히 적다. 대부분은 별일 없이 지나간다. Rh 인자는 우리나라의 경우 무시해도 무방하다.

또한 "그는 AB형이고 나는 O형인데 아이를 낳아도 괜찮을까요?" 하는 질문도 한다.

그러나 ABO형의 부적합은 극히 드문 일이다. 이에 신경과민이 되어 모처럼의 좋은 혼담을 놓칠 필요는 없다. 약혼 상대에 대해 혈액형은 무시해도 별 상관이 없다.

■ 색약이라도 화가가 될 수 있다

유전의 형을 확실히 알 수 있는 것은 색맹이다. 색맹은 반성유전(伴性遺傳)이라고 하는데, 여성을 통해서 유전되며 남성에게 많이 나타난다. 그러므로 남성이 현재 색맹이 아니라면 그 자손은 염려 없다.

여성은 색맹이 아니라도 보인자(保因者)인지 건강자인지 알 수 없다. 확인하고 싶을 땐 형제 중에 색맹이 있는지를 조사해 보면 금방 알 수 있다.

색맹이라고는 해도 대부분은 색약이므로 실생활은 비교적 지장이 없다. 전색맹은 드물기 때문에 너무 색맹에 구애받을 필요는 없다.

색약이라도 교통신호의 판단쯤은 할 수 있으므로 자기가 색약인 줄도 모르고 일생을 지내는 사람도 있다.

■ 언청이는 유전병엔 들어가지 않는다

언청이는 비교적 많은 기형이다. 낳자마자 수술을 하면 남자일 경우 수염으로 속일 수 있을 정도의 것이 상당히 많은데, 구개(口蓋)까지 찢어져서 젖을 빨 수 없을 정도의 중증은 드물다.

그러므로 언청이가 났다 해서 울고불고 할 것은 없다. 깨끗이 치료할 수 있기 때문이다. 그러나 언청이가 유전하는지는 판명되지 않고 있다.

■ 기형아는 비교적 많으나

간질 또한 유전인지 아닌지 밝혀지지 않고 있다. 이것은 단일성의 병이 아니므로 경련성증후군이라 이름붙이는 것이 옳다. 뇌파로 진성 간질이라는 것이 밝혀진 환자의 형제 중 비율은 스물다섯 명에 한 명 정도다.

일반인 3백 명 중 한 사람 꼴에 비하면 확실히 근친 간에 나오는 율이 높지만 유전병이라고 단정할 수는 없다.

정신분열이나 조울증은 유전율이 훨씬 더 낮으므로 근친에게 이 두 가지 정신병이 있더라도 결혼을 중지할 것까지는 없다. 하물며 가까운 친척 중에 간질이 있다는 정도로 좋은 혼처를 놓친대서야 말이 안 된다.

정신박약은 다섯 명에 하나가 유전성이고 대부분 후천적으로 생긴다.

만삭인 임부는 누구나 건전한 아이가 태어나기를 소망하지만, 의외로 선천적인 기형이 많다. 40회의 해산에 대해 한 명 꼴이다. 해마다 태어나는 아기 중 40분의 1이 선천성 기형아가 되는 셈이다. 대단한 숫자인데, 그것들이 유전성인지의 여부는 아직 연구된 게 없다.

그러므로 약혼 때 근친에 기형이 있음은 과히 문제시하지 않아도 된다.

정 불안할 때는 대학의 유전학 교수에게라도 조사를 의뢰하도록 하고, 비전문가의 판단만으로 결정하지 않도록 하는 것이 좋다.

23. 냉수마찰과 감기 예방

냉수마찰을 계속하면 그 해 겨울은 감기에 걸리지 않는다고 믿고 있는 사람이 많다. 그런 사람들의 근거를 캐 보면 자기의 체험을 내세운다. 체험이 제일이라는 강력한 주장이다.

이 같은 체험에 입각한 신념을 타파하기는 쉬운 일이 아니다. 그러나 단순한 미신에 지나지 않는다는 것도 사실이니까 역시 밝힐 것은 밝혀둬야 하리라.

사실 냉수마찰로써 감기가 줄어드는 것은 아니다. 추위를 당하면 갑자기 콧물이 나오고 목이 바짝 타며 기침을 약간 하게 된다. 그러면 감기에 걸렸다고 하는데 이것은 감기가 아니다. 단순한 코 카타르거나 목 카타르인데, 그 증거로는 열도 과히 나지 않고 식욕도 여전하며 두통이나 관절통도 없다.

이런 것은 감기가 아니라 한랭(寒冷)의 생체 반응에 불과하다. 한랭 알레르기의 한 형이다. 그러니까 별다른 치료를 하지 않아도 2, 3일이면 거뜬히 나아버린다. 감기는 전신의 병이니까 식욕도 줄고 두통과 전신이 아프며 여간해서 2, 3일에 거뜬히 치료될 수는 없다.

추위를 당하면 코의 점막이나 목에 충혈이 생기는 것은 인체가 지니고 있는 자연반응이지 병이 아니다. 이런 자연 방어력이 나타나는 데는 개인차가 심해서 둔한 사람도 있고 민감한 사람도 있다. 어느 한쪽이 좋다고 할 수는 없다. 색깔이 흰 게 좋은지, 검은 게 좋은지 하는 식의 논쟁과 같은 것이다.

이와 같은 한랭에 대한 반응은 냉수마찰을 계속하는 일로, 예민하게 타고난 것을 둔하게 바꿀 수는 있는 것이다. 그러니까 냉수마찰을 계속하는 일이 하나의 뜻있는 일이라는 것은 인정하여야 한다.

그러나 그로 인해 감기에 걸리지 않는다고 주장하는 것은 잘못이다. 일광 자외선을 많이 쬐는 효과와 같은 것으로 보아서는 곤란하다.

냉수마찰이란 것은 옛날 군인이 막상 유사시에 감기에 걸려서는 싸울 수가 없기 때문에 항상 둔감한 몸이 되게 하지 않으면 안 되는 것이었다. 다시 말하면 부득이해서 시작한 둔감 강화법이며 본래 건강법은 아니었던 것이다.

그런데 지금은 그것이 건강법이라고 생각하고 냉수마찰을 하는 사람이 제법 있는 것 같다. 이런 것들은 모두 피부를 차가운 공기나 물로 둔감하게 만드는 것뿐이다.

민감하면 조기에 이상을 호소하는데, 이 사람들은 둔감해서 말기에 가서야 이상을 느끼게 된다. 그 때는 이미 늦어버리고 만다.

24. 자연식이라는 이름의 미신

나는 자연식이라는 말을 잘 이해할 수 없다.

자연식을 현미식(玄米食)과 같은 뜻으로 남용하고 있는 사람들이 있다. 현미가 좋다는 것은 그 구성을 보면 일목요연하다. 현미를 정백미와 비교하면 칼로리는 비슷하지만 단백질이 20퍼센트, 지방이 3배나 더 된다.

칼슘은 50퍼센트, 철분은 2배 반, 비타민 B1이 4배 반, 나이아신(niacin)이 3배로서 분명히 쌀겨를 떼어버리는 것은 아까운 일이다. 옛날에는 모두 현미를 먹었는데 정백미가 서민에게 널리 퍼지면서부터 갑자기 각기(脚氣)가 유행하게 된 것이다. 교질층과 배아를 버린 천벌이다.

그러나 새하얗게 한 것이 잘못이지 반 도정 정도로서는 거의 현미와 영양 면에 차이가 없다. B1, B2는 70퍼센트가 남아 있다.

현미는 소화가 나쁜 것이 확실하기 때문에 잘 씹어 먹어야 한다. 그리고 현미식을 하면 대개의 병은 예방할 수 있다고 믿는 것은 일종의 믿음일 뿐이다.

브리아 사라반은《미각의 생리학》에서 미미학(美味學)을 제창하고 있다.

"우리를 요람에서 무덤까지 돌보아주는 학문, 연애의 기쁨과 친구들 간의 친밀감을 증가시키는 학문, 증오를 없애고 거래를 용이하게 하며, 우리들의 짧은 인생 동안에 피로를 수반하지 않고 다른 향락의 피로를 풀어주며, 유일한 향락을 제공해 주는 학문을 사람들은 무엇 때문에 거부할 필요가 있겠는가!."

이는 과연 요리의 성전(聖典)이라 할 만하다.

조리니 가공이니 하는 것은 문화의 소산이며, 여러 가지 학문의 응용이며, 「인간다움」의 발현이다.

조리 가공을 나쁘다고 하여 가능한 한 가공을 하지 않은 생식이 좋다고 주장하는 것은 조개를 돌로 깨어 먹던 원시생활로 돌아가라는 이야기와 마찬가지다.

조개의 성분을 조사해 보면 지방과 비타민 C가 없다는 결점이 눈에 띈다. 따라서 레몬즙을 넣고 버터 덩어리를 넣어 먹는 프랑스 요리의 조개구이가 맛이 있고, 가장 현명하게 먹는 방법이 된다. 생식을 하면 무엇인지 생명의 힘이 남아 있다고 하는 착각은 베르그송(Henri Bergson)의 「생명의 힘」을 그릇 적용한 까닭이다.

가공하거나 조리하거나 하여 감소하는 것은 비타민 C밖에 없다. 또한 비타민 C도 끓는 기름에 빨리 요리하면 거의 파괴되지 않는다. 따라서 조개구이에 레몬을 짜서 넣는다면 C는 완전히 보존된다. 달걀의 소화시간은 날것이 2시간 45분, 반숙이 2시간 15분, 완숙이 3시간 15분이다. 그러므로 환자에게는 오믈렛, 달걀찜, 달걀두부 등 반숙한 것을 권하는 것이다.

굴조개 초무침처럼 날것이 가장 풍미가 있는 식품도 있지만, 당근이나 우엉을 말이나 돼지도 아닌데 생식하자는 따위의 생각은 이해할 수가 없다.

나는 갯장어를 매우 좋아한다. 뼈를 잘 발라낸 다음 불에 구워 오이와 함께 초무침하는 것이 제일 맛이 난다. 그러나 그것은 굽지 않으면 결코 풍미가 없다.

조리에 의해 맛을 더 내고, 소화 흡수를 잘하게 만드는 것은 인간의 영지(英智)의 진보이다.

PCB(폴리염화비페닐)니 표백제니 착색제니 하는 갖가지 속임수가 우리 식생활에 끼어들었기 때문에 엄중하게 감시할 필요는 있다. 그러나 조리나 가공을 부정하고 생식을 고취하는 자연식운동을 한다는 것은, 철도를 가설하면 교통사고가 증가한다고 배척운동을 한 선조들과 비슷하다.

폐해에는 적절한 예방법이 있다. 교각살우(矯角殺牛)가 되어서는 안 될 것이다.

PCB는 분명히 현대문명의 산물이며, 우리 선조들이 전혀 알지 못했던 진품이라는 것은 인공위성의 경우와 마찬가지다. 그러나 대량의 PCB가 부주의로 식품 속에 혼입되어 일어나는 유증(油症)이 있을 뿐 그 외에는 아직 잘 알려지지 않고 있다.

밝혀지지는 않았지만 가능성이 있는 것을 방치해 둘 수만은 없기 때문에 임산부에게 생선을 많이 먹지 않도록 경고하고 있다.

25. 당뇨병은 잔인하다

내가 잘 아는 환자가 이런 말을 했다.

"선생님, 당뇨병만큼 잔혹한 병은 없습니다. 저는 도대체 어째서 이런 생각을 하면서까지 살아야 하는지 모르겠습니다.《무기여, 잘 있거라》를 쓴 헤밍웨이가 왜 발로 엽총 방아쇠를 잡아당겨 머리통을 산산이 부숴버리고 죽었는지 알 것 같습니다."

"섹스가 불가능하기 때문입니까?"

"그렇게 말씀하시리라고 생각했습니다."

그는 얼굴을 일그러뜨렸다.

"섹스가 아닙니다. 배설이에요, 전 당뇨성 변비랍니다. 대량의 소변에 수분을 다 빼앗기기 때문에 대변은 굳어서 돌 같습니다. 우유를 벌컥벌컥 들이켜고 변을 부드럽게 하는 노력은 하고 있습니다만 1주일에 한 번도 잘 안 나옵니다. 그야말로 여성들의 산고(產苦)를 방불케 한답니다."

"그것 참 괴로우시겠습니다."

"선생님, 그런 괴로우니 어쩌니 하는 정도의 이야기가 아닙니다. 언젠가 여행길에서 여관에 들었는데, 화장실에서 오래도록 끙끙거리노라니 여관집 하녀가 불안하게 생각되었는지 문을 두드린 적이 있었습니다. 전 어떻게 할 방책이 없어, 하는 수 없이 물에 적신 오른손 집게손가락으로 파내기 시작했습니다. 그 기분 나쁜 것을 어찌 다 말하겠습니까."

"나도 한번 친구인 외과의사가 콩을 너무 먹어 뒤가 막혀 버린 군인의 뒤를 파내는 것을 지켜본 적이 있습니다만 굉장히 많이 나오던데요."

"그걸 자기 스스로가 하는 겁니다. 어떤 작가가 아름다운 여인의 뒤를 파는 변태성욕자의 베드 신을 묘사했습니다만, 그런 선정적인 이야기가 아닙니다. 30분 가량이나 걸려 직장 끝에 막혀 있는 변을 파내고 화장실에서 나와 손을 씻습니다. 이때가 가장 초라한 때입니다. 비누칠을 해서 열 번쯤 씻지만, 아무리 씻어도 맡아 보면 희미한 변 냄새가 나죠. 난 향수를 막 뿌리지만, 그래도 그 냄새는 없어지지 않습니다. 나는 그 냄새가 없어지는 이튿날까지 딴 분과 악수도 할 생각이 나지 않았답니다."

그는 내 식욕을 말끔히 앗아가 버렸다.

■ 대개의 당뇨병은 성불능이 된다

물론 당뇨병이면서도 도무지 쇠약하지 않고 위력을 떨치는 초인적인 사람도 있지만, 대부분의 당뇨병은 성불능이 된다. 아내는 히스테리를 일으키고 마침내는 말할 수 없이 증오에 찬 눈으로 남편을 노려보게 된다.

중년 남성이 성불능을 호소하게 되면, 일단 테스터를 소변에 넣어 당뇨를 조사해 보는 게 좋다고 우리들 의사는 알고 있다. 그러나 테스터의 색이 변했으니까 곧 당뇨라고 결론지으면 이것 또한 위험하다.

전혀 해롭지 않은 당뇨도 있고, 신장에 의한 당뇨도 있으며, 진성인 췌장성 당뇨도 있는 만큼 적어도 수 시간 혈당치를 계속 측정하여 곡선을 그려 보지 않고는 뭐라고 말할 수가 없다.

테스터의 변색만으로 서슴지 않고 당뇨병이라고 진단, 설파성 당뇨약을 처방하여 몇 사람인가를 죽인 경우도 있었다.

그 처방을 한 의사가 그 고장에서 떠나간 뒤 현저히 사망률이 줄었다고 한다. 그러니까 테스터를 사용하는 검사는 낡은 분류 방식일 뿐 정밀검사를 기대할 수는 없다.

당뇨병이란, 자각증상이 매우 분명한 병이므로 질문만으로 진단하더라도 거의 오진은 없다.

목이 마르다, 밤중에 용변이 잦다, 하찮은 일로도 곧 눈이 희미하다, 손가락 끝이 저리다, 흰 머리카락이 는다, 늙은이 같아진다, 성불능이 된다, 손발이 차다, 종기가 쉴 새 없이 나서 좀처럼 낫지 않는다, 끈기가 없어진다, 피로하기 쉽다, 우울하다, 마음이 안정되지 않고 쉽게 화를 내게 된다, 이가 차례로 빠진다, 온 몸 여기저기에서 바늘로 찌르는 것처럼 통증이 일고 그 통증이 옮겨 다닌다, 소변이 묻은 얼룩에 개미가 달려든다, 바지에 소변이 묻으면 마른 뒤에 허옇게 당이 묻는다, 그것을 개가 핥는다 등등.

어떤 환자의 방에서는 독특한 냄새가 풍기고 있었다고도 한다. 사과가 썩은 것 같은 냄새다.

"소변에 당이 나왔다고 해서 어떻다고 할 것은 없겠지요. 우리나라의 당뇨병 사망률은 극히 낮으니까."

이렇게 당뇨병을 낙관한다면 그건 정말 터무니없는 오산이다.

■ 사망원인 1위 당뇨병

당뇨병 환자는 보통 사람보다도 빨리 동맥경화가 되며, 졸중(卒中)이나 협심증이나 요독증을 일으키기 쉽다. 이렇게 되어 죽고 마니까 당뇨병으로 죽은 게 되지 않는다.

그러나 우리나라 사람들의 사망원인으로 당뇨병이 차지하는 비율은 꽤 높다. 도대체 이 병의 환자는 얼마나 될 것인가? 아마도 성인이 25명 모이면 한 사람은 있으리라 생각된다. 그리고 머리를 쓰는 리더 격의 고위 명사들에게는 10명에 1명 꼴은 되리라고 생각된다. 이 병은 첫째로 체질유전, 둘째로 비대증, 셋째로 신경과로, 다시 말해서 스트레스가 그 원인이 된다. 그러니까 부모나 조부모나 형제자매 중에 당뇨병 환자가 있고, 뚱뚱하게 살찐 리더라면, 우선 이 숙명을 면할 수가 없다.

오래 전부터 세계보건기구 WHO에서 당뇨병 퇴치에 최선을 다할 것을 결의한 일이 있지만 우리 당국에선 그럴 듯한 뚜렷한 계획이 있는 것 같지 않다.

사망원인의 첫째가 뇌졸중이고 셋째가 심장병인데, 이에 대해 아무런 대책도 세우지 않고 있다. 하다못해 당뇨병 대책이라도 세워 준다면 동맥경화성 질환자는 줄어들 것이다.

알리스테아 맥클린의 북극 모험소설 가운데 중증의 당뇨병 환자가 죽지 않으려고 각설탕을 훔치는 장면이 있었다. 소변으로 포도당이 유출되므로 그것을 보충해야만 하기 때문이다.

현대의 새로운 합리적인 당뇨병 치료식에서는 하루에 80 내지 100그램의 당분은 섭취하게 한다. 다만 체중관리를 엄격하게 하여 남녀 모두 신장에서 105라는 숫자를 뺀 것 정도로 체중치를 억제하도록 한다. 다시 말해서 너무 살이 찌는 것을 엄하게 다스리는 데 치료의 포인트가 있다.

맥주는 당분이 많으니까 안 된다는 식의 권유를 하는 의사라면 바꾸는 게 좋다. 안 되는 것은, 당분이 지나치게 많은 매실주니 포도주니 혹은 페퍼민트 같은 달콤한 술이다. 위스키나 진밖에 못 마신다는 법은 없다. 밥이나 빵도 과식하지 말고 체중의 변동만 없도록 먹으면 별 지장이 없다.

26. 위장약 복용은 꼭 필요한가?

지금부터 60여 년 전의 일이다. 영국의 로버트 매커리슨이라는 학자가 《영양과 국민의 건강》이라는 책을 펴냈다. 그 속에서 그는 다음과 같은 발표를 했다.

"젊었을 때 인도에서 일하던 중 위궤양 발생률이 지방에 따라 큰 차가 있으며, 전체적으로 북인도가 가장 낮은 것을 알았다. 런던에 돌아온 나는 세 군(群)의 쥐를 인도의 세 가지 식단으로 키워 보았다. 제 1군은 우유를 많이 마시는 시크 족의 식단표, 제 2군은 마드래스의 가난한 사람들의 식단표, 다시 말해서 단백질, 비타민, 미네랄이 적은 곡류 중심의 메뉴다.

제 2군은 트라반코아 지방의 빈민식(貧民食)인 타피오카 중심의 식사로 사육한 그는 우유를 중심으로 하는 시크 족의 음식을 준 그룹에는 위궤양이 없는 것을 발견했다. 또한 마드래스 족의 음식을 먹인 그룹에서 11퍼센트, 트라반코아 족 음식을 먹인 그룹에서 29퍼센트의 위궤양을 발견했다."

이 실험에 주목한 템플 대학의 하크 세이 박사가 다음과 같은 추가 실험을 했다.

"쥐에게 위 속이 텅 빌 때까지 먹이를 주지 않고 유문(幽門, 위의 말단부 십이지장에 연이은 부분을)을 잡아맨다. 그리고 위에 보통 위액을 넣어둔다. 여섯 시간 지난 후에 해부했더니 쥐의 97퍼센트가 위궤양이 발생했다. 그래서 다른 무리의 쥐를 앞의 무리보다 단백질이 많은 먹이로

한 달 동안 먹이고 나서 같은 실험을 해보았다. 그랬더니 위궤양 발생률이 60퍼센트로 감소되었다. 물론 이 두 무리는 모두 위액의 양, 질, 펩신 함유량이 똑같았다."

세이 박사의 결론은 위 점막의 저항력의 차가 먹이에 의해서 생겼다는 것이다.

전쟁 중 숱한 아사자를 낸 일본군 군의관들이 아사자를 해부한 결과의 의견서 중에서도 세이 박사의 결론이 증명되고 있다.

위장의 점막이 종이처럼 얇게 변화되어 있음을 발견했기 때문이다.

위를 튼튼하게 하고 싶으면 영양이 풍부한 좋은 식생활을 하지 않으면 안 된다는 이야기가 된다.

■ 위의 활동은 암시로 변화

최면술을 이용하여 위의 활동이나 산도(酸度)를 조사한 결과, 위의 작용은 암시만으로도 크게 변화하는 것을 실증했다. 즉 맛있는 음식이 많다는 암시만으로도 위의 활동이나 산도는 강해지고, 슬픔이나 노여움을 유발할 만한 암시는 그 작용을 저하시켰던 것이다 어떤 보건실 책임자가, "봄에는 어째서 위궤양 환자가 느는 것일까요?" 하고 내게 물은 적이 있다.

"인사이동이나 전근 등으로 스트레스에 견뎌내지 못하기 때문이지요." 하고 대답했더니, "확실히 이동자에게 많았습니다." 하고 그제야 알겠다는 표정을 지었다.

요즈음처럼 물가 앙등, 공해, 주택난 등의 문제로 심한 스트레스를 받고 있는 때일수록 더욱 위를 상하기 쉽다. 그러니 위장약의 매상이 자꾸 올라가는 것은 당연하다 할 것이다.

■가슴이 쓰린 것과 산도(酸度)는 관계가 없다

그런데 여기에 다음과 같은 귀찮은 문제가 있다.

가슴이 쓰리다고 호소하는 사람에게서 위액을 채취하여 그 산도를 조사했더니 놀랍게도 정산도 있고 과산도 있고 저산도 있었다. 즉 가슴이 쓰린 것과 산도는 조금도 관계없다는 결론이 나온 것이다.

또한 만성위염이라는 진단이 내려진 환자의 점막을 조사해 보았더니 위염의 예는 하나도 없었다는 기묘한 사실이 발견되었다.

그래서 우리는 환자의 호소만을 듣고 만성위염이라고 단정하는 의사를 돌팔이 의사라고 생각한다.

또한 느닷없이 진찰실에서, "만성위염입니다." 하고 말하면 우선 의심을 가져 보라고도 가르치고 있는 것이다.

위에 관해서도 무지근하다, 가슴이 쓰리고 아프다, 식욕이 없다, 트림이 난다는 등 일정한 곳이 없이 아픈 데가 많다고 호소하는 사람이 몹시 많은 것이 일반적인 특징이다. 그것을 간단하게 위가 약하다는 식으로 생각하는 것은 터무니없는 잘못이다.

담낭 질환에 의한 것이 많다고도 한다.

물론 위무력증에 의한 것도 있고, 위하수에 의한 것도 있다. 더욱이 위하수는 병이 아니니까 치료할 필요는 없다.

물론 위궤양에 의한 것도 있을 것이다. 그러나 심장병의 자각증상이 비교적 위에 잘 나타남을 잊어서는 안 된다. 옛날에 협심증이 위병에 속해 있었다는 것도 이 때문이다.

또한 간장병으로도 비슷한 호소를 하는 사람이 있다는 것도 기억해 두었으면 한다.

요컨대 위가 나쁜 듯이 느껴지는 것으로 곧장 위병이라고 결론지어 위장약을 먹는다는 것은 백해무익한 일이라 하겠다. 신중하게 여러 가지 검사를 해보지 않고는 아무 것도 알 수가 없다.

■ 위장약과 사이다

그런데 위장약이라는 것이 좋지 않은 것이라는 것만은 똑똑히 적어두고 싶다. 대부분의 위장약에는 중조(重曹) 등의 알칼리제가 들어 있다.

이것이 위산과 화합하여 탄산가스가 발생하고, 위벽을 자극해서 여러 가지 통증을 잠시 잊게 한다. "가슴이 후련하다." 고 하는 것이 바로 그것이다.

그러나 꼭 한 번 실험해 주기를 바란다. 사이다를 한 병 그대로 마셔버려도 같은 쾌감을 맛볼 수 있다. 나는 우리가 먹는 위장약의 대부분을 이런 속임수가 아닌가 하고 의심하고 있다. 위장약을 선택할 때는 약사와 잘 의논해서 결정해 주기 바란다.

물론 약국에서 흰 가운을 입고 있는 사람이 반드시 약사는 아니다. "당신은 약사입니까?" 하고 한 마디 묻고 난 뒤에 약을 부탁해 주기를 바란다. 위를 튼튼하게 하는 것은 약이 아니다. 가장 좋은 것은 식사다.

식후 40분 동안의 휴식, 일의 괴로움을 잊게 해주는 즐거운 취미와 도락, 여덟 시간의 충분한 숙면, 직장 동료들과의 즐겁고 따뜻한 교류, 이런 것들이 위를 건강하게 하는 비법이다.

윗사람은 무엇보다도 우선 인간답고 친절하고 다정해야 한다. 주어진 일의 의미나 가치를 잘 이해시켜 주지 않으면 「시지프스의 고역」(영원히 굴러 떨어지는 바위를 산 위로 밀어 올려야 하는 형벌)과 다를 게 없지 않겠는가.

27. 음식 간에 상극이란 거짓말이다

열 사람의 주부에게, 두 가지 이상의 음식을 섞어 먹음으로써 식중독이 일어나는 일이 있다고 믿는지를 물으면 아마도 그 중 일곱, 여덟 명은 믿는다고 할 것이다.

우리들도 어렸을 적에 곧잘, "게와 설탕은 함께 먹으면 죽는다." 하는 말을 어머니에게 듣곤 했다. "감과 낙지는 상극이란다." 하고 주의를 들은 일도 있었다. 어쩐지 두 가지 식품이 위 속에서 합치게 되면 새로운 동물이라도 생기는 것처럼 생각되었다.

이렇듯 서로 섞어 먹어서는 안 된다는 음식물의 배합과 그에 대한 경계는 오랜 옛날부터 전해 내려온 것 같다. 이를테면, 죽순과 웅담, 은행과 뱀장어, 감자와 박하, 새우와 버섯, 메밀과 우렁이, 소라와 상어, 오얏과 고등어 등과 같은 배합인데, 그 수는 실로 50여 가지나 된다고 한다.

근대에 와서 이 섞어 먹는 음식의 해독을 확인하려고 자신이 직접 체험하여 백 퍼센트 그것이 미신이라는 것을 확인하는 작업이 이루어져가고 있다. 실험적으로뿐만 아니라 이론적으로도 섞어 먹는 음식에 독이 발생한다는 것 등은 생각할 수 없다.

그럼 어째서 이와 같은 속설이 생겼을까? 그 이유는 말할 나위도 없이 천 년이나 먼 옛날인 당나라의 손사막의 설에서 유래된다. 먼 옛날의 중국에서는 그야말로 여러 가지 식상(食傷), 식중독, 즉 경구전염병의 발생도 많았을 터이므로 전염병학이 발달되지 못한 시대, 특히 세균의 존재가 규명되지 못했던 시대였던 만큼 이러한 식중독이나 경구 전염병의 원인을 음식을 잘못 섞어 먹은 것에서 찾으려 한 것도 무리는 아니었을 것이다.

현대의 의학으로도 생각할 수 있는 이유로서는

1) 음식물 알레르기의 체질인 사람이 일으킨 사고도 상당히 섞여 있었으리라고 생각된다.
2) 6월에서 9월까지는 어패류, 채소류, 과일 등이 무르익는 계절이므로 음식을 다루는 행사가 많아 식중독이 생기기 쉽다는 사실을 들 수 있다.
3) 비교적 영양가가 높은 식품 가운데 변질되기 쉬운 식품이 많다는 점에서, 그 저장법이 발달되어 있지 않았던 시대에는 그러한 변질에 의한 중독이 많았을 것이다.
4) 소화가 잘 되지 않는 것이 많으니까, 너무 과식해서 배탈이 난 것도 들어 있을 것이다.
5) 이것은 맛의 조화가 잘 되지 않은 경우가 많은 점에서, 심리적으로 불쾌감을 느끼고, 그 심리적 원인에서 사고가 생긴 것도 있을 것이다.
6) 또한 감자 싹이나 독버섯과 같은 따위의 단 한 가지 식품으로도 사고를 일으키기 쉬운 식품이 있었을 것이다.

그래서 그 한 가지 식품에 의해 사고가 발생했는데도 그것을 섞어 먹은 음식과의 상극 때문으로 해석한 경우가 있었을 것으로 생각된다.

요컨대 일 년 내내 토하거나 설사를 하는 원인 불명의 병에 시달려온 선조들이 당대의 이름 있는 명의라고 믿었던 손사막이 힘들여 만든 설을 그대로 믿게 되어 상극된 식품의 실제를 확인했다면, 정신적인 인자만으로 구토 설사를 일으킨다 해서 조금도 이상하지 않을 것이다.

위장은 몹시 피암시성이 높은 기관이라는 것이 여러 학자들의 최면술 실험에서도 증명되어 있는 것으로 보아 상극이라고 생각하는 음식을 먹었기 때문에 곧 그러한 중독 사태가 일어났다는 케이스도 섞여 있을 것이다.

오늘날 상극된다는 식품은 거의 부정되고 있다. 만약 다른 사람에게 이런 질문을 받았다면 분명하게 부정해야만 한다. 그러나 여러 가지 책을 펴 보면, 상극된 음식이 있는지 없는지 도무지 분명치 않은 애매한 표현을 하고 있는 책이 적지 않다. 이것은 실로 좋지 않은 집필 태도라고 생각한다. 이렇듯 신시대에 상극된 음식 등의 미신을 언제까지나 소중하게 여긴단 말인가?

다만 여기서 한마디 해두고 싶은 것은 약에는 배합 금기라는 상극 현상이 있다는 점이다. 이를테면 보혈제인 철제(鐵劑)를 차나 커피와 함께 마시면 물에 용해되기 어려운 타닌 철을 발생케 하는데, 이것은 장 점막에 전혀 흡수되지 않으므로 결국은 철제의 효과가 없어지고 만다.

약은 순수에 가깝게 정제된 화합물이 많으므로 두 가지 이상을 합치면 이 사이에 화학변화가 일어나 변질되고, 약효가 소실되어도 별로 이상하다고 생각할 순 없다. 그러니까 너무 자기 마음대로 음식물처럼 약을 남용하면 어쩌다가 상극현상을 일으킬지도 모른다.

상극 음식을 두려워할 것은 없다. 약의 동시 병용만을 두려워하라. 이 지상에 상극현상을 나타내는 식품은 절대로 없으니 안심하고 어떤 식품이든 함께 먹어도 괜찮다. 단 즐거운 마음으로 들어야 한다. 억지로 싫은 것을 먹으면 그런 심리적 작용으로 고장이나 사고를 일으킬지 모른다.

저자 **야마다 유키히코** 는
환자로부터의 인망이 대단히 두텁고
"아이들에게 인기있는 의사이며,
매우 신뢰가 가는 의사"로서
「시민이 선출한 바람직한 의사의 명부」에
실릴 정도의 진정한 의사의 길을 지향하는 좋은 의사다.

대강장책
大强壯策

개정판 인쇄일 / 2022년 03월 21일
개정판 발행일 / 2022년 03월 25일

☆

엮은이 / 김영수
펴낸이 / 김동구
펴낸데 / 明文堂
(창립 1923년 10월 1일)
서울특별시 종로구 윤보선길 61(안국동)
우체국 010579-01-000682
☎ (영업) 733-3039, 734-4798
(편집) 733-4748
fax. 734-9209
e-mail : mmdbook1@hanmail.net
등록 1977. 11. 19. 제 1-148호

☆

ISBN 979-11-91757-40-8 13510

☆

값 20,000원
(낙장이나 파본은 구입하신 서점에서 교환해 드립니다.)